R. Göbel

Leerboek obstetrie en gynaecologie verpleegkunde

De redactie van de reeks *Leerboek obstetrie en gynaecologie verpleegkunde*:

Marijke van Doorn
Lerares Verpleegkunde, freelance O&G-verpleegkundige, Vrije Universiteit Medisch Centrum, Amsterdam

Ineke Dries
praktijkopleider, O&G-verpleegkundige, St Franciscus Gasthuis, Rotterdam

Rob Göbel
O&G-verpleegkundige Kwaliteit en Onderwijs Onze Lieve Vrouwe Gasthuis Amsterdam, en docent en projectleider Vrouw & Zorg Amsterdam

Nicolette de Haan
Afdelingsmanager Dialyse St. Franciscus Gasthuis, Rotterdam

Petra Kunkeler
O&G-verpleegkundige, opleider O&G, Amstel Academie/Vrije Universiteit Medisch Centrum, Amsterdam

C.A.M. Moons
O&G-verpleegkundige, St. Franciscus Gasthuis, Rotterdam

Metty Spelt
Stafmedewerker zorg, divisie Perinatologie en Gynaecologie, Universitair Medisch Centrum, Utrecht

De reeks *Leerboek obstetrie en gynaecologie verpleegkunde* bevat de volgende delen:
- *Algemeen* (Göbel, red.)
- *Voortplantingsgeneeskunde* (De Haan e.a., red.)
- *Obstetrie* (Kunkeler e.a., red.)
- *Gynaecologie* (Dries e.a., red.)

Onder redactie van:

R. Göbel

Leerboek obstetrie en gynaecologie verpleegkunde

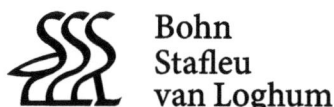
Bohn Stafleu van Loghum

Houten, 2016

Eerste druk, eerste oplage, Elsevier gezondheidszorg, Maarssen 2008
Eerste druk, tweede oplage, Reed Business Education, Amsterdam 2014
Derde (ongewijzigde) druk, Bohn Stafleu van Loghum, Houten 2016

ISBN 978-90-368-1201-6   ISBN 978-90-368-1202-3 (eBook)
DOI 10.1007/978-90-368-1202-3

© 2016 Bohn Stafleu van Loghum, onderdeel van Springer Media
Alle rechten voorbehouden. Niets uit deze uitgave mag worden verveelvoudigd, opgeslagen in een geautomatiseerd gegevensbestand, of openbaar gemaakt, in enige vorm of op enige wijze, hetzij elektronisch, mechanisch, door fotokopieën of opnamen, hetzij op enige andere manier, zonder voorafgaande schriftelijke toestemming van de uitgever.

Voor zover het maken van kopieën uit deze uitgave is toegestaan op grond van artikel 16b Auteurswet j° het Besluit van 20 juni 1974, Stb. 351, zoals gewijzigd bij het Besluit van 23 augustus 1985, Stb. 471 en artikel 17 Auteurswet, dient men de daarvoor wettelijk verschuldigde vergoedingen te voldoen aan de Stichting Reprorecht (Postbus 3060, 2130 KB Hoofddorp). Voor het overnemen van (een) gedeelte(n) uit deze uitgave in bloemlezingen, readers en andere compilatiewerken (artikel 16 Auteurswet) dient men zich tot de uitgever te wenden.

Samensteller(s) en uitgever zijn zich volledig bewust van hun taak een betrouwbare uitgave te verzorgen. Niettemin kunnen zij geen aansprakelijkheid aanvaarden voor drukfouten en andere onjuistheden die eventueel in deze uitgave voorkomen.

NUR 870
Omslagontwerp: Cube Vormgeving/Cees Brake BNO, Enschede
Foto omslag: RMO Leiden
Opmaak binnenwerk: Studio Imago, Amersfoort

Bohn Stafleu van Loghum
Het Spoor 2
Postbus 246
3990 GA Houten

www.bsl.nl

Redactie en auteurs

Redactie
R. Göbel, O&G-verpleegkundige Kwaliteit en Onderwijs Onze Lieve Vrouwe Gasthuis Amsterdam, en docent en projectleider Vrouw & Zorg Amsterdam

Auteurs
M. Bakker, docent klinisch redeneren, Amstel Academie, Amsterdam

Mevrouw G. Boogaard-Colli, IBCLC-lactatiekundige, Universitair Medisch Centrum Utrecht, Wilhelmina Kinderziekenhuis

Mevrouw B.S.H.C. Bosman, klinisch verloskundige, St Jansdal Ziekenhuis, Harderwijk

Dr. J.J. Duvekot, gynaecoloog, Erasmus Medisch Centrum, Rotterdam

Dr. W.L. Gianotten, medisch seksuoloog, Erasmus Medisch Centrum, Rotterdam

R. Göbel, O&G-verpleegkundige Kwaliteit en Onderwijs Onze Lieve Vrouwe Gasthuis Amsterdam, en docent en projectleider Vrouw & Zorg Amsterdam

Dr. P.M.M. Kastrop, embryoloog, afdeling Voortplanting & gynaecologie, divisie Perinatologie en gynaecologie, Universitair Medisch Centrum Utrecht

F. Weiland, IC-verpleegkundige, coördinator verpleegkundige vervolgopleiding IC verpleegkunde Amstel Academie, Amsterdam

Voorwoord

De verpleegkundige Obstetrie & Gynaecologie (O&G) heeft zich in de laatste tien jaar ontwikkeld tot een belangrijke speler binnen de voortplantingsgeneeskunde, de verloskunde en de gynaecologie. Daarnaast heeft het vakgebied zich zodanig ontwikkeld dat de O&G-verpleegkundige zorg zich over steeds meer settings uitstrekt (klinisch, poliklinisch, transmuraal en extramuraal) en er nieuwe subspecialismen zijn gevormd zoals bekkenbodemzorg en lactatiekunde. De O&G-verpleegkundige werkt tegenwoordig niet meer altijd in (multidisciplinair) teamverband maar ook solistisch. Zij zal in beide gevallen steeds vaker de regie van het zorgproces op zich nemen.
Deze ontwikkelingen hebben er mede voor gezorgd dat de vervolgopleiding in 2008 opnieuw is vormgegeven. In de vervolgopleiding heeft het onderdeel Obstetrie een centrale rol gekregen; de opleiding zal voortaan opleiden tot Obstetrieverpleegkundige. Daardoor is er ook een verschuiving ontstaan in de eindtermen en dus in de leerstof. Binnen de opleidingen zal er naast de verloskunde meer aandacht besteed worden aan relevante voortplantingsgeneeskunde en gynaecologische kennis. Ook de onderdelen Spoedeisende zorg en Intensieve zorg zullen meer onder de aandacht komen.

De reeks behandelt de basiskennis die relevant is voor de verpleegkundige werkzaam binnen de verschillende subspecialismen (verloskunde, gynaecologie en voortplantingsgeneeskunde). Naast de kennis over specifieke anatomie en fysiologie van de vrouw en de voortplanting is er aandacht voor verpleegkundige interventies die specifiek zijn voor het werken binnen de obstetrie en gynaecologie.

Met dit leerboek wil de redactie een bijdrage leveren aan de kwaliteit van de verpleegkundige vervolgopleiding Obstetrische Verpleegkunde en een naslagwerk bieden voor verpleegkundigen werkzaam binnen het gehele gynaecologische vakgebied. De betrokkenheid van de auteurs en de redactie bij de beroepsuitoefening van de O(&G)-verpleegkundige draagt ertoe bij dat de onderwerpen zich steeds richten op de noodzakelijke vakkennis.

Rob Göbel
O&G-verpleegkundige en docent
Redactiecoördinator

Inhoud

1	**Anatomie en fysiologie van de geslachtsorganen**	
	B.S.H.C. Bosman, R. Göbel en P.M.M. Kastrop	
1.1	Inleiding 17	
1.2	Anatomie en fysiologie van de vrouwelijke geslachtsorganen 17	
1.2.1	De genitalia externa 17	
1.2.2	De genitalia interna 18	
1.2.3	Het baringskanaal 23	
1.2.4	Ontwikkeling van secundaire geslachtskenmerken; borsten en beharing 25	
1.2.5	De menstruele cyclus 26	
1.3	De mannelijke geslachtsorganen 31	
1.3.1	De penis 31	
1.3.2	De zaadcel en zaadcelproductie (spermatogenese) 32	
1.3.3	Anatomie van de mannelijke geslachtsorganen 34	
1.3.4	Spermatogenese 36	
1.4	Atlas anatomie en embryologie 38	
1.4.1	Embryonale ontwikkeling 38	
1.4.2	Het bekken 50	
1.4.3	De mammae 58	
1.4.4	Het mannelijke bekken 60	
1.4.5	De circulatie 61	

2   **De levensfasen van de vrouw**
B.S.H.C. Bosman

2.1   Inleiding 63
2.2   Jeugd, menarche en puberteit 63
2.3   Vruchtbare levensfase 63
2.4   Climacterium 64
2.5   Menopauze 64
2.6   Postmenopauze 64

3   **De seksuele respons bij de vrouw**
W.L. Gianotten

3.1   Inleiding 65
3.2   Fysiologie van de normale vrouwelijke seksuele respons 65
3.2.1   Libido, lust, zin of interesse in seks 65
3.2.2   De volgende fasen 66
3.2.3   Opwinding 67
3.2.4   Plateaufase 68
3.2.5   Orgasme 69
3.2.6   Resolutie 71

3.3	Belangrijke verschillen tussen man en vrouw	71
3.4	Seksfysiologisch onderzoek	72
3.5	Fysiologische veranderingen tijdens graviditeit en post partum	73
3.5.1	Eerste trimester	73
3.5.2	Tweede trimester	73
3.5.3	Derde trimester	73
3.5.4	Post partum	74
3.5.5	Algemeen bij graviditeit	74
3.6	Fysiologische veranderingen na de overgang	75
3.7	Endocrinologische aspecten van de vrouwelijke seksuele respons	75
	Literatuur	77

4 Fysiologie van de zwangerschap
B.S.H.C. Bosman

4.1	Inleiding	79
4.2	Conceptie en implantatie	79
4.3	De embryonale periode: morfogenese en organogenese	82
4.3.1	Het embryo	82
4.3.2	De placenta	83
4.4	De foetale periode: rijping en groei	84
4.5	Diagnose van de zwangerschap	85
4.6	Fysiologische veranderingen bij de zwangere	86
4.6.1	Hormonen	86
4.6.2	Uterus	87
4.6.3	Stofwisseling	88
4.6.4	Bloed en bloedsomloop	88
4.6.5	Ademhaling	89
4.6.6	Uitscheiding	90
4.6.7	Lichaamsgewicht	90
4.6.8	Borsten (mammae)	90
4.6.9	Huid	91
4.6.10	Zwangerschapsongemakken	92

5 Verpleegkundige zorg tijdens de zwangerschap
R. Göbel en B.S.H.C. Bosman

5.1	Inleiding	95
5.2	Organisatie van voorlichting en preventie	95
5.2.1	Eerste lijn	96
5.2.2	Tweede lijn	99
5.3	Voorlichting	100
5.3.1	Medicijngebruik	100
5.3.2	Infecties	101
5.3.3	Vocht en voeding	102
5.3.4	De uitscheiding	104
5.3.5	Beweging	104
5.3.6	Seksualiteit	105
5.4	Klinische zorgverlening	106

5.4.1	Begeleiding	106
5.4.2	Anamnese	106
5.4.3	Voorbereiding op de bevalling	107
	Literatuur	110

6 Fysiologie van de baring
B.S.H.C. Bosman

6.1	Inleiding	111
6.2	De spildraai	111
6.2.1	Noodzaak van de spildraai	111
6.2.2	Inwendige spildraai	111
6.2.3	Uitwendige spildraai	113
6.3	Het begin van de baring	113
6.3.1	Pijnlijke contracties	114
6.3.2	Verstrijking en ontsluiting	114
6.3.3	Tekenen	115
6.3.4	Vruchtwaterverlies	116
6.4	De eigenlijke baring	117
6.4.1	Ontsluitingsfase	117
6.4.2	Uitdrijvingsfase	118
6.4.3	Placentaire fase	119
6.4.4	Postplacentaire fase	120

7 Verpleegkundige zorg tijdens de baring
B.S.H.C. Bosman

7.1	Inleiding	123
7.2	Klinische opname	123
7.2.1	Zwangere 'van thuis'	123
7.2.2	Opname van de vrouw in partu	124
7.3	Pijnbestrijding	128
7.3.1	Niet-farmacologische methoden	128
7.3.2	Farmacologische methoden	131
7.4	De normale baring	134
7.4.1	Voorbereiding	134
7.4.2	Uitvoering	135
7.4.3	Na de geboorte	138

8 Fysiologie en verpleegkundige zorg in de kraamperiode
B.S.H.C. Bosman

8.1	Inleiding	143
8.2	Fysieke veranderingen en involutie van de uterus	143
8.3	Lochia en regeneratie van het endometrium	144
8.4	Bekkenbodem, vagina en buikwand	145
8.5	Circulatie	145
8.6	Voeding en ijzer	146

9 Voeding van de pasgeborene
G. Boogaard en B.S.H.C. Bosman

9.1	Inleiding	147
9.2	Anatomie van de borst	147
9.2.1	Het borstweefsel	147
9.2.2	Alveoli (melkklieren)	147
9.3	Fysiologie van de lactatie	148
9.4	Borstvoeding	149
9.4.1	De voordelen van moedermelk	150
9.4.2	Het beleid	150
9.4.3	De praktijk	151
9.4.4	Kolven en bewaren van moedermelk	155
9.4.5	Problemen bij het geven van borstvoeding	159
9.5	Kunstvoeding	161
9.5.1	Het klaarmaken van kunstvoeding	161
9.5.2	Een gezellig moment	162
9.5.3	Groeicurves voor de kunstgevoede baby	163
	Literatuur	164

10 Moeder-en-kindzorg
B.S.H.C. Bosman

10.1	Inleiding	165
10.2	Kraamzorg	165
10.3	Jeugdgezondheidszorg: het consultatiebureau	165
10.4	Verwijzen	167
10.5	Mantelzorgers	167
10.6	Cursussen	167
10.7	Psychische aspecten	167

11 Aspecten van seks en relatie met betrekking tot de verloskunde
W.L. Gianotten

11.1	Inleiding	169
11.2	De invloed van seks vóór de zwangerschap	170
11.3	Fysiologie	171
11.4	Psyche en relatie	172
11.5	Seksueel gedrag rond zwangerschap en bevalling	173
11.6	De mannelijke partner	174
11.7	Obstetrische gevaren van seks	176
11.8	Seks en de bevalling	177
11.9	De periode direct na de bevalling	178
11.10	Lactatie	180
11.11	Seksualiteit in het eerste jaar na de partus	181
11.12	Transition to parenthood	183
11.13	De rol van de verloskundige	185

11.14	Samenvatting 186	
	Literatuur 187	

12 Crisisinterventie in de obstetrie en gynaecologie: het ABC-schema
R. Göbel en M. Bakker

12.1	Inleiding 189	
12.2	Systematische benadering van de totale zorgsituatie 189	
12.3	Ademweg 190	
12.3.1	Kijk! 190	
12.3.2	Luister! 191	
12.3.3	Voel en kijk! 191	
12.4	Ademhaling 192	
12.4.1	Ademfrequentie 192	
12.4.2	Thoraxexcursies 193	
12.4.3	Perifere saturatie 193	
12.5	Gevolgen van ademhalingsproblemen 194	
12.5.1	Zuurstof 194	
12.5.2	Koolzuur 196	
	Literatuur 197	

13 Circulatieproblemen
F. Weiland en J.J. Duvekot

13.1	Inleiding 199	
13.2	Haemorrhagia post partum 199	
13.3	Fysiologie van de circulatie 200	
13.3.1	Referentiewaarden van verschillende parameters 203	
13.3.2	Relatie tussen de verschillende parameters 204	
13.4	Soorten shock 205	
13.4.1	Hypovolemische shock 205	
13.4.2	Cardiogene shock 207	
13.4.3	Obstructieve shock 208	
13.4.4	Distributieve shock 209	
13.5	Het meten van de bloeddruk bij de zwangere 209	
13.5.1	Omstandigheden 210	
13.5.2	Techniek 210	
13.5.3	Meetinstrument 210	
13.5.4	Tips 211	
13.6	Reanimatie van de zwangere 211	
13.6.1	Fysiologische veranderingen 212	
13.6.2	Aanpassingen van de techniek 212	
13.6.3	Perimortem sectio caesarea 214	
13.6.4	Verpleegkundige adviezen 215	
	Literatuur 215	

14		Observatie en beoordeling van het bewustzijn en het neurologisch functioneren
		R. Göbel

14.1	Inleiding 217
14.2	Glasgow Coma Scale; EMV-score 217
14.3	AVPU 219

15		Foetale bewaking, cardiotocografie
		R. Göbel

15.1	Inleiding 221
15.2	CTG als diagnostische observatie 221
15.3	Pathofysiologie 222
15.4	Waarde voor de diagnostiek 224
15.5	Referentiewaarden 226
15.5.1	Basishartfrequentie 226
15.5.2	Acceleraties 227
15.5.3	Deceleraties 228
15.5.4	Uterusactiviteit 231
15.6	Classificatiesystemen 233
15.7	Beoordeling en interpretatie 236
15.8	Verantwoordelijkheid 240
15.9	Procedure 243
	Literatuur 248

Bijlage 1   **Afkortingen** 249

Bijlage 2   **Verklarende woordenlijst** 251

Illustratieverantwoording 255

Register 257

Ten geleide

Dit eerste deel van het vierdelige *Leerboek obstetrie en gynaecologie verpleegkunde* behandelt de basiskennis die relevant is voor de verpleegkundige werkzaam binnen de verschillende subspecialismen verloskunde, gynaecologie en voortplantingsgeneeskunde.

Naast de specifieke kennis over fysiologie van de vrouw en de voortplanting komen er onderwerpen aan de orde die relevant zijn voor verpleegkundige interventies die kenmerkend zijn voor het werken binnen de O&G. De vitale functies en de ABC-methodiek dienen daarbij als belangrijke leidraad; een methodiek die we terugvinden in verschillende innovatieve projecten, zoals simulatietrainingen op afdelingen, klinisch redeneren binnen het vervolgonderwijs en bijscholingen zoals *managing obstetric emergencies and trauma* (MOET) en *neonatal life support* (NLS).

Er is ook ruime aandacht voor het onderwerp 'vrouw en seksualiteit' in het algemeen, en specifiek gerelateerd aan de verloskunde.

Ook de cardiotocografie en foetale bewaking worden in dit deel uitvoerig behandeld. Zowel de fysiologie als de beoordeling van CTG's komt aan bod.

Naast de kritische basiskennis biedt het hier aangedragen materiaal ruimte voor theoretische verdieping. Toegevoegd is ook een atlas van de anatomie en embryologie, waarin student en docent een groot aantal veelgebruikte illustraties bij elkaar vinden.

Met dit leerboek wil de redactie een bijdrage leveren aan de kwaliteit van de verpleegkundige vervolgopleiding Obstetrische Verpleegkunde, en een naslagwerk bieden voor verpleegkundigen werkzaam binnen het vakgebied.

De betrokkenheid van de auteurs en de redactie bij de beroepsuitoefening van de O(&G)-verpleegkundige draagt ertoe bij dat bij de onderwerpen steeds wordt uitgegaan van de noodzakelijke vakkennis. Bianca Bosman (verloskundige en O&G-verpleegkundige) is hierin een grote steun geweest voor de redactie van dit deel.

Rob Göbel
O&G-verpleegkundige en docent Vrouw&Zorg, redactiecoördinator

Opmerkingen
Daar waar zorgvraagster/patiënte wordt genoemd, wordt – indien van toepassing – ook gedoeld op haar sociale context.
In deze uitgave is ervoor gekozen om de verpleegkundige, evenals de patiënte, aan te duiden in de vrouwelijke vorm. Waar 'zij' staat, kan – indien van toepassing – ook 'hij' gelezen worden.

1 Anatomie en fysiologie van de geslachtsorganen

B.S.H.C. Bosman, R. Göbel en P.M.M. Kastrop

1.1 Inleiding

'Is het een jongen of een meisje?' – een veelgehoorde vraag direct na de geboorte van een baby. Het geslacht van de baby wordt op basis van uitwendige geslachtskenmerken bepaald. Behalve de duidelijke verschillen uitwendig (genitalia externa) bestaan er inwendig ook veel verschillen tussen man en vrouw.

De bij de geboorte aanwezige geslachtskenmerken worden primaire geslachtskenmerken genoemd. Pas in de puberteit vindt de geslachtsrijping plaats en worden de secundaire geslachtskenmerken gevormd; in die levensfase ondergaan de geslachtsorganen duidelijke veranderingen. Ze ontwikkelen zich en kunnen hun functie gaan uitoefenen: seksualiteit en voortplanting.

Dit hoofdstuk beschrijft de anatomie en fysiologie van de vrouwelijke geslachtsorganen.

1.2 Anatomie en fysiologie van de vrouwelijke geslachtsorganen

1.2.1 De genitalia externa

De uitwendige geslachtsorganen bij de vrouw worden samen de vulva genoemd. Aan de vulva worden onderscheiden:
- mons pubis (venus- of schaamheuvel);
- labia majora pudendi (grote schaamlippen);
- labia minora pudendi (kleine schaamlippen);
- vestibulum vaginae (vaginaopening);
- urethra (plasbuis);
- clitoris (kittelaar).

DE MONS PUBIS

De mons pubis, ook schaamheuvel genoemd, is de welving die zich voor het schaambeen bevindt. De welving bestaat uit onderhuids vetweefsel; de huid is hier sterk behaard.

DE LABIA MAJORA PUDENDI

Naar onderen gaat de schaamheuvel over in de beide labia majora pudendi (enkelvoud: labium majus pudendi). Dit zijn huidplooien, gevuld met vet. Ze bevatten ook zwellichamen: netwerken van aderen die zwellen naarmate ze meer bloed bevatten. Dit zwellen gebeurt tijdens seksuele opwinding. Ook bevinden zich op de labia majora pudendi zweet-, slijm-, geur- en talgklieren. Aan de buitenkant zijn de labia bedekt met veel haar, het zogenoemde schaamhaar; aan de binnenkant bevindt zich geen haar. Aan de voor-bovenkant en aan de onder-

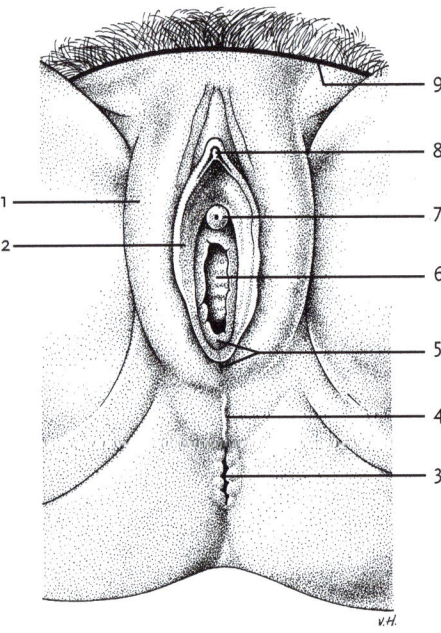

Figuur 1.1 Genitalia externa.

1 labium majus
2 labium minus
3 anus
4 perineum
5 achterste commissuren van de kleine en de grote schaamlippen
6 vagina
7 uitmonding van de urethra
8 clitoris
9 mons pubis (venusheuvel)

achterkant zijn de labia majora pudendi door een huidplooi met elkaar verbonden. Het perineum (het gebied van de bilnaad) grenst aan de achterste verbinding tussen de labia. Het perineum vormt de scheiding tussen de labia en de anus.

DE LABIA MINORA PUDENDI
Tussen de labia majora pudendi liggen de labia minora pudendi (enkelvoud: labium minus pudendi). De ruimte die ze begrenzen wordt het vestibulum vaginae (voorhof van de schede) genoemd. De labia minora zijn dunne, gladde huidplooien waarin zich weinig vet bevindt. Aan de binnenkant van de labia minora monden de klieren van Bartholin (de voorhofklieren) uit. Deze klieren produceren slijm. Bij seksuele opwinding zorgen zij voor het vochtig worden van de vulva.

DE CLITORIS
Aan de voorzijde van de vulva gaan de labia minora pudendi over in de clitoris. De clitoris is een met de penis overeenkomend orgaan met zwellichamen; het bevat veel bloedvaten en zenuwen en is erg gevoelig bij aanraking. Dit orgaan speelt een belangrijke rol bij seksuele opwinding.

1.2.2 De genitalia interna

Tot de genitalia interna (interne geslachtsorganen) worden gerekend:
- vagina (schede);
- uterus (baarmoeder);
- de beide tubae uterinae (eileiders);
- de beide ovaria (eierstokken).

Figuur 1.2 Genitalia interna.

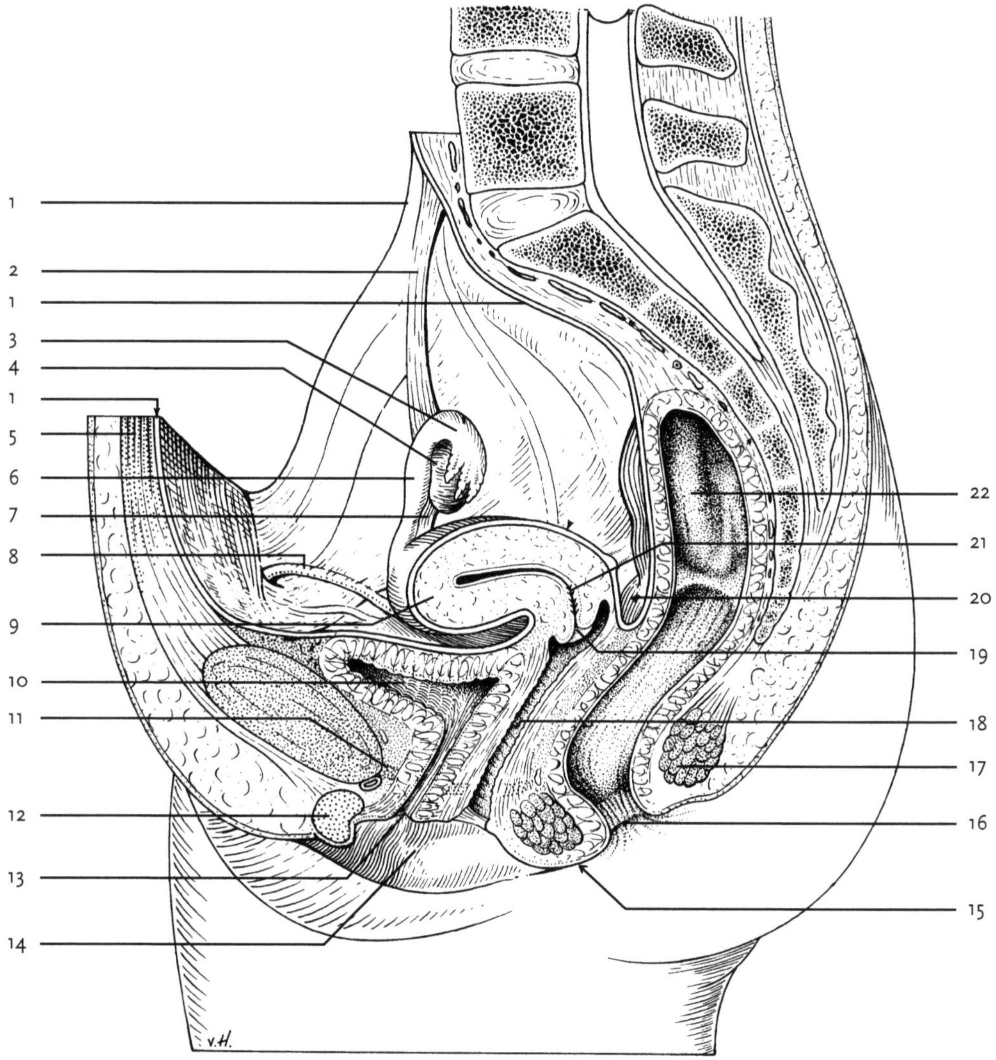

1 peritoneumbekleding
2 ligamentum suspensorium ovarii (ophangband van de eierstok)
3 fimbriae tubae (vingervormige uitstulpingen van de eileider over de eierstok)
4 ovarium (eierstok)
5 spieren van de voorste buikwand
6 tuba uterina (eileider)
7 ligamentum ovarii proprium (eigen band van de eierstok)
8 ligamentum teres uteri (ronde band van de uterus)
9 uterus
10 blaas
11 symfyse en diaphragma urogenitale
12 clitoris
13 urethra-uitmonding
14 labia majora en labia minora (grote en kleine schaamlippen)
15 perineum
16 anus
17 uitwendige sfincter van de anus
18 vagina
19 portio van de cervix uteri
20 cavum Douglasi, excavatio recto-uterina (uitbochting van de buikholte achter de uterus)
21 cervix uteri (baarmoederhals)
22 rectum

DE VAGINA

De vagina (schede) is een buisvormig orgaan met een lengte van 8 à 10 cm. De vagina loopt vanaf de uterus (baarmoeder) schuin naar beneden en mondt uit tussen de labia minora pudendi. De wanden van de vagina liggen tegen elkaar aan. De wand van de vagina bestaat uit:
- slijmvlies, met vele dwarse plooien die zijn opgebouwd uit meerlagig epitheel (dekweefsel);
- een laagje losmazig bindweefsel;
- een gladde spierweefsellaag.

De vagina is door haar bouw zeer rekbaar. Dit is niet alleen van belang tijdens de geslachtsgemeenschap, maar ook tijdens een bevalling.
De ingang van de vagina wordt het ostium vaginae genoemd. Deze opening is bij jonge meisjes geheel of gedeeltelijk bedekt met een slijmvliesplooi. Dit wordt het hymen (maagdenvlies) genoemd. Deze slijmvliesplooi verdwijnt door het inbrengen van een tampon tijdens de menstruatie of bij geslachtsgemeenschap.
Aan de bovenkant van de vagina bevinden zich de fornices (schedegewelven, enkelvoud: fornix). Deze fornices omgeven het onderste deel van de uterus.

DE UTERUS

De uterus (baarmoeder) ligt centraal in het kleine bekken tussen de blaas en het rectum, en ligt gedeeltelijk op de blaas. Bij niet-zwangere vrouwen is dit orgaan tien tot vijftien cm lang.
Aan de uterus worden drie delen onderscheiden:
- bovenste deel: de fundus;
- middelste deel: het corpus;
- onderste deel: de cervix (de baarmoederhals).

Het bovenste deel van de uterus ligt boven de inmonding van de tubae in de uterus.
De cervix is het onderste deel van de uterus. Een deel van de cervix steekt uit in de vagina. Dit deel wordt de portio vaginalis cervicis (of kortweg: portio) genoemd. De opening van de cervix in de vagina heet ostium uteri (de baarmoedermond). In deze opening bevindt zich een slijmprop. Deze slijmprop beschermt de uterus tegen binnendringende bacteriën vanuit de vagina.
In de uterus bevindt zich een holte, cavitas uteri (baarmoederholte) genoemd. Deze is driehoekig van vorm. De voor- en achterwand van de uterus liggen tegen elkaar aan. De holte in de uterus zet zich aan de bovenkant voort in de holte van de tubae.
De baarmoederwand bestaat uit een dikke laag glad spierweefsel, het myometrium. Aan de binnenzijde is deze spierlaag bekleed met slijmvlies, het endometrium. Dit slijmvlies ligt direct op de spierlaag, zonder bindweefsellaag ertussen. Het endometrium bevat veel bloedvaten en veel slijmklieren.
Over de uterus ligt het peritoneum (buikvlies). Dit bedekt ook:
- urineblaas;
- holte tussen de urineblaas en de baarmoeder;
- tubae;
- ovariae;
- holte tussen de uterus en het rectum (het cavum Douglasi genoemd).

Aan weerszijden van de uterus vormt het peritoneum de brede ophangband van de uterus, het ligamentum latum uteri. Deze ophangband loopt van de zijkanten van de uterus naar het bekken. De uterus is hierdoor stevig, maar toch soepel bevestigd aan het bekken. Een andere ophangband verbindt de uterus met de voorste buikwand. Dit is het ronde ligament, ofwel het ligamentum teres uteri.
De uterus is een heel beweeglijk orgaan. De stand van de uterus wisselt dan ook. Deze wordt bijvoorbeeld sterk bepaald door de vulling van de blaas en de darmen.
Meestal ligt het middelste deel van de uterus ten opzichte van de cervix naar voren gebogen (dit wordt anteflexie genoemd). Ten opzichte van de vagina ligt de uterus ook meestal naar voren (dit wordt anteversie genoemd).
Bij een lege blaas en een lege darm ligt de uterus meer naar voren (anteversie en anteflexie zijn dan groter). Bij een volle blaas ligt de uterus wat meer naar achteren (retroversie) en is deze minder gebogen (er is dus minder anteflexie). Bij een volle darm ligt de uterus sterk naar voren.
Soms kan de uterus 'achterovergekanteld' liggen, wat zeer pijnlijk kan zijn. Deze ligging van de uterus wordt retroflexie genoemd.
De spieren van de bekkenbodem zijn belangrijk voor het ondersteunen van de uterus.

Figuur 1.3   Anteversie/-flexie, retroversie/-flexie. De basispositie is gearceerd weergegeven.

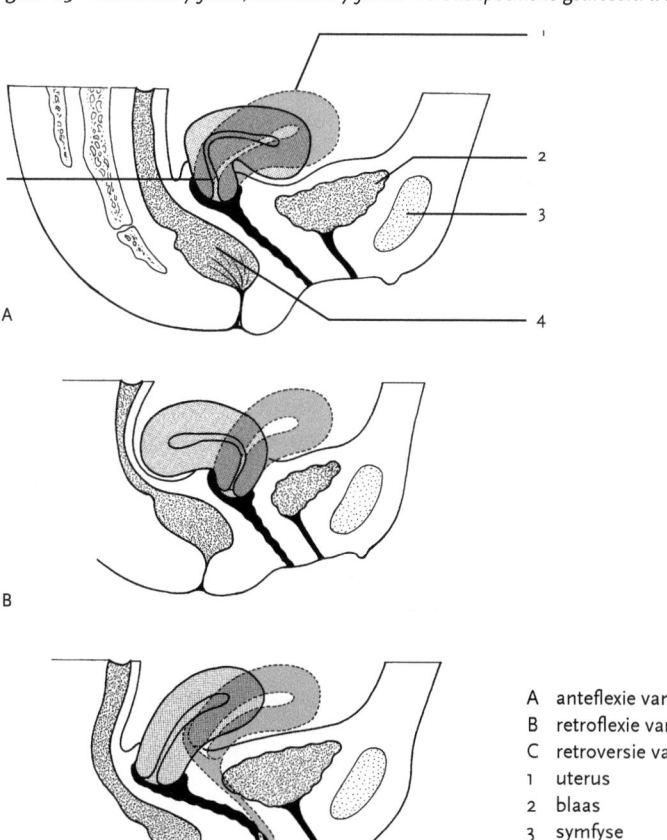

A anteflexie van de uterus
B retroflexie van de uterus
C retroversie van de uterus
1 uterus
2 blaas
3 symfyse
4 rectum
5 cervix uteri (baarmoederhals)

DE TUBAE UTERINAE

Zowel links als rechts ontspringt vanuit de uterus een tuba, ook wel salpinx (eileider) genoemd. De tubae (enkelvoud tuba) zijn dunne buisjes die gemiddeld tien cm lang zijn. Ze verbinden de uterus met de buikholte en de ovaria (eierstokken).

Aan de binnenzijde is de tuba bekleed met slijmvlies dat uit een laag dekweefsel bestaat met trilharen. De trilharen bewegen in de richting van de uterus.

Aan het uiteinde is een tuba verwijd en deze heeft de vorm van een trechter. Dit wijdere deel wordt de ampulla genoemd. Het slijmvlies van de tuba ligt hier in vingervormige plooien, de fimbriae. Aan een van deze plooien zit het ovarium vast. De rest van de tuba ligt als een 'stofzuigermond' over het ovarium heen.

De functie van de tubae bestaat uit het vervoeren van eicellen uit het ovarium naar de uterus. De trilharen van het slijmvlies van de tuba helpen de eicel in de goede richting.

DE OVARIA

In de ovaria (enkelvoud: ovarium) worden de eicellen gevormd en de vrouwelijke geslachtshormonen gemaakt. Het vormen van de eicellen wordt ook wel de oögenese genoemd. De ovaria zijn boonvormige organen ter grootte van een flinke amandel (ongeveer vier cm lang, twee cm breed en een cm dik).

Al tijdens de foetale periode (dus tijdens de ontwikkeling van een meisje in de baarmoeder) wordt een begin gemaakt met de ontwikkeling van haar eicellen.

In de buitenste laag van de ovaria (kiemepitheel genoemd) bevinden zich de oereicellen. Deze oereicellen worden oögonia genoemd. Door deling van de oereicellen worden onrijpe eicellen gevormd. Deze celdelingen die nodig zijn voor het vormen van de onrijpe eicellen zijn reductiedelingen (wat meiose wordt genoemd). Het aantal chromosomen halveert daarbij.

De aanmaak van de onrijpe eicellen is al bij de geboorte van het meisje voltooid. Na de geboorte worden dus geen nieuwe eicellen meer gemaakt in de eierstokken.

Na de geboorte zal een deel van de eicellen verder rijpen. Hierbij ontstaan zogenoemde primaire follikels. Dit zijn eicellen met daaromheen speciaal dekweefsel, het follikelepitheel. De (nog steeds onrijpe) eicellen worden nu oöcyten genoemd. Het overige deel van de eicellen sterft af; dit is een normaal verschijnsel. Bij een pasgeborene zijn in totaal ongeveer 1 miljoen onrijpe eicellen in de eierstokken aanwezig. Tegen de puberteit zijn hier nog ongeveer 35.000 onrijpe eicellen in primaire follikels van overgebleven.

Figuur 1.4   Ovarium.

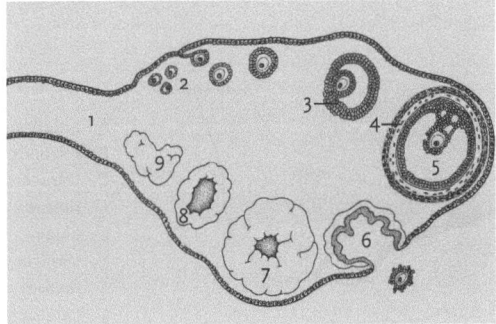

1. hilus
2. primordiale follikels
3. granulosacellen
4. thecacellen
5. Graafse follikel
6. gerupteerde follikel
7. vers corpus luteum
8. involuerend corpus luteum
9. corpus albicans

Pas vanaf de puberteit kunnen de eicellen zich in de ovaria verder ontwikkelen tot rijpe eicellen. Een rijpe eicel wordt een ovum genoemd. Bij deze ontwikkeling gaan de primaire follikels groeien. Ook de eicel wordt groter en ligt nu niet meer in het midden van de follikel.

Uiteindelijk ontstaat een zogenoemde Graafse follikel; deze is ongeveer vijf millimeter groot en heeft een holte in het midden.

De eicel is nu rijp en wordt omgeven door een dun vliesje: de zona pellucida. Elke maand begint steeds een aantal follikels tegelijkertijd aan de rijping in beide ovaria. Alleen de krachtigste primaire follikel bereikt het stadium van de Graafse follikel; soms rijpen tegelijkertijd twee eicellen in de ovaria. De andere follikels sterven af. In totaal bereiken tijdens het leven van een vrouw ongeveer vijfhonderd eicellen het stadium van de Graafse follikel. Dit vindt plaats in de gehele geslachtsrijpe periode van de vrouw. Deze periode duurt ongeveer van het veertiende tot het vijftigste levensjaar.

Als de Graafse follikel rijp is, barst deze open. Dit proces noemt men de eisprong of ovulatie. Een eisprong vindt ongeveer een keer per maand plaats.

De eicel, die ongeveer 0,2 mm groot is, wordt opgevangen door de tuba en wordt dan door het trilhaar in de tuba naar de uterus voortbewogen. Dit transport naar de baarmoeder duurt elf à veertien dagen.

Uit de achterblijvende lege follikel ontstaat het zogenoemde corpus luteum (gele lichaam). Dit vormt vrouwelijke hormonen.

Als er geen bevruchting plaatsvindt, sterft het gele lichaam na ongeveer veertien dagen af. Er blijft dan een litteken over. Dit wordt het wit lichaam ofwel corpus albicans genoemd.

1.2.3 Het baringskanaal

HET BENIGE BARINGSKANAAL

Aan het baringskanaal kan een benig deel en een week deel worden onderscheiden. Het benig bekken (pelvis) omringt het weke baringskanaal; het totaal wordt het kleine bekken genoemd. Het benig bekken is opgebouwd uit de twee heupbeenderen (ossa coxae), die zijn ontstaan door een vergroeiing van het os ilium (darmbeen), het os ischii (zitbeen) en het os pubis (schaambeen); tussen de twee heupbeenderen aan de kant van de rug zit het os sacrum (heiligbeen) en hier onderaan hangt het os coccygis (staartbeen). Aan de voorkant bevindt zich tussen de twee schaambeenderen een stukje kraakbeenweefsel, de symfyse. Het laatste stukje van het zitbeen heet tuber ischiadicum (zitbeenknobbel). Aan de binnenkant van het zitbeen zit nog een doornuitsteeksel, dat in de bekkenholte ontspringt. Vlak boven het sacrum maakt de wervelkolom een knik, waardoor de eerste sacrale wervel naar voren uitsteekt (het promontorium). Het kleine bekken wordt verdeeld in bekkeningang, bekkenuitgang en bekkenholte; de bekkenholte ligt tussen bekkeningang en bekkenuitgang.

BEKKENMETING

Met behulp van inwendig onderzoek kan een oordeel worden gevormd over de grootte van elk van de drie onderdelen van het kleine bekken (bekkenholte, bekkeningang, bekkenuitgang). Het is duidelijk dat voor een normale baring een bekkenholte nodig is met voldoende ruimte. Een afwijkende bekkengrootte is tegenwoordig bij gezonde vrouwen een zeldzaamheid sinds rachitis (Engelse ziekte) in Nederland nauwelijks meer voorkomt. Ante partum bekkenonderzoek

Figuur 1.5 Bekken.

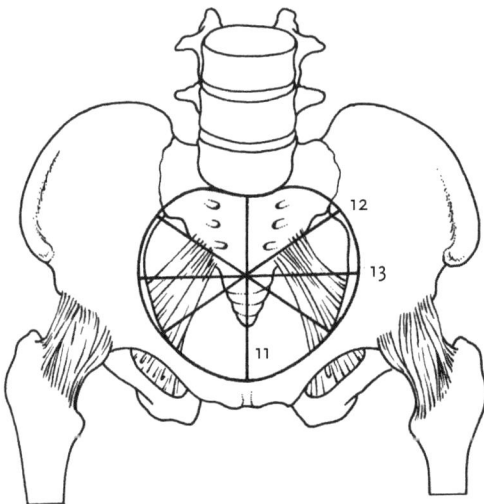

wordt nog weinig uitgevoerd, ook omdat een bekken enigszins flexibel is durante partu en zich daardoor kan aanpassen aan de vorm van het foetale hoofd.

HET WEKE BARINGSKANAAL

Het weke baringskanaal is de tunnel waardoor het kind wordt uitgedreven. Het kanaal wordt gevormd door de weke delen. Dit zijn de cervix, die geworden is tot wat wordt genoemd het onderste uterussegment, de vagina, de tijdens de baring opgerekte bekkenbodem en de vulva. Ten dele ligt het weke baringskanaal daarmee binnen het kleine bekken, en ten dele vormt het een verlengstuk van het benige baringskanaal. De maximale wijdte van het weke baringskanaal wordt aldus bepaald door de maximale afmetingen van het benige baringskanaal. Van het grootste belang is ook dat het baringskanaal een sterke buiging naar voren toe maakt, zodanig dat de bekkeningang en de bekkenuitgang een hoek van 90° met elkaar maken.

Figuur 1.6 Buiging van het baringskanaal.

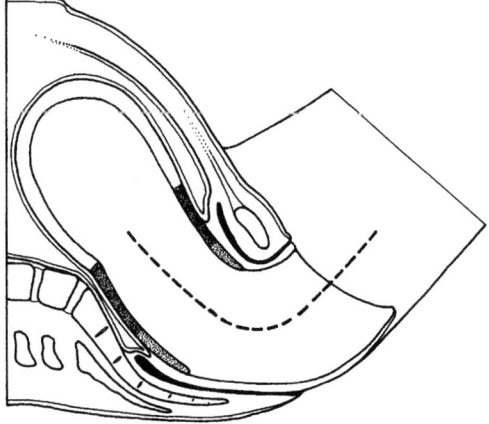

1.2.4 Ontwikkeling van secundaire geslachtskenmerken; borsten en beharing

De secundaire geslachtskenmerken ontwikkelen zich bij de vrouw gedurende de puberteit.

Geslachtshormonen zorgen voor de ontwikkeling van de borsten, het oksel- en pubishaar, de typisch vrouwelijke onderhuidse vetverdeling en de menstruaties. Oestrogenen zorgen bij de ontwikkeling van de borsten voornamelijk voor de groei van de melkgangen en voor de toename van vet- en bindweefsel. Onder invloed van progesteron wordt de borstontwikkeling enige tijd na de menarche voltooid. Het progesteron staat ook borg voor de ontwikkeling van de pigmentatie van de tepel en de tepelhof (zie verder bij lactatie).

Oestrogenen zorgen in deze periode ook voor de snelle toename van lichaamslengte: de zogenoemde puberteitsgroeispurt.

In de puberteit verlopen deze veranderingen volgens een vast patroon.

Het groeien van de borsten en het verschijnen van gepigmenteerde pubisbeharing vormen de eerste tekens. Daarnaast ontstaat er meer onderhuids vet, relatief minder in de taille en relatief meer rond de heupen. Hierna volgt de groei van okselhaar.

De eerste menstruatie, de menarche genoemd, is een puberteitsverschijnsel dat zich voordoet op het moment dat de lichaamsgroei weer afneemt. De gemiddelde leeftijd van de menarche ligt tegenwoordig op 13 jaar en 2 maanden.

De normale leeftijd waarop bij meisjes de puberteit begint (namelijk: het begin van de groei van borsten) is 10 jaar en 8 maanden. Van een 'vroege puberteit' is sprake wanneer het begin tussen 8 en 10 jaar valt. Er is sprake van een 'te vroege puberteit' (pubertas praecox) als de borstontwikkeling begint vóór het achtste jaar.

Een te vroege puberteit kan problemen met zich meebrengen, zoals vervroegd uitgegroeid raken, zodat het meisje niet de volwassen lengte haalt die het met een normale puberteit zou hebben bereikt. Ook kan een te vroege puberteit psychologische problemen geven, zowel voor het meisje zelf als met haar omgeving (ouders, opleiding, leeftijdgenoten).

Figuur 1.7   Lichamelijke veranderingen.

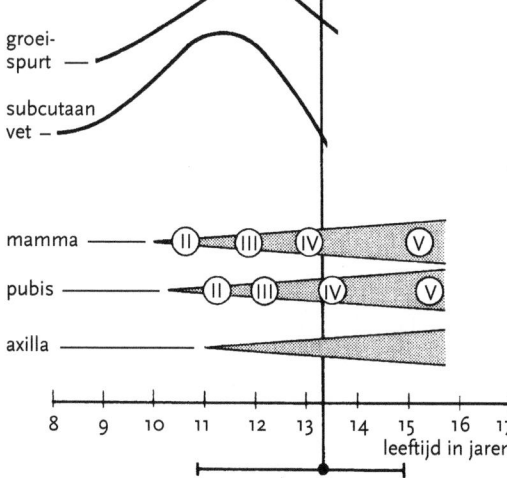

Tabel 1.1 Ontwikkelingsstadia volgens Tanner.

Mammae		Beharingspatroon	
stadium 1	prepuberaal stadium, in het geheel geen ontwikkeling	stadium 1	in het geheel geen beharing, prepuberaal stadium
stadium 2	eerste ontwikkeling; de klierschijf is onder de areola palpabel; doorsnee van de klierschijf tot maximaal 4 cm	stadium 2	enige, weinig gepigmenteerde, beharing langs de labia majora
stadium 3	welving van de mamma, de borst wordt kegelvormig; voortgezette vergroting van de diameter van de klierschijf; eerste echte borstvorm	stadium 3	gepigmenteerde, gekrulde haren op de labia majora, beginnende beharing op de mons pubis
stadium 4	de areola vormt een secundaire verheffing boven het niveau van de borst; meer vetafzetting	stadium 4	peervormig beharingspatroon op de mons pubis, verder volwassen; voor Zuidoost-Aziatische vrouwen is dit het volwassen beharingspatroon
stadium 5	volwassen stadium; de borst is bolvormig; het niveau van de areola ligt weer in het niveau van de borst	stadium 5	volwassen type beharing; het beharingsoppervlak reikt tot in de liezen beiderzijds, is aan de bovenkant horizontaal begrensd
		stadium 6	(Van Wieringen) verdere uitbreiding van de beharing over de onderbuik langs de linea alba en iets oplopend naar de navel; dit stadium komt bij slechts ca. 10% van de vrouwen voor

1.2.5 De menstruele cyclus

De mens is een zoogdier, dat in de regel één jong tegelijk ter wereld brengt. Blijkbaar biedt het voor zowel moeder als kind een evolutionair voordeel om deze strategie ten uitvoer te brengen. Erfelijke eigenschappen die leiden tot de geboorte van bijvoorbeeld drie- en vierlingen bieden zulke lage overlevingskansen dat 'moeder natuur' die uit de populatie heeft laten verdwijnen. De menstruele cyclus regelt via een uitgekiend terugkoppelingsmechanisme (feedback) dat slechts één follikel de gelegenheid krijgt om tot ovulatie te komen.

De aldus vrijgekomen eicel kan bevrucht worden in de eileider en na een reis van enkele dagen in de uterus aankomen als blastocyste en daar na innesteling aanleiding geven tot een zwangerschap. Het primaire doel van de menstruele cyclus is het tot stand laten komen van een zwangerschap.

ENDOCRIENE KLIEREN

Bij de regulatie van de menstruele cyclus speelt een aantal zogenoemde endocriene klieren een belangrijke rol. De endocrinologie als specialisme bestudeert de werking van klieren met interne secretie. Met interne secretie wordt afgifte van een stof direct aan de bloedbaan bedoeld. Dit in tegenstelling tot exocriene klieren, die hun product naar buiten brengen (zoals zweetklieren) of deze afgeven in een hol orgaan (bijvoorbeeld spijsverteringssappen in de maag). De stoffen die door endocriene klieren worden gemaakt, heten hormonen.

Figuur 1.8 Ontwikkelingsstadia volgens Tanner.

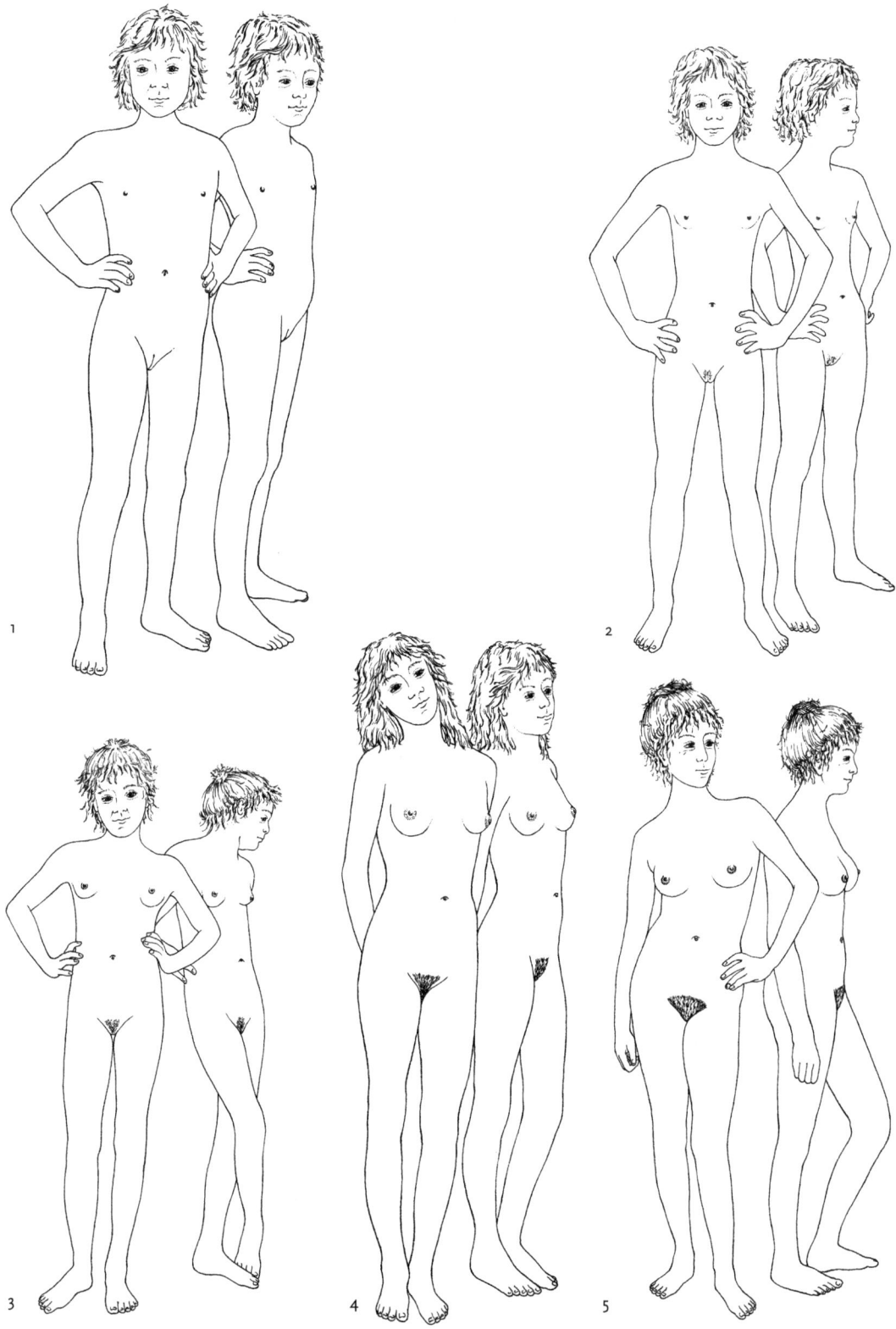

HORMONEN

Hormonen zijn stoffen die door endocriene klieren worden gemaakt. Er bestaan globaal gezien twee hoofdgroepen hormonen: peptidehormonen (korte of zelfs heel lange ketens van aminozuren, soms gekoppeld aan suikergroepen) en steroïdhormonen (stoffen met als gemeenschappelijk 'skelet' of basismodel het cholesterolmolecuul). Het schildklierhormoon valt een beetje buiten deze indeling. Het is een apart hormoon, dat jodiumatomen in zijn molecuulstructuur heeft.

Steroïdhormonen oefenen hun werking uit nadat ze door diffusie de cel zijn binnengegaan via de celkern. Peptidehormonen activeren na binding aan een receptor op de celmembraan stoffen in het cytoplasma, die op hun beurt weer de celkern aanzetten tot verdere activiteit. Hormonen zijn stoffen die lichaamsprocessen snel en goed gecoördineerd laten verlopen. Het zijn enzymen, biokatalysatoren die een aantal reacties beïnvloeden, maar daar zelf geen deel van uitmaken.

REGULATIEMECHANISMEN

Interne regelmechanismen zorgen ervoor dat er niet te weinig van een bepaald hormoon wordt aangemaakt, maar ook niet te veel. Het lichaam streeft in principe altijd naar homeostase, een situatie waarin alles in evenwicht is. Een voorbeeld ter illustratie: de hypofyse maakt ACTH, dat de bijnier aanzet tot de productie van cortisol. Cortisol komt in de bloedbaan en daarmee ook weer bij de hypofyse terecht. De hypofyse is in staat om de concentratie van het cortisol te meten, en zo nodig bij te stellen. Dit systeem wordt negatief terugkoppelingsmechanisme genoemd. Negatief, omdat in principe wordt gestreefd naar een biologisch optimale hormoonspiegel en niet naar een steeds hogere spiegel. Terugkoppeling, omdat er controle plaatsvindt in het systeem.

BETROKKEN ORGANEN

De organen die een rol spelen bij de regulatie van de menstruele cyclus, ingedeeld naar niveau, zijn:
- centraal: cortex cerebri, hypothalamus en hypofyse;
- doelorgaan: ovaria;
- eindorganen: uterus, cervix uteri, vagina.

De bovengenoemde indeling is niet geheel compleet, maar voor het begrip van een en ander wel de meest praktische. Oestrogenen induceren bijvoorbeeld aan het begin van de puberteit de groeispurt en genereren als zodanig effect op de botgroei, terwijl oestrogenen ook duidelijk invloed hebben op de huid en de haargroei.

BETROKKEN HORMONEN

De hormonen die een rol spelen bij de regulatie van de menstruele cyclus zijn:
- follikelstimulerend hormoon (FSH);
- luteïniserend hormoon (LH);
- oestradiol;
- progesteron.

Uitgaande van een normale cyclus van 28 dagen, met als begin de eerste dag van de menstruatie, is het verloop van de genoemde hormonen als aangegeven in figuur 1.9.

In het begin van de cyclus is de FSH-spiegel het hoogst. Deze wat hogere FSH-spiegel is nodig om de rijping van een aantal follikels in gang te zetten. Hierdoor wordt de productie van oestradiol aangezet, het hormoon dat geproduceerd wordt door

Figuur 1.9 De hormoonspiegels van FSH, LH, progesteron en oestradiol tijdens de menstruele cyclus.

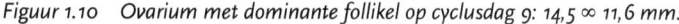

U = International Units, ng = nanogram, pmol = picomol, L = liter.

groeiende follikels. De mens is een zogenoemde mono-ovulator: in de regel zal slechts één follikel volledig tot rijping en ovulatie komen. Veel andere zoogdieren zijn multi-ovulatoren. Voorbeelden hiervan zijn onder andere hond, kat en konijn. In de hypothalamus en hypofyse wordt de oestradiolspiegel 'gemeten' en zal de FSH-spiegel naar beneden toe worden bijgesteld om te voorkomen dat er meer dan één follikel kan doorgroeien. Dit is een zeer subtiel mechanisme en het is nog steeds niet helemaal duidelijk waardoor precies wordt bepaald welke follikel zal doorgroeien en tot eisprong zal komen. In elk geval heeft rond de achtste of negende cyclusdag de selectie plaatsgevonden; de dominante follikel is echoscopisch al goed herkenbaar.

De dominante follikel gaat progressief meer oestradiol produceren, waardoor de FSH-spiegel verder zal dalen. De andere follikels, als ze nog een kans hadden, zullen nu zeker worden afgebroken (atresie). FSH en oestradiol zijn min of meer tegengesteld aan elkaar: als de oestradiolspiegel stijgt, daalt de FSH-spiegel – en vice versa. Oestradiol is in deze fase verantwoordelijk voor de opbouw van het endometrium en de productie van cervixslijm.

Het cervixslijm heeft vlak voor de ovulatie een aantal eigenschappen waardoor zaadcellen hierin meer dan 48 uur kunnen overleven. De snel stijgende oestradi-

Figuur 1.10 Ovarium met dominante follikel op cyclusdag 9: 14,5 ∞ 11,6 mm.

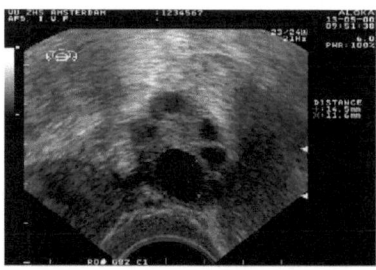

Figuur 1.11 De spiegels van FSH en oestradiol tijdens de menstruele cyclus.

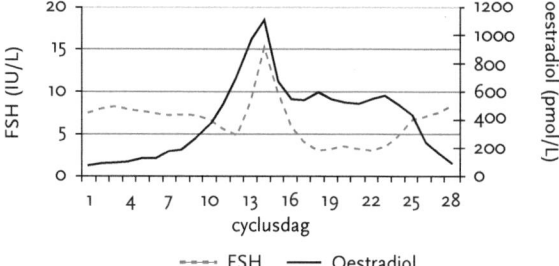

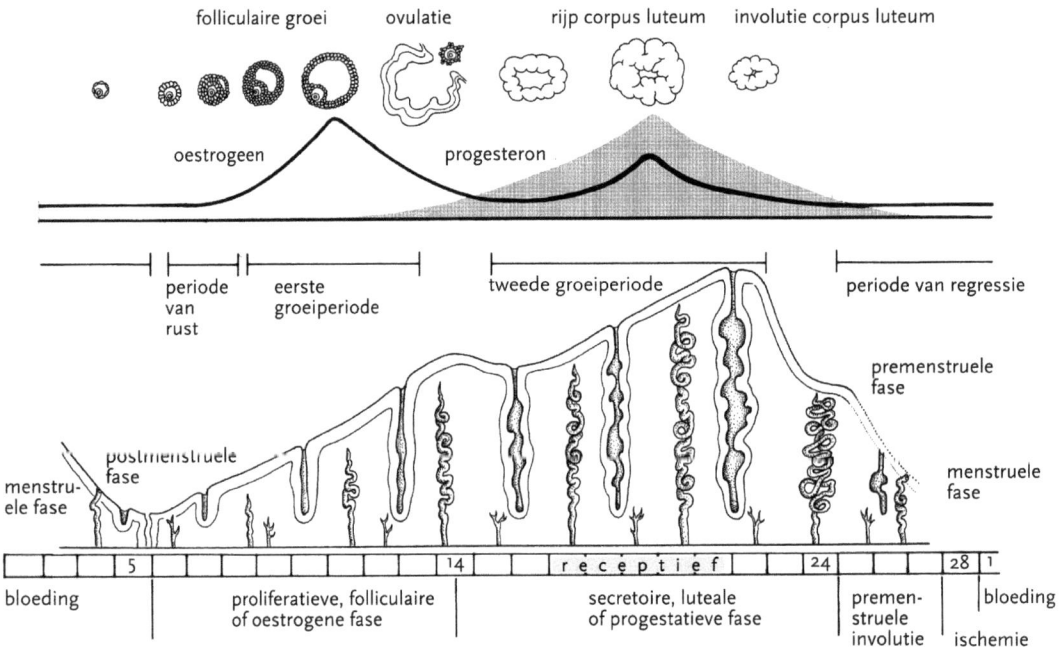

Figuur 1.12 *De ovariële cyclus en de endometriumcyclus.*

olspiegel maakt het neuro-endocriene systeem instabiel en ontwricht de zogenoemde LH-piek. De LH-piek wordt in de regel begeleid door een FSH-piekje. De precieze betekenis hiervan is nog steeds onduidelijk. Het optreden van de LH-piek en het FSH-piekje is vanuit het streven naar homeostase en het negatieve terugkoppelingsmechanisme feitelijk niet goed te begrijpen. Er ontstaat een enorme uitstoot van het hormoon LH, terwijl dat niet te verwachten is volgens de endocrinologische principes. Het is dan ook de enige uitzondering in de hele endocrinologie. Het is wel een cruciale uitzondering, want de LH-piek zet de allerlaatste fasen van de follikel- en eicelrijping in gang. Het zorgt ervoor dat via een proces van verslijming (biologisch gezien hetzelfde proces waardoor in de herfst de bladeren van de bomen vallen) de eicel los komt te liggen in de follikel, zodat bij het barsten van de follikelwand de eicel hieruit vrij kan komen. Met andere woorden: zonder LH-piek geen voortplanting.

De LH-piek duurt maar kort (24 tot 36 uur) en na dit heftige endocrinologische gebeuren treedt er wat betreft de LH- en FSH-spiegels een rustfase in. De productie van progesteron komt goed op gang. Dit hormoon wordt geproduceerd door de anatomische structuur die overblijft na de eisprong. De gebarsten follikel verandert in het zogenoemde corpus luteum (het 'gele lichaam': de structuur heeft daadwerkelijk een gele kleur door de steroïden of vethormonen die geproduceerd worden). De follikel produceerde voor de eisprong grote hoeveelheden oestradiol en zorgde onder andere voor een goede opbouw van het endometrium.

Na de eisprong vindt er een enzymatische ombouw plaats en gaat het corpus luteum overwegend progesteron produceren. Progesteron (Grieks: 'voor de zwangerschap') is het hormoon dat het endometrium en de rest van het lichaam in gereedheid brengt om een zwangerschap te laten ontstaan. Progesteron leidt tot een verdere rijping van het endometrium (secretiefase) en stelt het temperatuurcentrum van het lichaam ongeveer 0,5 °C hoger in. Een iets hogere lichaamstemperatuur laat namelijk een aantal biologische processen sneller en effectiever verlopen, met het doel alles te optimaliseren, zodat een bevruchte eicel zo veel mogelijk kans heeft op innesteling. Het corpus luteum heeft een voorgeprogrammeerde levensduur van ongeveer twaalf dagen.

Als er geen zwangerschap ontstaat, zal het corpus luteum afsterven en zullen de progesteron- en oestradiolspiegels sterk dalen. Hierdoor kan het endometrium niet meer blijven bestaan en zal het worden afgestoten: de menstruatie en de volgende cyclus begint. De FSH-spiegel gaat stijgen als de progesteron- en oestradiolspiegels dalen; daarmee zullen de follikels voor de volgende cyclus worden aangezet tot groei.

Als er wel een zwangerschap ontstaat, wordt het corpus luteum 'gered' door het hormoon humane choriongonadotrofine (HCG), dat wordt geproduceerd door de trofoblast van de zich ontwikkelende zwangerschap. De levensduur van het corpus luteum wordt verlengd en de productie van progesteron en oestradiol wordt voortgezet, zodat de zwangerschap zich verder kan ontwikkelen.

De menstruele cyclus is wellicht het meest ingewikkelde endocrinologische regelmechanisme waarbij negatieve en positieve terugkoppeling elkaar afwisselen. Het is dan ook goed te begrijpen dat hierin gemakkelijk stoornissen kunnen optreden. Deze stoornissen worden besproken in het deel Gynaecologie, hoofdstuk 3.

1.3 De mannelijke geslachtsorganen

1.3.1 *De penis*

De penis is het mannelijke copulatieorgaan. Tevens vindt vanuit de penis de urinelozing plaats via de in de penis lopende urethra. Het vrijhangende, zichtbare deel van de penis heet corpus penis (penisschacht). De wortel van de penis ligt onder de symfyse en is met een ligament aan de symfyse verankerd, omgeven door dwarsgestreept spierweefsel. De penis bevat drie erectiele lichamen (zwellichamen): de twee corpora cavernosa aan de bovenzijde en het corpus spongiosum aan de onderzijde. Dit zijn sponsachtige structuren met veel collageenvezels, elastische vezels en gladde spiercellen. Elk zwellichaam is omgeven door een stevige bindweefselmantel. In de lengterichting lopen slagaderen door de zwellichamen. De beide corpora cavernosa zijn de grootste zwellichamen; ze beginnen gescheiden, maar direct onder de symphysis pubica komen ze samen.

Figuur 1.13 Penis in lengte- en dwarsdoorsnede.

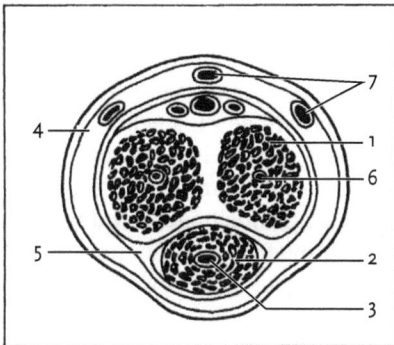
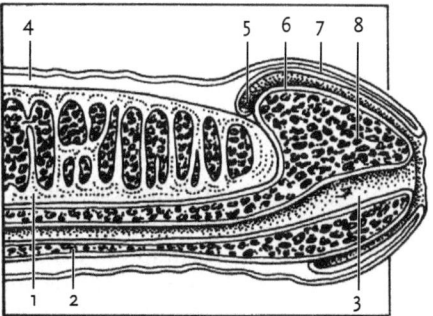

1 corpus cavernosum; 2 corpus spongiosum; 3 urethra; 4 fascia penis; 5 tunica albuginea; 6 a. profunda penis; 7 v. en a. dorsalis penis.

1 corpus cavernosum; 2 corpus spongiosum; 3 urethra; 4 fascia penis; 5 collum glandis; 6 corona glandis; 7 preputium; 8 glans penis.

Tussen de beide lichamen bevindt zich een bindweefselschot, het septum penis. Het onderste zwellichaam, het corpus spongiosum, begint direct onder de bekkenbodem. Aan weerszijden van dit lichaam bevinden zich de cowperklieren (bulbo-urethrale klieren). Deze erwtgrote klieren produceren slijm en monden uit in de urethra. De cowperklieren produceren het voorvocht.

Richting de top van de penis ligt het corpus spongiosum in de groeve van de beide corpora cavernosa. De top van de penis, glans penis genoemd, of eikel, wordt gevormd door het corpus spongiosum, dat daar dikker is en als een kapje over de uiteinden van de corpora cavernosa ligt. De glans penis is bekleed met niet-verhoornend plaveiselepitheel en bevat zeer veel sensoren. De urethra verlaat het kleine bekken via de bekkenbodem en loopt door het corpus spongiosum, om uit te monden op de top van de eikel. De huid op de penis is dun en onbehaard en zit vrij ruim rond de erectiele lichamen. Onder de huid bevindt zich een zeer losmazige laag bindweefsel, waardoor de huid makkelijk verschuifbaar is. De huid eindigt in de groeve achter de glans penis, waarbij een ruime omslagplooi de eikel geheel bedekt. Dit deel, het preputium (de voorhuid), kan over de glans worden teruggeschoven.

De lengte van de penis in niet-erectiele toestand is normaal 5 tot 12 cm. Bij seksuele prikkeling wordt de penis langer, dikker en harder, doordat er bloed via de slagaderen in de zwellichamen wordt gedeponeerd en tegelijk de veneuze afvoer wordt verminderd. De bindweefselmantels worden strak gespannen. Door de structuur van de zwellichamen en de bindweefselmantels richt de penis zich op. De corpora cavernosa zorgen voor de erectie, het corpus spongiosum blijft weker, zodat de urethra niet wordt dichtgedrukt. Een penis in erectieve toestand heeft gewoonlijk een lengte van 15 tot 19 cm.

Onder de penis bevindt zich de balzak (scrotum) met daarin de zaadballen (testes), de bijbal (epididymis) en zaadleiders. Hierin vindt het proces van zaadcelvorming plaats.

1.3.2 De zaadcel en zaadcelproductie (spermatogenese)

MORFOLOGIE VAN DE ZAADCEL

Een zaadcel bestaat uit een kop, een middenstuk en een staart en heeft een totale lengte van ongeveer 50 μm (micrometer) (zie figuur 1.14).

De kop is ovaal, heeft een lengte van ongeveer 5 μm en bestaat uit een sterk gecondenseerde haploïde kern die bij de bevruchting wordt afgegeven aan de eicel. Als cel heeft de zaadcel zich ontdaan van alle onnodige celorganellen, dat wil zeggen: die geen functie hebben bij die bevruchting. Verder is het DNA sterk gecondenseerd en inactief, om het volume zo klein mogelijk te houden. Aan de voorkant van de kop bevindt zich het acrosoom, een blaasje met hydrolytische enzymen die vrijkomen zodra de zaadcel zich aan de zona pellucida (eischil) van de eicel bindt. Door deze zogenoemde acrosoomreactie is de zaadcel in staat de zona pellucida te penetreren, de eicel te bereiken en deze uiteindelijk te bevruchten.

De staart is ongeveer 45 μm lang en is opgebouwd uit een bijzondere structuur van microtubuli. Dankzij een ingenieus biochemisch proces kan de staart met behulp van deze structuur bewegen. Deze beweging maakt het mogelijk dat een zaadcel kan 'zwemmen'.

De energie die nodig is voor de beweging van de staart wordt geleverd door het middenstuk. In dit gedeelte van de zaadcel bevinden zich talrijke mitochondriën, die voedingsstoffen uit de omgeving omzetten in ATP, de energiebron van elke cel.

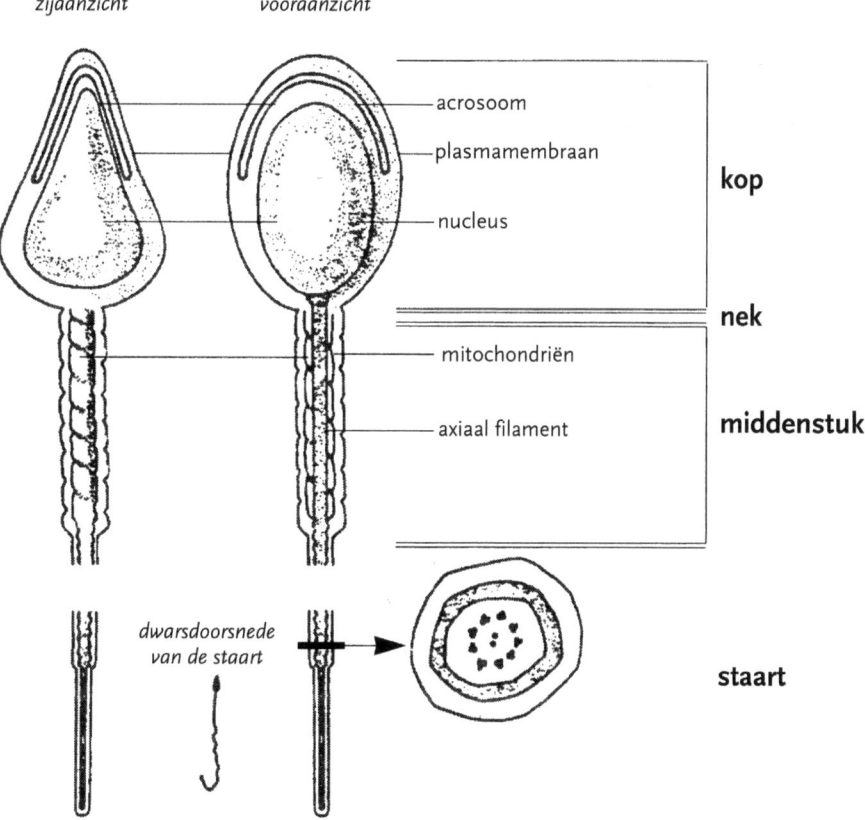

Figuur 1.14 *De morfologie van de zaadcel.*

VRUCHTBAARHEIDSPROBLEMEN BIJ DE MAN

In het begin van de negentiende eeuw werd aangetoond dat zaadcellen essentieel zijn voor de bevruchting, maar pas halverwege de twintigste eeuw werd voor het eerst de relatie beschreven tussen het aantal zaadcellen in het ejaculaat en de kans op een zwangerschap. Sindsdien is deze relatie een permanent punt van discussie, waarbij naderhand ook de motiliteit en de morfologie van zaadcellen werden betrokken.

Sinds 1980 wordt door de WHO een laboratoriumhandleiding uitgegeven, waarin de procedure van semenonderzoek en de referentiewaarden voor de verschillende semenparameters is vastgelegd. Gezien het feit dat onderzoek van een ejaculaat van de man pijnloos, eenvoudig en goedkoop is, wordt de man tegenwoordig aan het begin van elk fertiliteitsonderzoek onderzocht. Op basis van de bevindingen kan worden gesteld dat ongeveer 7% van alle mannen kampt met vruchtbaarheidsproblemen. Dankzij de ontwikkelingen echter op het gebied van de geassisteerde voortplanting is het mogelijk om ook bij extreem slechte semenkwaliteit de kinderwens veelal nog te vervullen. Zelfs wanneer geen zaadcellen in het ejaculaat aanwezig zijn, is het thans mogelijk zwangerschappen tot stand te brengen door zaadcellen uit de epididymis of testis direct in de eicel te injecteren.

Daarnaast is, door de vooruitgang op het gebied van de cryopreservatie van semen, het relatief eenvoudig om semen op een veilige en verantwoorde wijze in te vriezen en op een later tijdstip voor eigen gebruik of voor derden te ontdooien ten behoeve van het tot stand brengen van een zwangerschap.

1.3.3 Anatomie van de mannelijke geslachtsorganen

Bij de man worden dagelijks miljoenen zaadcellen per testis (zaadbal) aangemaakt. Dit complexe proces van zaadcelproductie in het scrotum van de man wordt spermatogenese genoemd. Het gehele proces – het vormen van een rijpe zaadcel die uiteindelijk bij ejaculatie vrijkomt – duurt ongeveer 70 dagen.

De testes van een volwassen man hebben een volume van ongeveer 20 ml. De testes liggen in het scrotum en hangen net buiten het lichaam (zie figuur 1.15). Dit is noodzakelijk, omdat de optimale temperatuur voor de zaadproductie 2-3 °C lager ligt dan de lichaamstemperatuur van 37 °C. Aan de testes zit een spier die ervoor zorgt dat de testes naar boven getrokken kunnen worden, zoals dat ook gebeurt bij een lage buitentemperatuur. Te koude testes zijn namelijk ook niet gunstig voor de vorming van zaadcellen.

De testis bij de man vervult dezelfde functies als het ovarium (eierstok) bij de vrouw, namelijk de productie van zowel gameten als geslachtshormonen. Beide functies gebeuren gelijktijdig, in verschillende gebieden van de testis. De testis bevat zaadbuisjes (tubuli seminiferi), waarin de spermatogenese plaatsvindt. In het tussenweefsel (interstitieel weefsel) bevinden zich de leydigcellen, die de taak hebben testosteron te produceren.

Direct tegen de testis aan ligt de epididymis (bijbal). De bijbal is een wormvormig orgaan van enkele centimeters lang, met een caput (kop), een corpus (lichaam) en een cauda (staart). In de epididymis vindt de rijping van de zaadcellen plaats, een proces dat in totaal ongeveer zes weken in beslag neemt. Gedurende het transport door de epididymis neemt de beweeglijkheid van de zaadcel

Figuur 1.15 De anatomie van het mannelijk voortplantingsorgaan.

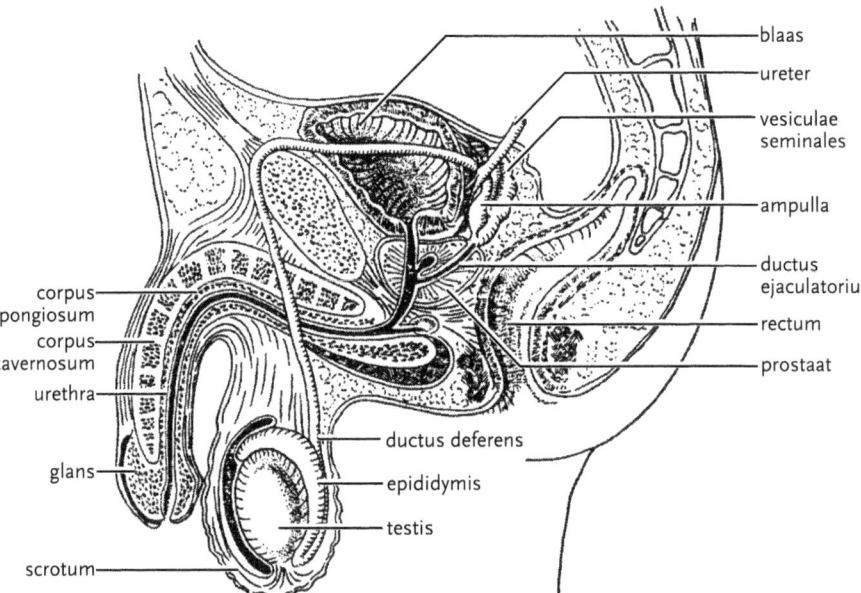

toe en ontwikkelt hij de competentie om een eicel te bevruchten. Nadat het gehele rijpingsproces is voltooid, worden de zaadcellen tijdelijk opgeslagen in het staartgedeelte van de epididymis.

In de testis bevinden zich honderden tubuli seminiferi waarin de zaadcellen worden aangemaakt. Deze tubuli seminiferi hebben een lengte van wel 80 cm per buisje. Al die zaadbuisjes komen in een apart gedeelte van de testis, de zogenoemde rete testis, samen. In de kop van de epididymis zijn nog slechts vijf tot tien tubuli te onderscheiden, die zich vervolgens verenigen tot één buisje. Dit buisje kronkelt door de verdere epididymis en heeft een lengte van ongeveer 6 m. In de cauda van de epididymis gaat dit buisje over in de ductus deferens (zaadleider).
De beide ductus deferentes lopen vanuit het scrotum omhoog richting blaas en hebben een lengte van ongeveer 45 cm. De wand van het ductus deferens bestaat uit drie lagen spieren die door middel van een peristaltische beweging het transport van de zaadcellen mogelijk maken. Onder de blaas komen beide zaadleiders bij elkaar. Hier bevinden zich ook de uitmondingen van de vesiculae seminales (zaadblaasjes). Vervolgens loopt één ductus ejaculatorius (zaadbuis) door de prostaat en mondt uit in de urethra (zie figuur 1.16).
De vesiculae seminales en de prostaat produceren het semenplasma. Een ejaculaat bestaat voor ruim 80% uit semenplasma, waarbij de vesiculae seminales ruim de helft van het volume voor hun rekening nemen. Het secreet uit de vesiculae seminales heeft een hoge viscositeit en zuurgraad (pH), wat het semen de karakteristieke geur en consistentie geeft. De hoge zuurgraad is nodig om de lage zuurgraad in de vagina te neutraliseren – een lage zuurgraad is ongunstig voor zaadcellen. Semenplasma is dus niet alleen nodig om zaadcellen te transporteren, maar heeft ook een bufferfunctie.

Figuur 1.16 Schematische weergave van de weg die zaadcellen afleggen alvorens ze bij een ejaculatie het lichaam verlaten.

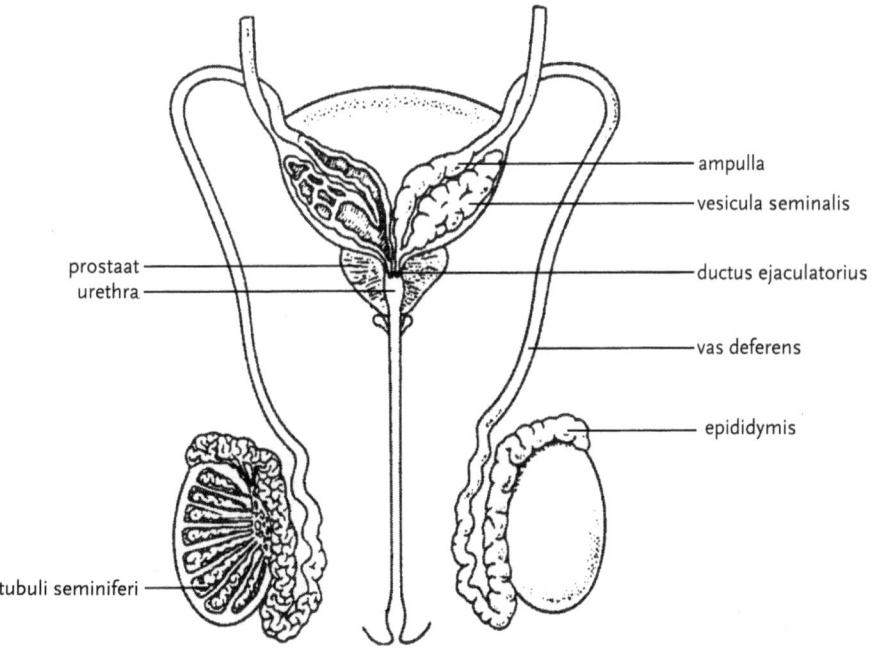

1.3.4 Spermatogenese

Al vroeg tijdens de embryonale ontwikkeling migreren oerkiemcellen, de zogenoemde primordiale geslachtscellen, naar het gebied waar de testes zullen worden aangelegd. Deze cellen komen terecht in de tubuli seminiferi van de zich ontwikkelende testes. Door celdelingen (mitose) ontstaan uit deze primordiale geslachtscellen de spermatogonia, onrijpe geslachtscellen. Deze blijven inactief tot aan de puberteit.

De spermatogonia liggen aan de buitenste rand van de tubuli seminiferi en hebben een nauwe relatie met steuncellen, de sertolicellen. Deze sertolicellen liggen tegen de basale membraan van de tubuli seminiferi aan en zijn onderling stevig verbonden via zogenoemde tight junctions. Het geheel van basale membraan en sertolicellen vormt de immunologische bloed-testisbarrière (zie figuur 1.17).

De spermatogonia blijven zich vanaf het begin van de puberteit delen (door middel van mitose), waarmee continu vernieuwing is gewaarborgd. Uiteindelijk zullen alle diploïde spermatogonia een keer stoppen met deze mitotische celdelingen en zullen ze differentiëren in primaire spermatocyten. Een primaire spermatocyt ondergaat vervolgens een reductiedeling, de eerste meiotische deling, waardoor telkens twee secundaire spermatocyten ontstaan. Na voltooiing van de tweede meiotische deling ontstaan uiteindelijk vier haploïde spermatiden. Door een morfologische differentiatie ontstaan uit de spermatiden rijpe zaadcellen (spermatozoa) (zie figuur 1.18).

Naast de productie van zaadcellen worden in de testes ook geslachtshormonen geproduceerd. Terwijl de spermatogenese zich afspeelt in de tubuli seminiferi, worden in het tussenliggende gedeelte voornamelijk geslachtshormonen, de testiculaire androgenen, geproduceerd. De belangrijkste cellen in het extratubulaire compartiment zijn de leydigcellen, die verantwoordelijk zijn voor de productie van testosteron. Testosteron wordt continu aangemaakt en aan de bloedbaan afgegeven. Dit hormoon is niet alleen noodzakelijk voor de spermatogenese, maar is ook verantwoordelijk voor de ontwikkeling en het behoud van de secundaire

Figuur 1.17 Schematische doorsnede van een tubulus seminiferus.

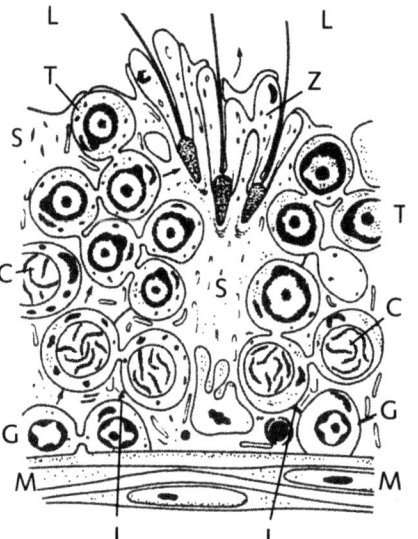

M = basale membraan
S = sertolicel
G = spermatogonia
C = spermatocyt
T en Z = vroege en late spermatiden
J = tight junctions
L = lumen

Figuur 1.18 Schematische weergave van de vorming van spermatozoa (spermatogenese).

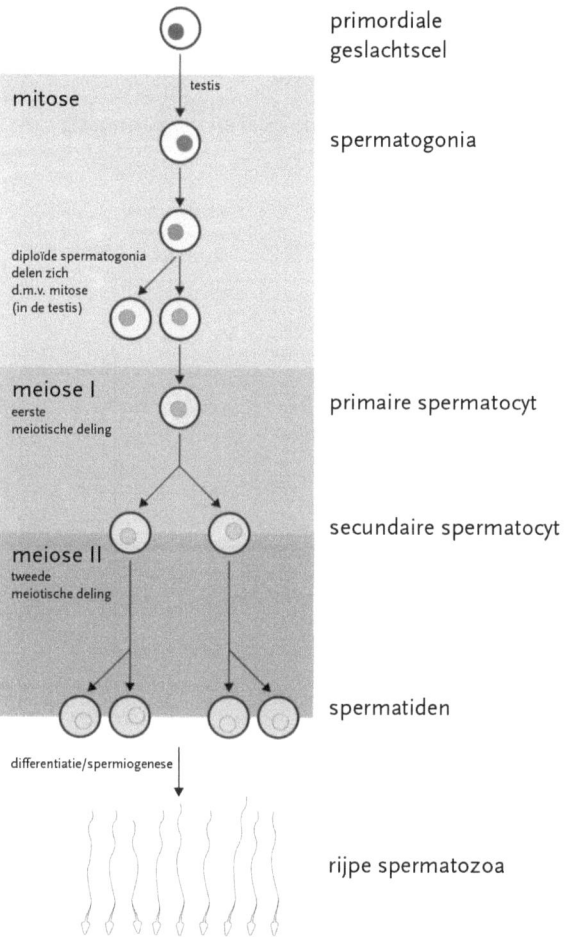

geslachtskenmerken van de man vanaf het begin van de puberteit. Zowel seksueel gedrag als agressief gedrag is afhankelijk van de hoeveelheid testosteron.

Testosteron en spermatozoa worden door de testes geproduceerd onder invloed van hormonen, die in de hersenen en in de hypofyse worden gemaakt. De hormonen LH (luteïniserend hormoon) en FSH (follikelstimulerend hormoon) komen via de bloedbaan bij de testes terecht.

LH speelt een stimulerende invloed op de productie van testosteron door de leydigcellen. Dit hormoon zorgt voor een hoge testosteronspiegel in de testes, noodzakelijk voor de mitotische delingen van de spermatogonia en voor de spermatogenese. De LH-afgifte wordt gereguleerd door een feedbackmechanisme van testosteron.

Het FSH is noodzakelijk voor de vorming van zaadcellen en heeft een directe invloed op de sertolicellen. De FSH-secretie wordt met name bepaald door een feedbackmechanisme van inhibine-B, een hormoon dat door de sertolicellen wordt geproduceerd. Aldus wordt zowel de secretie van LH als van FSH gereguleerd door hormonen die in de testes worden aangemaakt. Stoornissen in de feedbackmechanismen kunnen ernstige gevolgen hebben voor de spermatogenese en dientengevolge voor de fertiliteit van de man.

1.4 Atlas anatomie en embryologie

1.4.1 Embryonale ontwikkeling

Figuur 1.19 Ontwikkeling van de eicel en de spermacel.

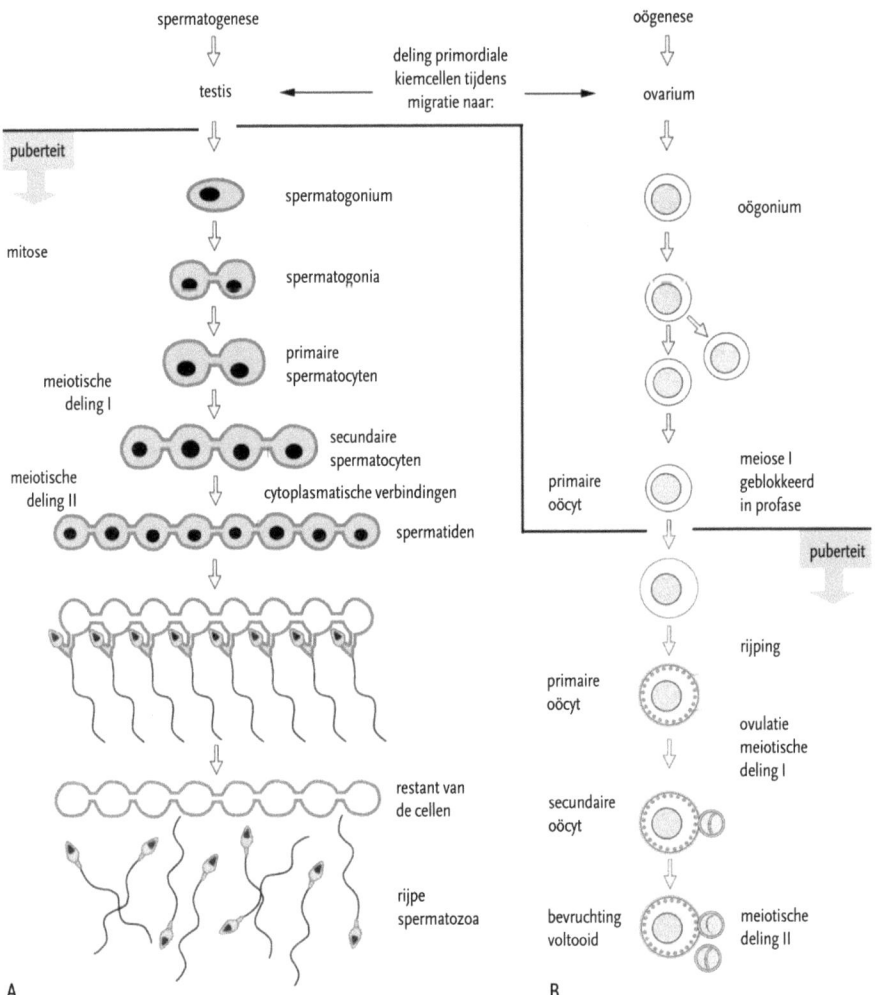

Figuur 1.20   Ontwikkeling van follikel tot luteale fase.

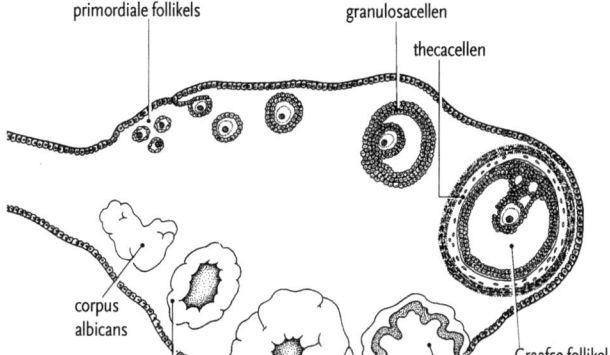

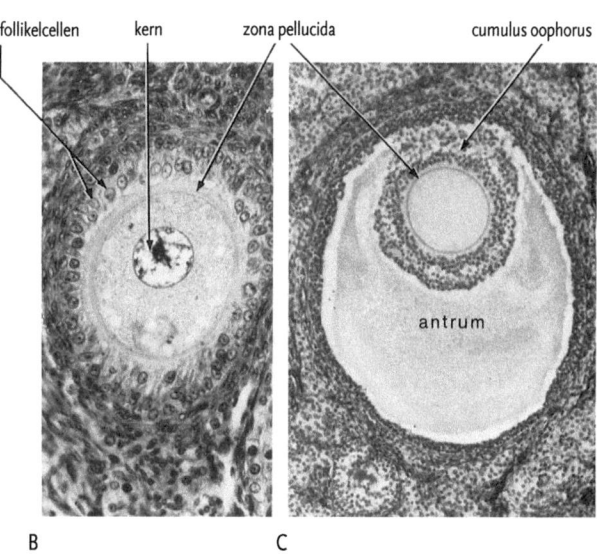

Figuur 1.21   De ovulatie.

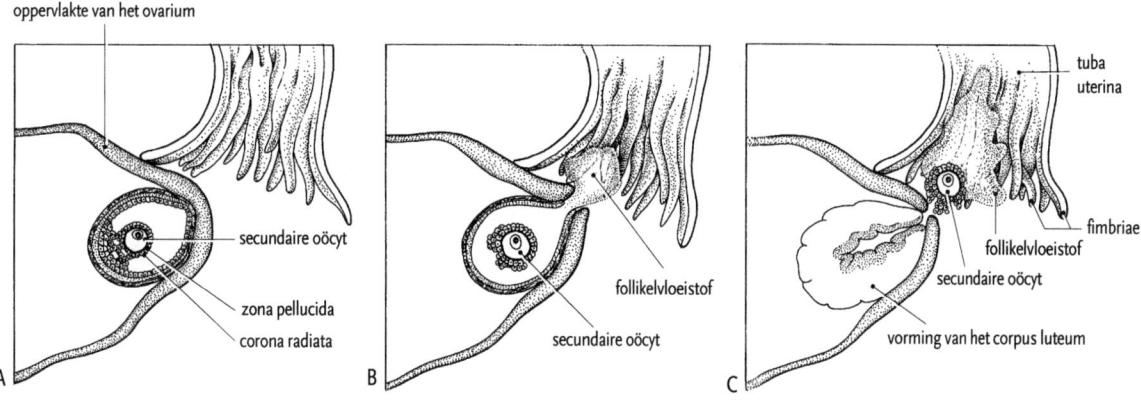

Figuur 1.22   Van follikel tot eerste week zygote.

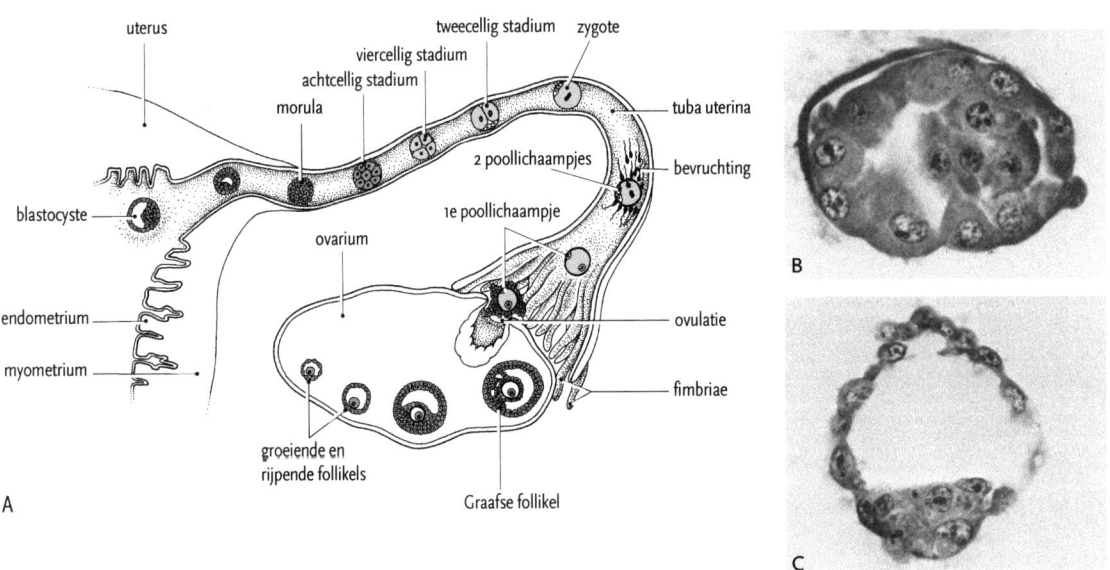

Figuur 1.23   Ontwikkeling van zygote en placenta.

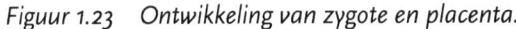

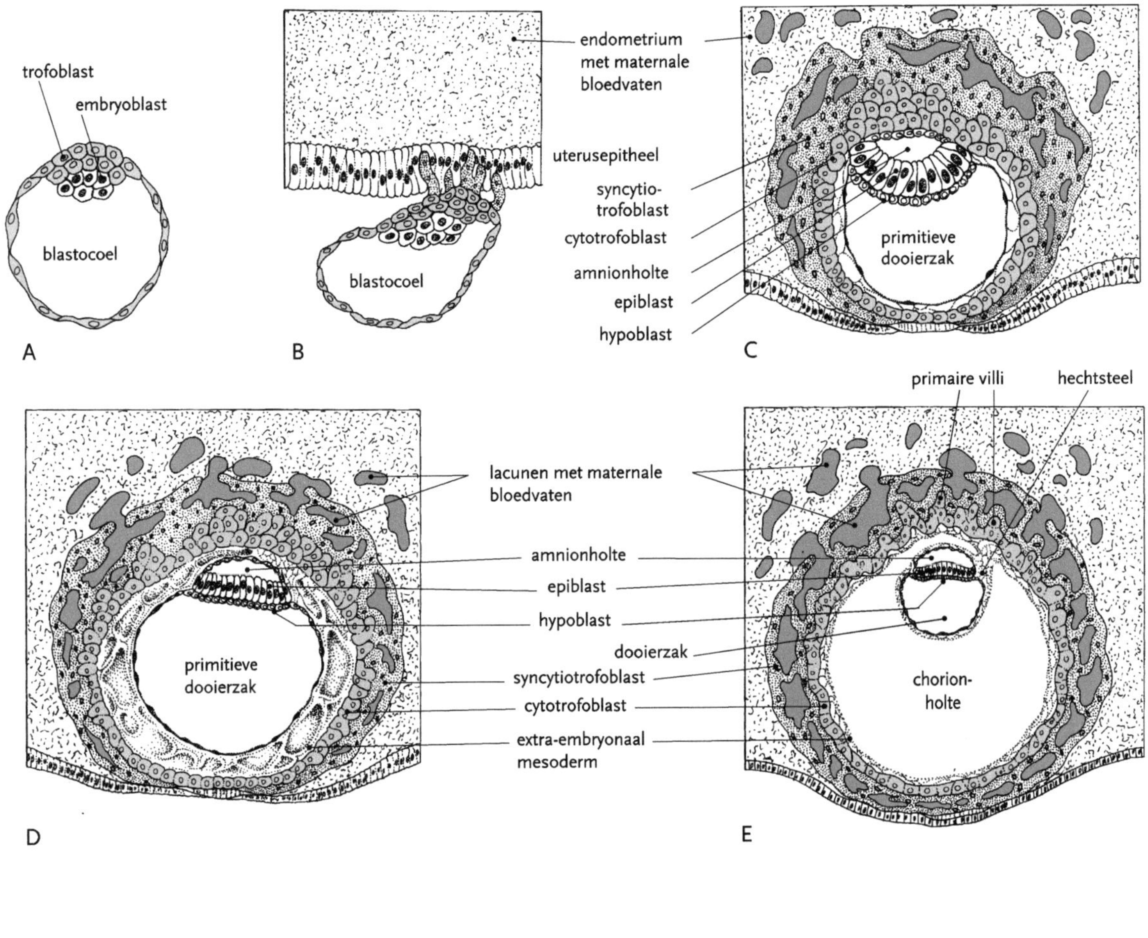

Figuur 1.24 Ontwikkeling van het embryo van 24 dagen tot ongeveer 56 dagen na de bevruchting.
De nummers bij de afbeeldingen corresponderen met de carnegiestadia.

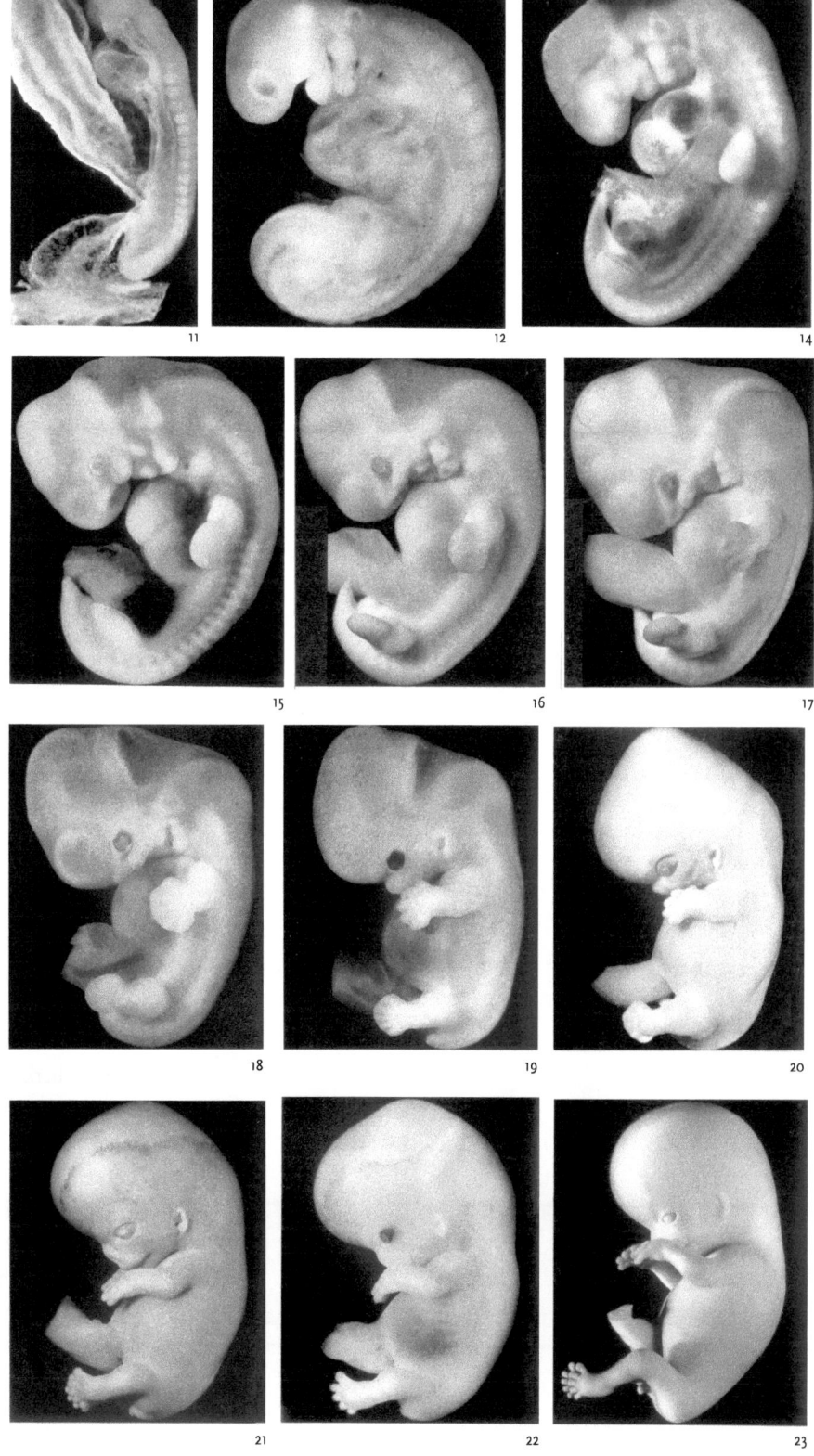

Figuur 1.25   Ontwikkelingsstadia van het embryo.

week	carnegie-stadium	aantal somieten	lengte in mm	leeftijd in dagen	(uitwendige) kenmerken
1	1	-	0,1-0,15	1	bevruchting
	2	-	0,1-0,2	2-3	eerste klievingsdelingen (van 2 naar 16 cellen)
	3	-	0,1-0,2	4-5	blastocyste
	4	-	0,1-0,2	6	begin implantatie blastocyste
2	6	-	0,2	17	ontwikkeling chorionvlokken en primitiefstreep
3	7		0,4	19	begin gastrulatie, ontwikkeling chorda dorsalis
	8	-	1,0-1,5	23	ontwikkeling neurale plaat en groeve
	9	1-3	1,5-2,5	25	eerste somieten, primitieve hartbuis
4	10	4-12	2-3,5	28	begin sluiting neurale groeve, twee kieuwbogen
	11	13-20	2,5-4,5	29	neuroporus cranialis sluit, oogblaasjes
	12	21-29	3-5	30	neuroporus caudalis sluit, drie kieuwbogen, armknoppen
	13	30+	4-6	32	vier extremiteitsknoppen, oorblaasjes en lensplacode verschijnen
5	14	-	5-7	33	lensplacode invagineert, secundaire hersenblaasjes
	15	-	7-9	36	reukplacode, handplaat
6	16	-	8-11	39	reukgroeve, voetplaat, pigment verschijnt in retina
	17	-	11-14	41	hoofd relatief groter, romp rechter, vingerstralen
7	18	-	13-17	44	elleboog herkenbaar, teenstralen, oogleden, neus en tepels verschijnen
	19	-	16-18	46	romp wordt langer en rechter
8	20	-	18-22	49	bovenste extremiteit wordt langer en buigt in elleboog
	21	-	22-24	51	vingers langer, handen bereiken elkaar, evenals voeten
	22	-	23-28	53	oogleden en oren meer ontwikkeld
	23	-	27-31	56	hoofd ronder, extremiteiten langer en verder ontwikkeld

Figuur 1.26 De vorming en sluiting van de neurale buis.
A Dorsale aanzichten van humane embryonen van resp. de stadia 8, 9, 10 (7 somieten) en 10 (10 somieten). De horizontale lijn geeft het niveau aan van de dwarsdoorsneden in B.

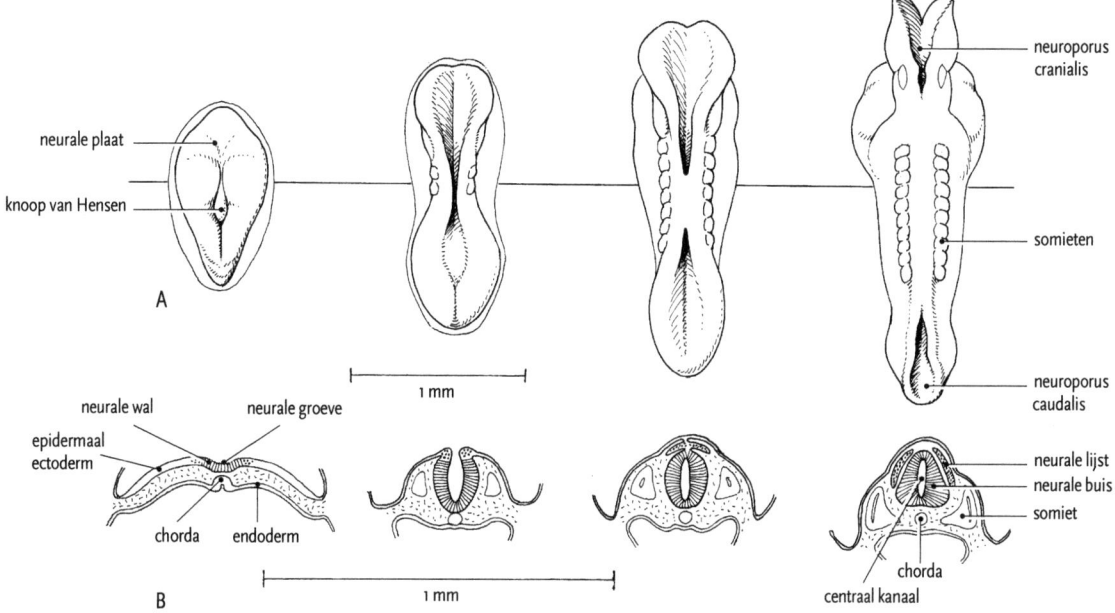

Figuur 1.27 Dwarsdoorsnede van een embryo in de periode van 26 dagen na de bevruchting.

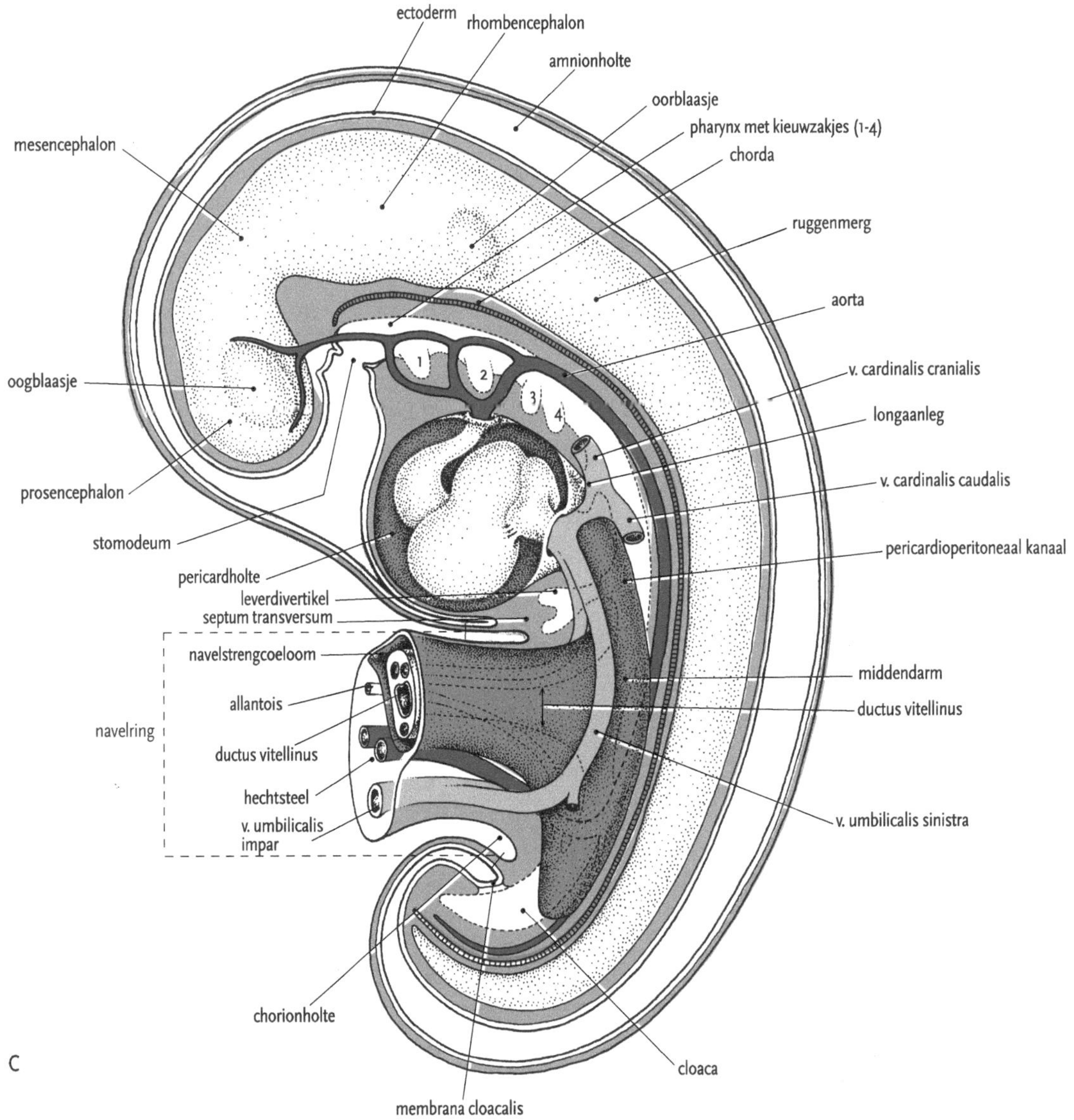

Figuur 1.28   Ontwikkeling van de placenta.

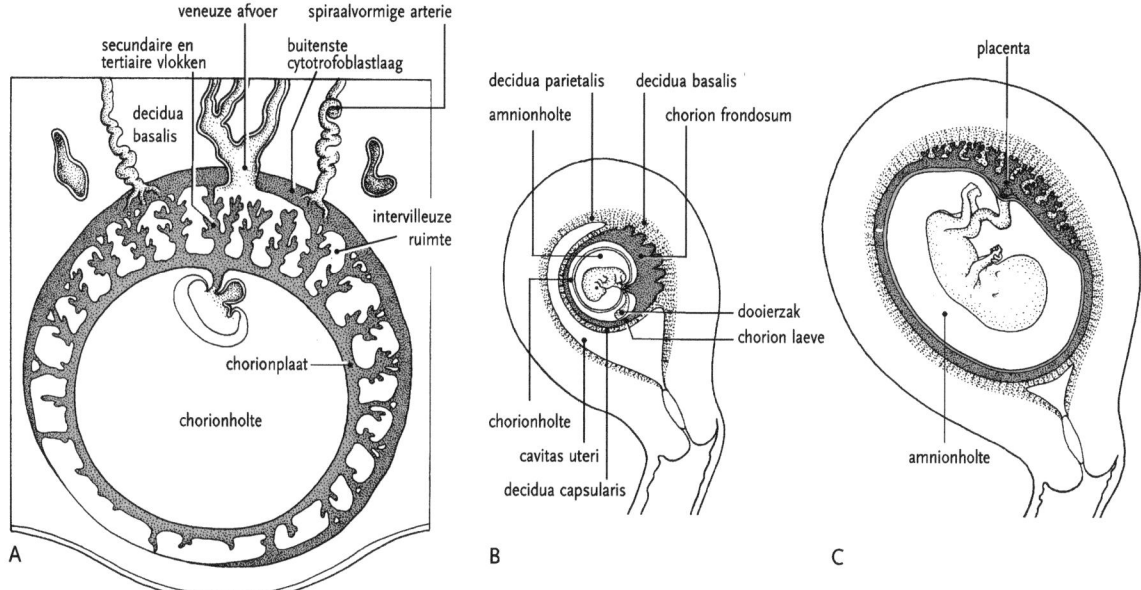

Figuur 1.29   Placenta in de tweede helft van de zwangerschap.

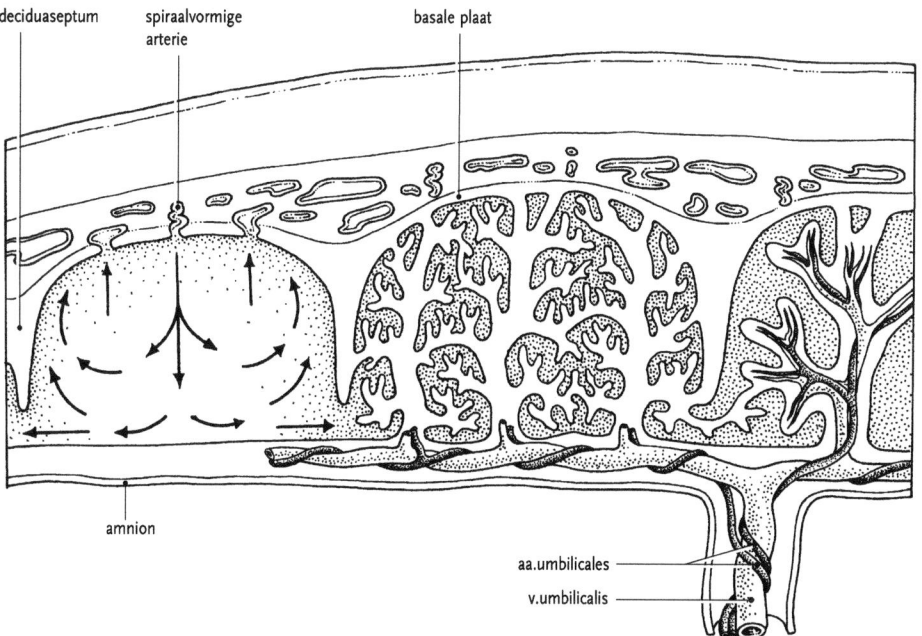

Figuur 1.30   Overzicht van kritische periode bij de embryonale ontwikkeling.

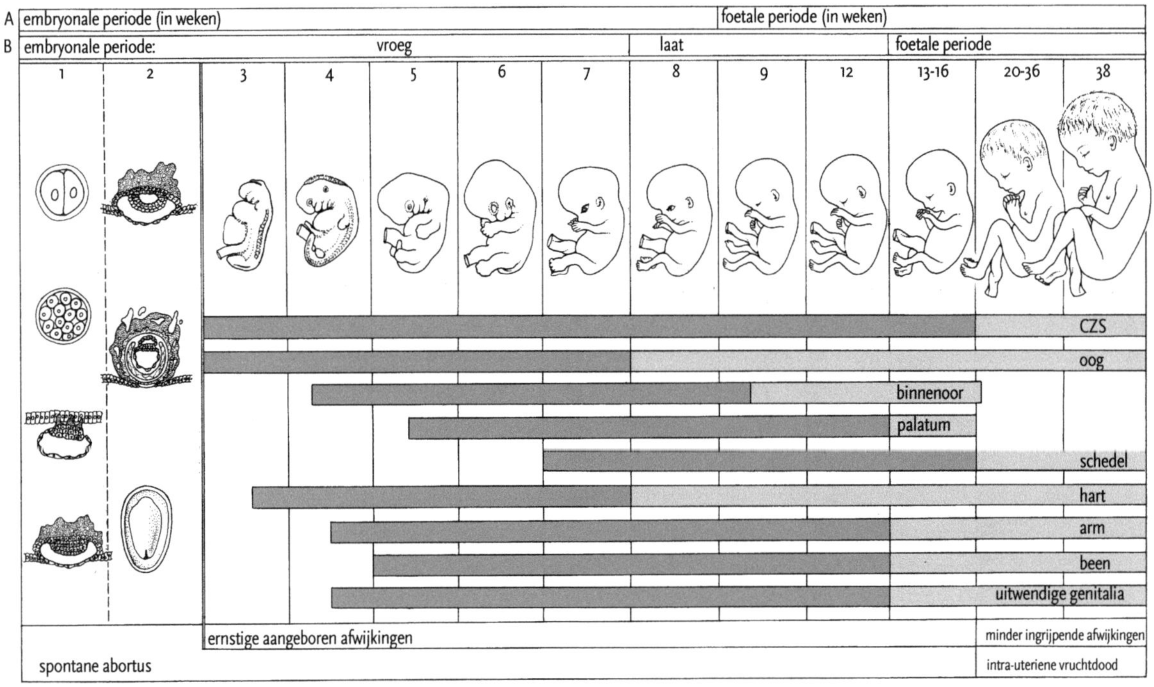

Figuur 1.31 Ontwikkeling van de gangen van Wolff en de gangen van Müller bij het vrouwelijke embryo.

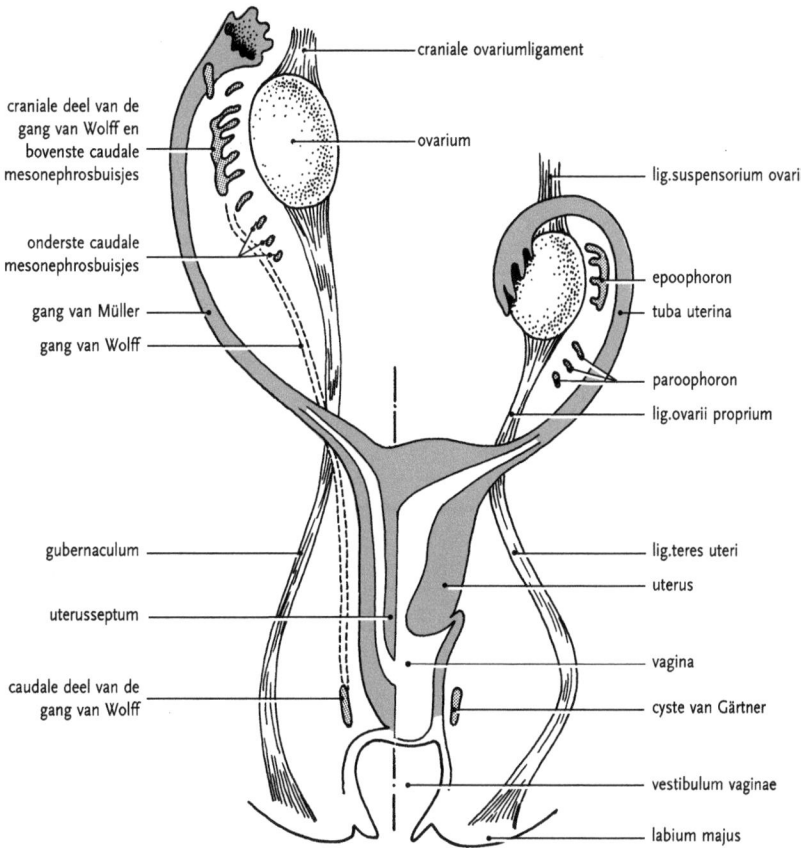

Figuur 1.32 De fusie van de gangen van Müller tot de uterus en de vagina tussen A de achtste week en F de twaalfde week.

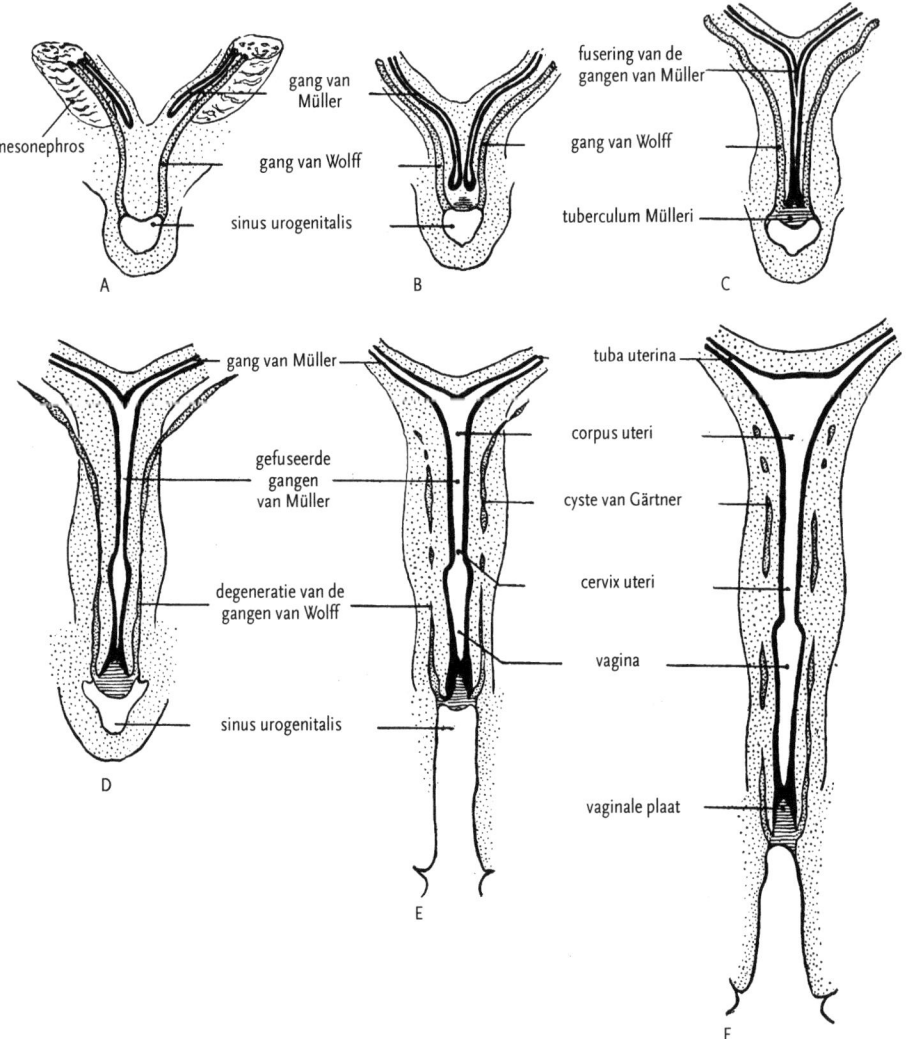

Figuur 1.33 Ontwikkeling van de uitwendige geslachtsorganen.
Bovenste rij: de indifferente fase in A de 4e week en B de 7e week. Middelste rij: bij het mannelijke embryo groeit C de phallus verder uit naar voren, D wordt de pars spongiosa van de urethra grotendeels gevormd door fusie van de urethrale plooien en E voor een klein deel door ingroeiing van een ectodermale epitheelplaat, en F vormen de twee genitale wallen samen het scrotum. Onderste rij: bij het vrouwelijke embryo vormt G de phallus de clitoris, H ontwikkelen de uretrale plooien zich tot de labia minora en worden de genitale wallen de labia majora.

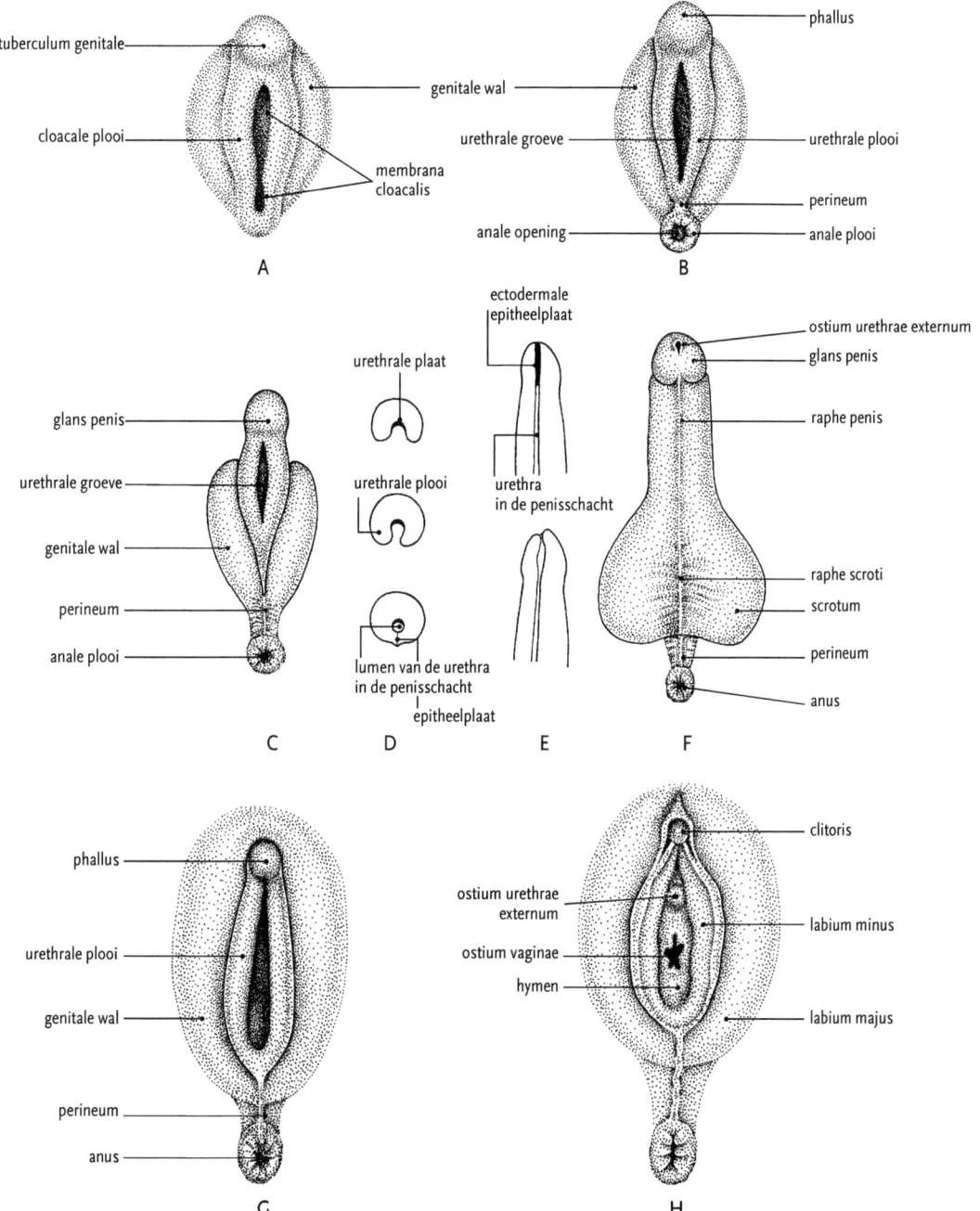

1.4.2 Het bekken

Figuur 1.34 Röntgenfoto van het vrouwelijke bekken.
1 os ilium; 4 sacro-iliacaal gewricht; 5 os sacrum; 6 os ischii; 8 spina ischiadica; 9 foramen obturatum; 10 os pubis; 11 symphysis pubica; 13 arcus pubis; 15 trochanter major; 16 trochanter minor.

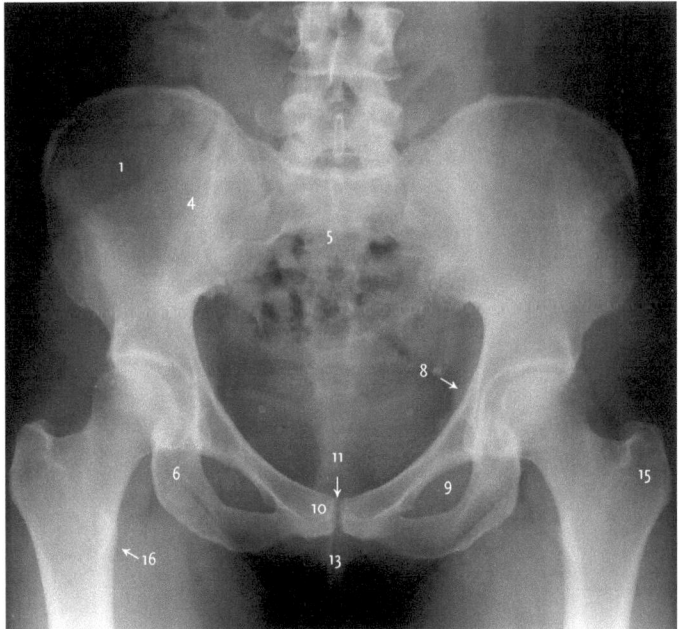

Figuur 1.35 Inwendige en uitwendige geslachtsorganen van de vrouw.
Rechts in de tekening zijn het ovarium, de tuba, de uterus en de vagina in de lengterichting doorgesneden.

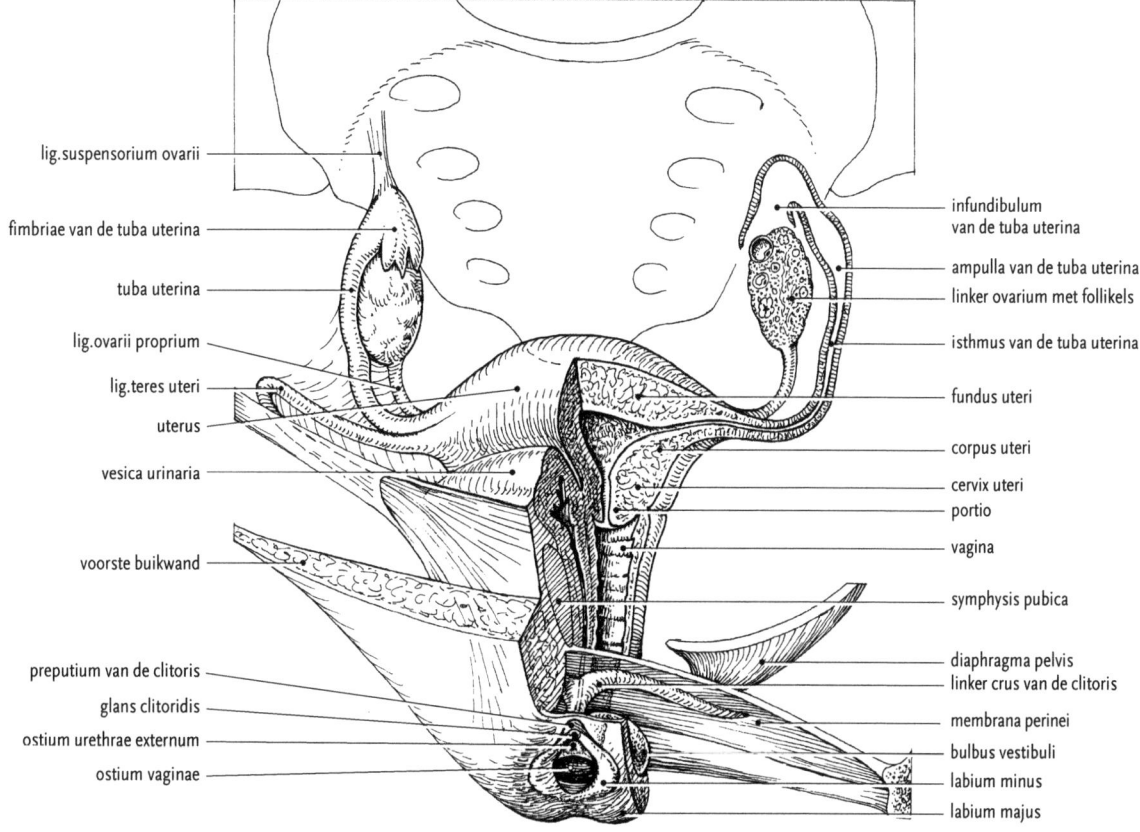

Figuur 1.36 Mediane en B en C twee frontale doorsneden door het vrouwelijke bekken. De plaats van de frontale doorsneden is in A aangegeven.

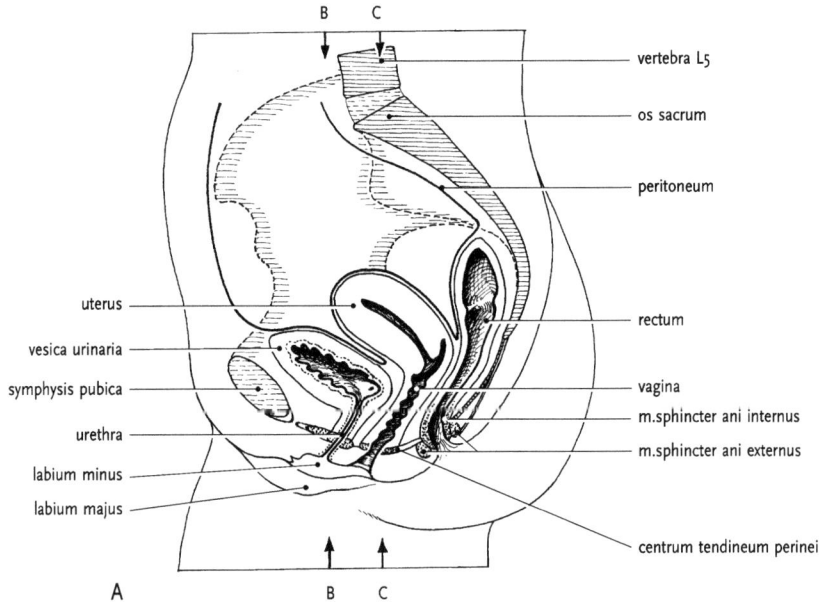

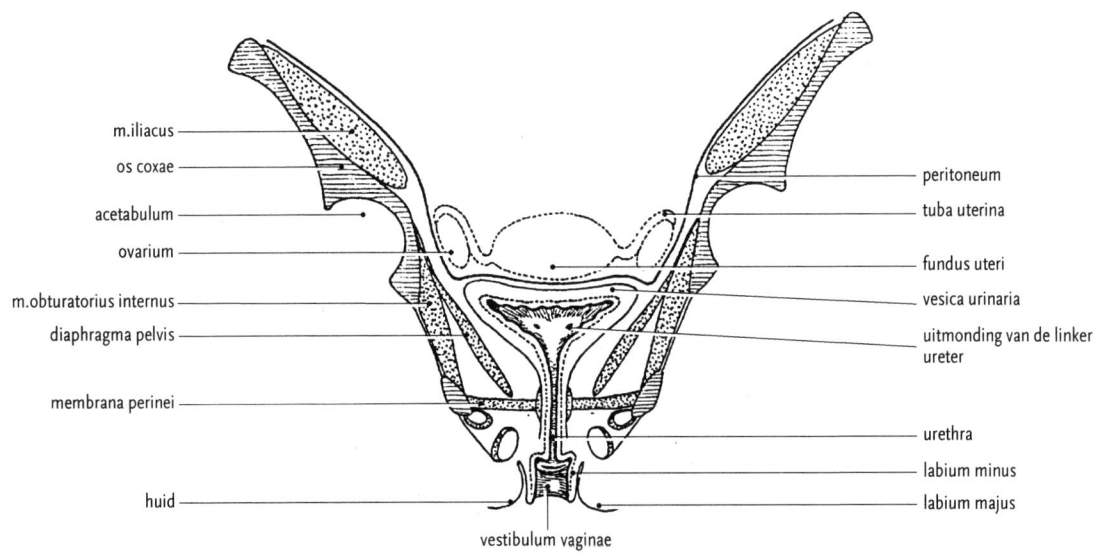

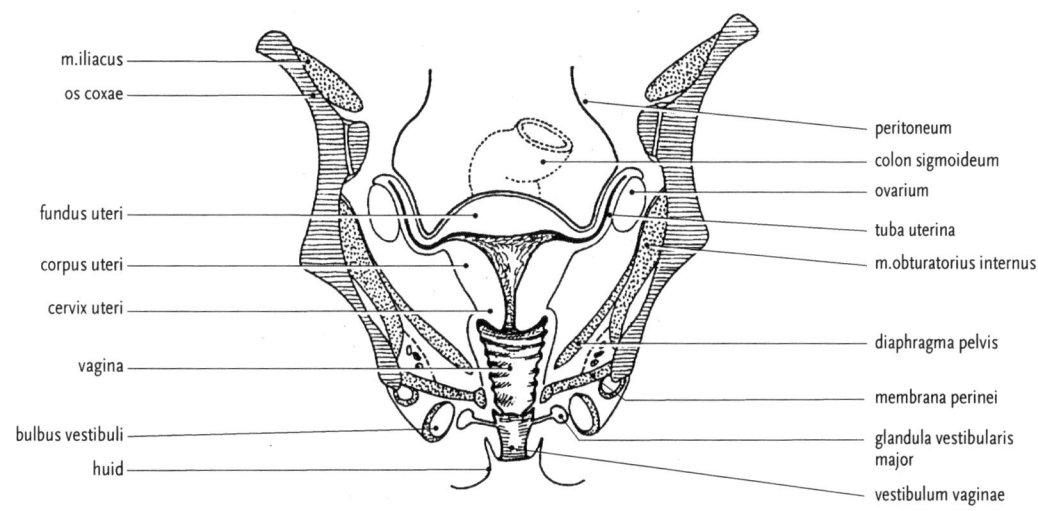

c

Figuur 1.37 Onderaanzicht van de uitwendige genitalia en de benige begrenzing van de regio perinealis van een vrouw.
De onderbroken lijnen zijn de grenzen van de regio urogenitalis (bovenste driehoek) en de regio analis (onderste driehoek).

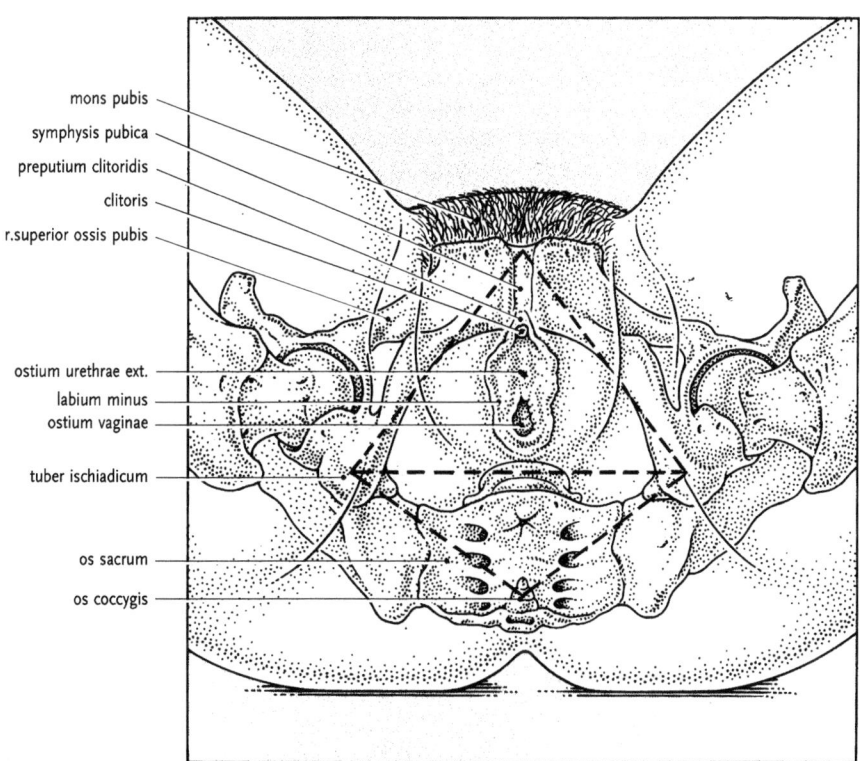

Figuur 1.38 Bloedvoorziening van de vrouwelijke inwendige geslachtsorganen.
Ventraal aanzicht. 1 aorta; 2 a.ovarica; 3 ureter; 4 r.uretericus; 5 a.iliaca externa; 6 a.iliaca interna; 7 a.glutea superior; 8 a.umbilicalis; 9 a.uterina; 10 a.epigastrica inferior; 11 ovarium; 12 uterus; 13 tuba uterina; 14 lig.teres uteri; 15 lig. umbilicale mediale; 16 vesica urinaria; 17 aa.vesicales superiores; 18 m.psoas major; 19 m.iliacus; 20 r.ovaricus; 21 r.tubarius; 22 a.rectalis media; 23 a.pudenda interna; 24 a.vaginalis; 25 rr.vaginales; 26 m.obturatorius internus; 27 a.rectalis inferior; 28 a.dorsalis clitoridis; 29 rr.labiales posteriores; 30 a.perinea.

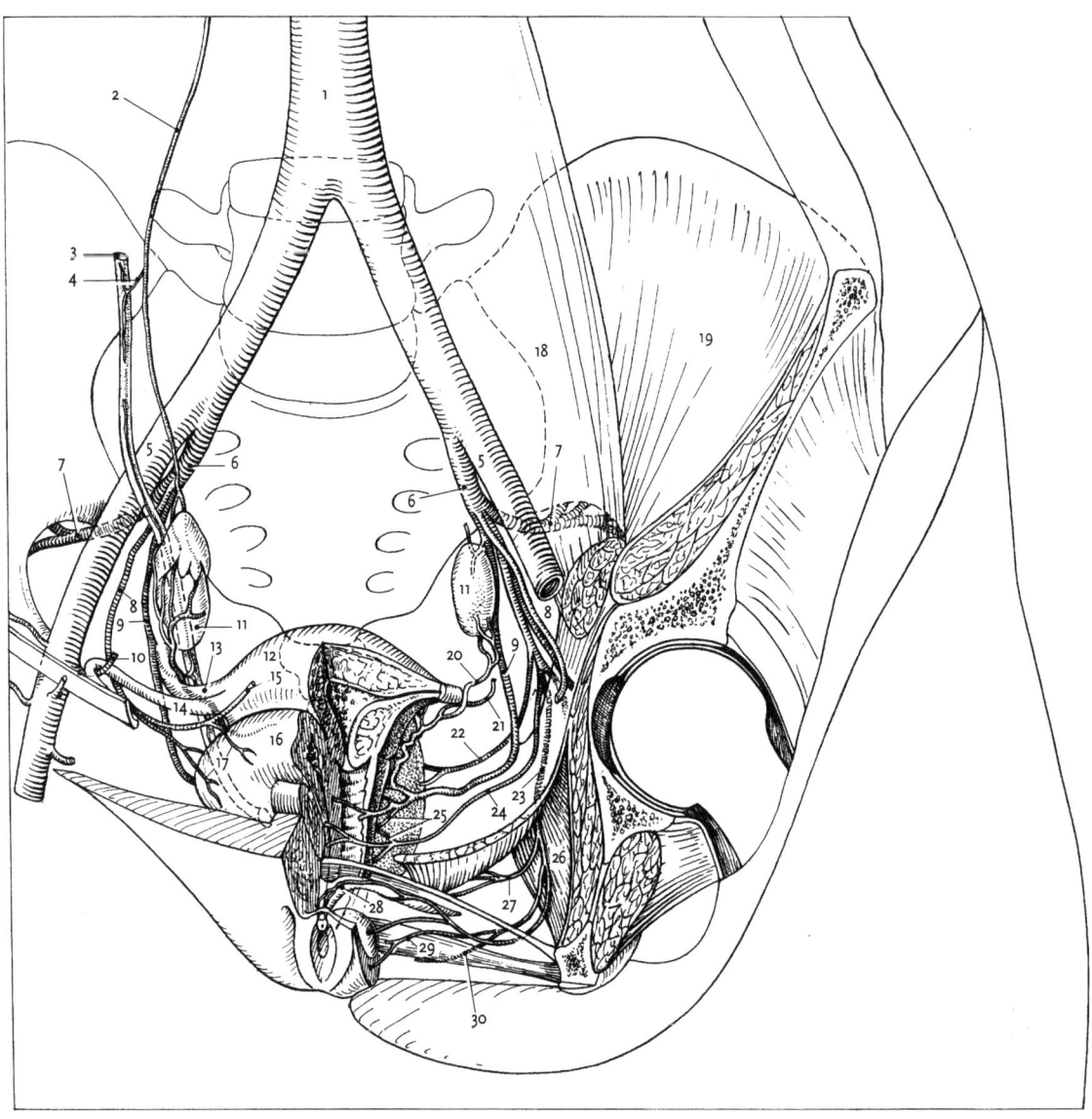

Figuur 1.39 Slagaderen en zenuwen van de regio perinealis bij de vrouw.

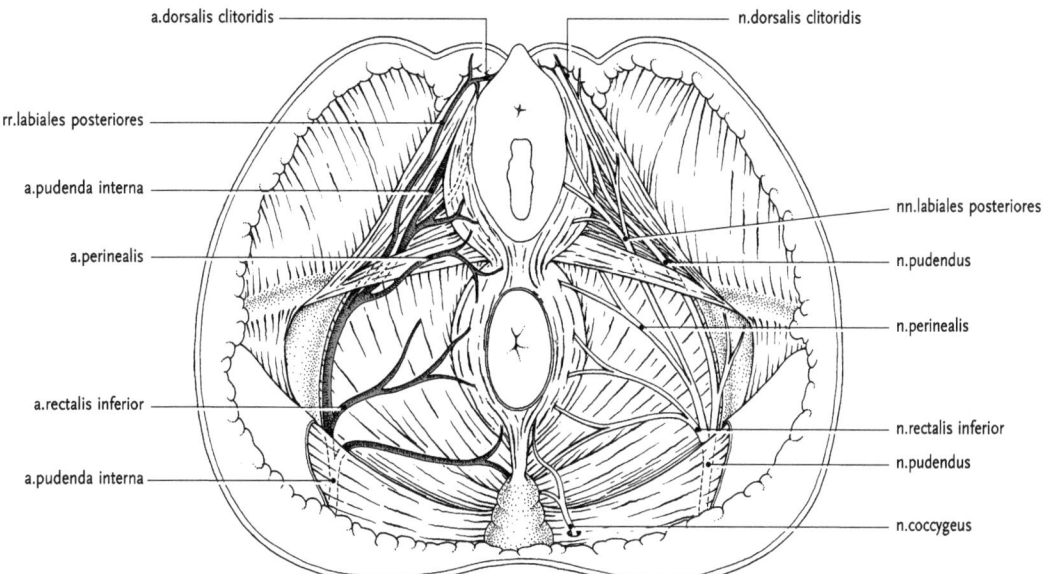

Figuur 1.40 Innervatie van de blaas en urethra bij de vrouw.
1 longitudinale gladde spierlaag van de urethra; 2 circulaire dwarsgestreepte spierlaag van de urethra; 3 peri-urethraal dwarsgestreept spierweefsel van het diaphragma pelvis; 4 ganglia van de plexus vesicalis.

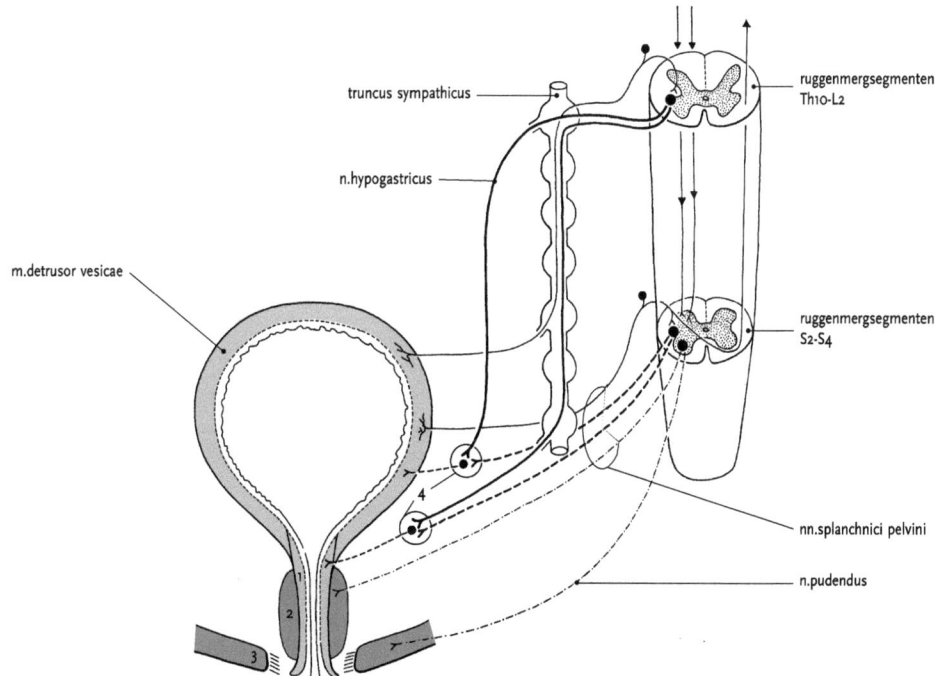

Figuur 1.41 Lymfedrainage van de bekkenorganen bij de vrouw.
1 n.l.inguinales superficiales en profundi; 2 n.l.iliaci externi; 3 n.l.iliaci interni; 4 n.l.iliaci communes; 5 n.l.sacrales; 6 n.l. mesenterici inferiores; 7 n.l.lumbales.

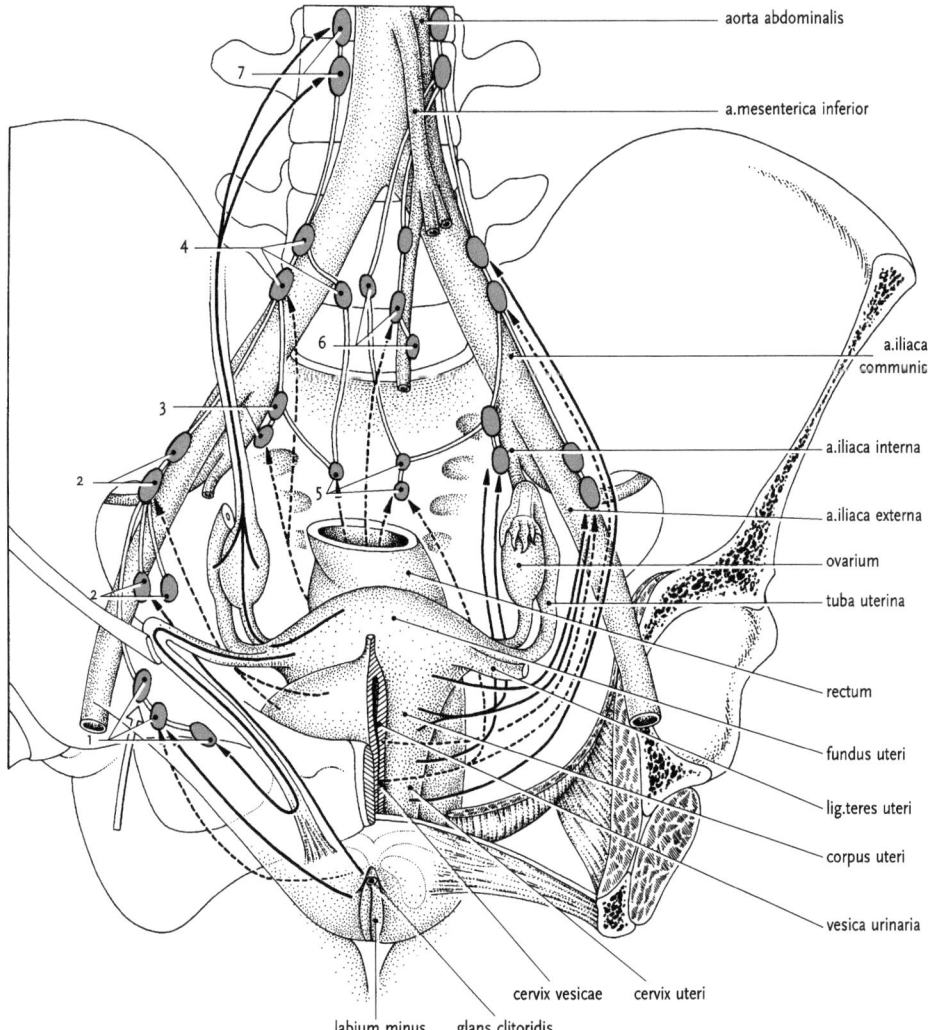

Tabel 1.2 Lymfedrainage van de bekkenorganen.

Ovarium (langs a. ovarica)		n.l. lumbales
Tuba uterina		n.l. lumbales
Uterus		
I.	bovenste deel corpus	n.l. lumbales
II.	onderste deel corpus	n.l. iliaci externi
III.	cervix	n.l. iliaci externi/interni, -sacrales
IV.	th.v. tuba uterina	n.l. inguinales superficiales
Vagina		
V.	bovenste deel (langs a. uterina)	n.l. iliaci externi/interni
VI.	middelste deel (langs a. vaginalis)	n.l. iliaci interni
VII.	onderste deel	n.l. iliaci communes, -sacrales
VIII.	deel onder hymen, vulva en	
IX.	huid perineum	n.l. inguinales superficiales
Testis en epididymis		n.l. lumbales
Vesicula seminalis		n.l. iliaci externi/interni
Ductus deferens		n.l. iliaci externi
Prostaat		n.l. iliaci interni (externi, -sacrales)
Scrotum		n.l. inguinales superficiales
Penis (clitoris)		
X.	huid, preputium	n.l. inguinales superficiales
XI.	glans	n.l. inguinales profundi, -iliaci externi
Ureter (onderste deel)		n.l. iliaci externi of interni
Blaas		
XII.	bovenste en inferolaterale delen	n.l. iliaci externi
XIII.	basis	n.l. iliaci externi (interni)
XIV.	hals	n.l. iliaci communes, -sacrales
Urethra		
XV.	feminina	n.l. iliaci interni (externi)
XVI.	masculina	
• pars prostatica/membranacea		n.l. iliaci interni (externi)
• pars spongiosa		n.l. inguinales profundi (-iliaci externi)
Rectum		
XVII.	bovenste deel	n.l. mesenterici inferiores
XVIII.	onderste deel	n.l. sacrales, iliaci interni/communes
Canalis analis		
XIX.	boven linea pectinata	n.l. iliaci externi/interni
XX.	onder linea pectinata	n.l. mesenterici inferiores

1.4.3 De mammae

Figuur 1.42 Schematische tekening van de mamma.

1 huid en subcutis
2 tepel met afvoergangen
3 melkgang
4 melkklierkwabje
5 borstspier
6 rib (thorax)
7 longweefsel

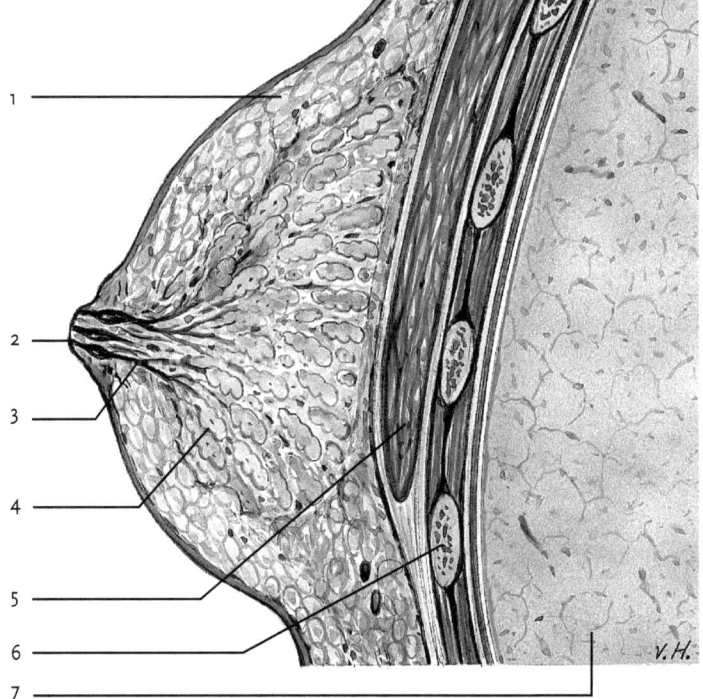

Figuur 1.43 Lymfeafvoer van de mamma.
De n.l.axillares laterales en de n.l.deltoideopectorales liggen langs de a.axillaris resp. het proximale deel van de v.cephalica en zijn ingeschakeld in de lymfeafvoer van de arm.

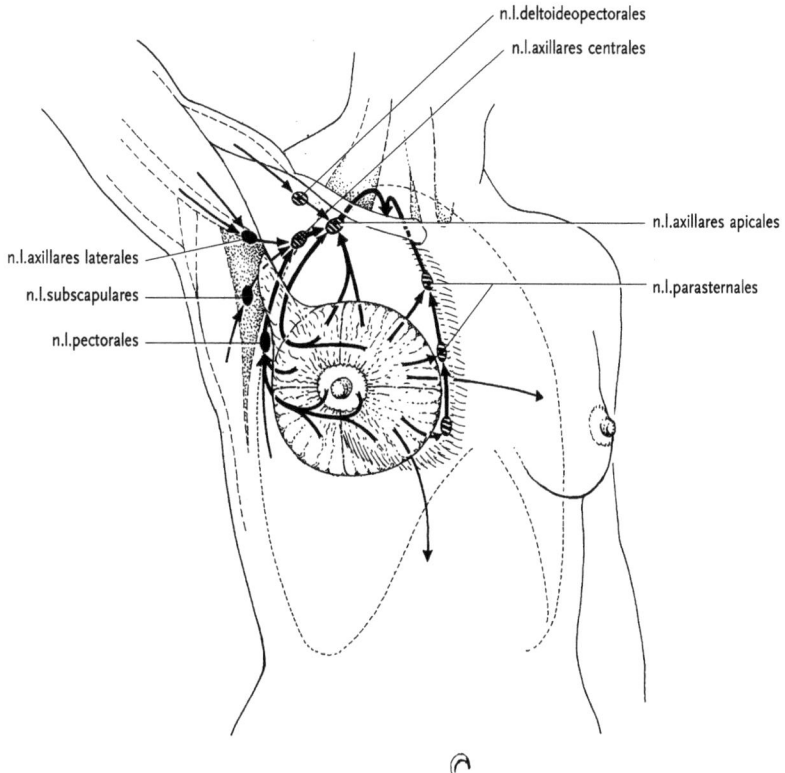

1.4.4 Het mannelijke bekken

Figuur 1.44 Mediane doorsnede van het mannelijke bekken.

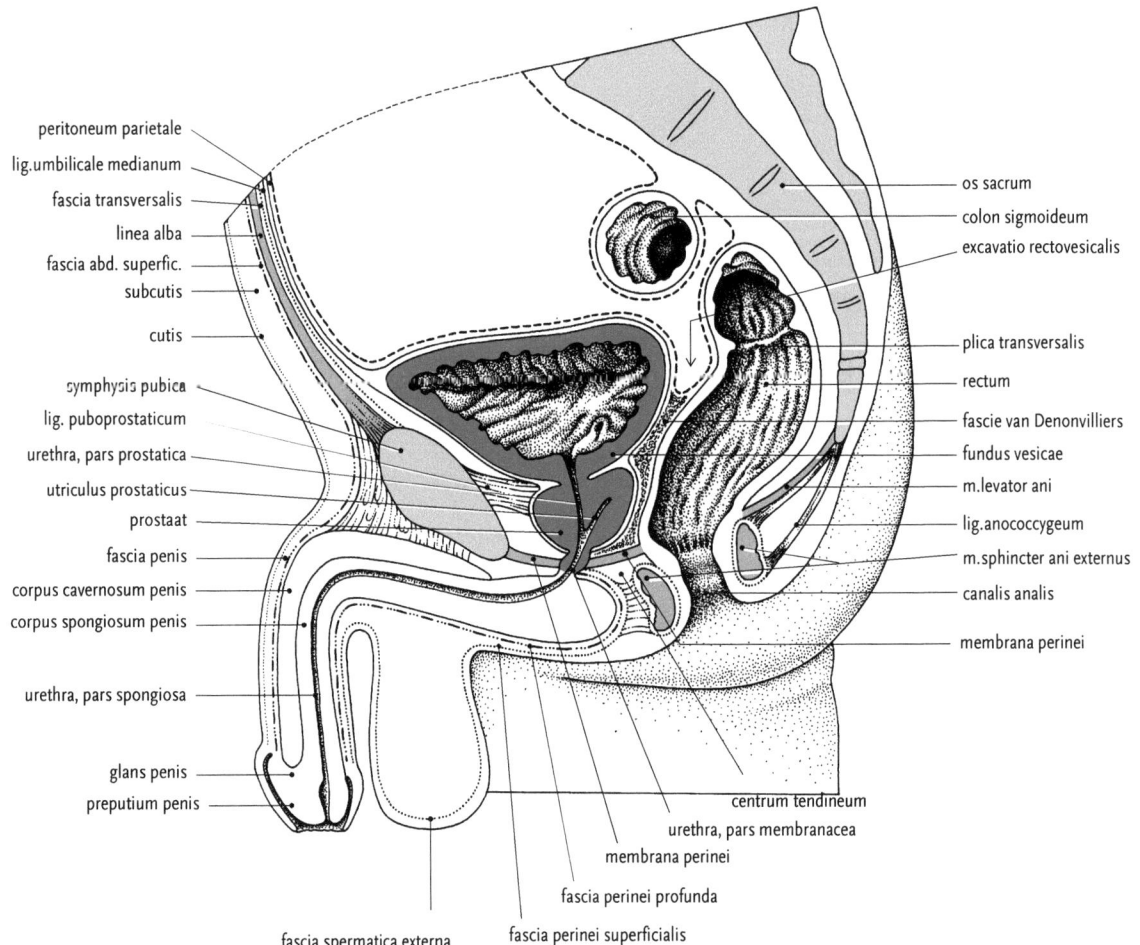

1.4.5 De circulatie

Figuur 1.45   De foetale circulatie.
De mate van zwartheid van de bloedvaten en het hart geeft de zuurstofverzadiging van het bloed aan.

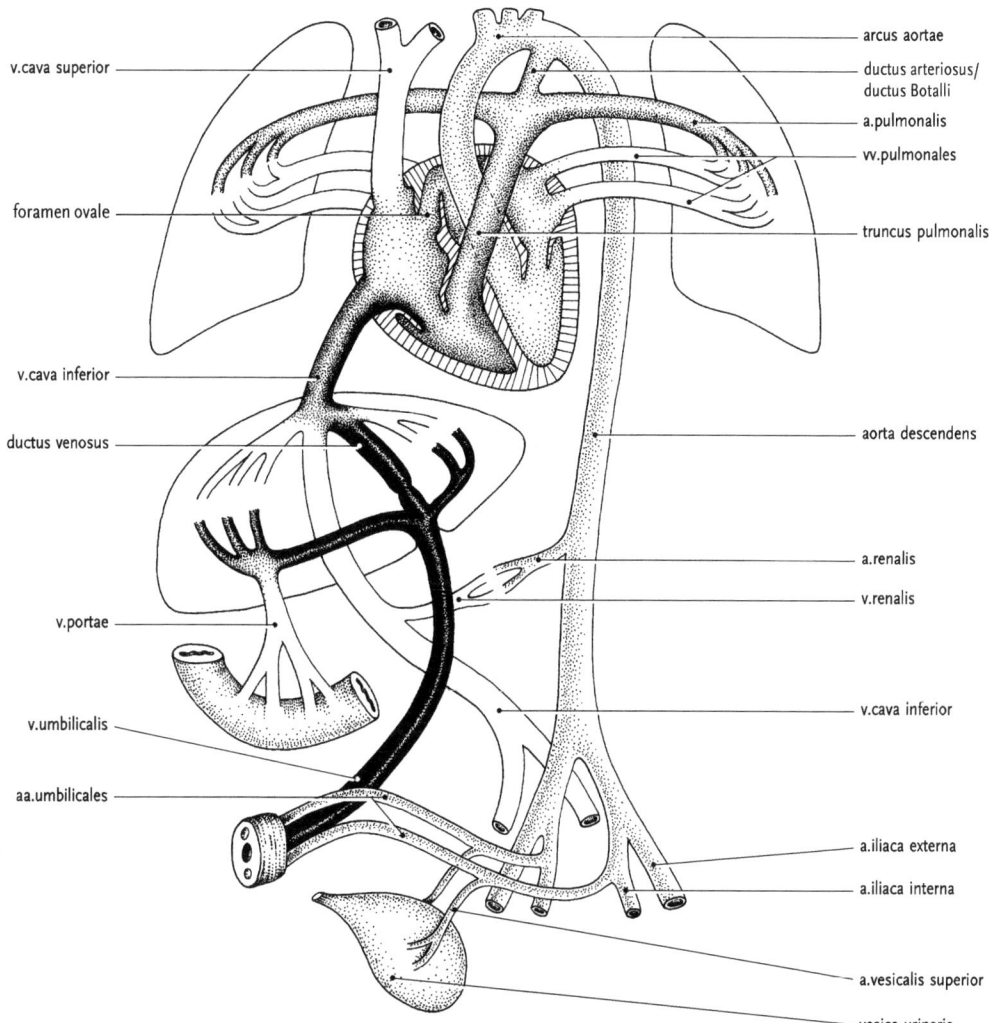

Figuur 1.46   De volwassen circulatie.
De mate van zwartheid van de bloedvaten en het hart geeft de zuurstofverzadiging van het bloed aan.

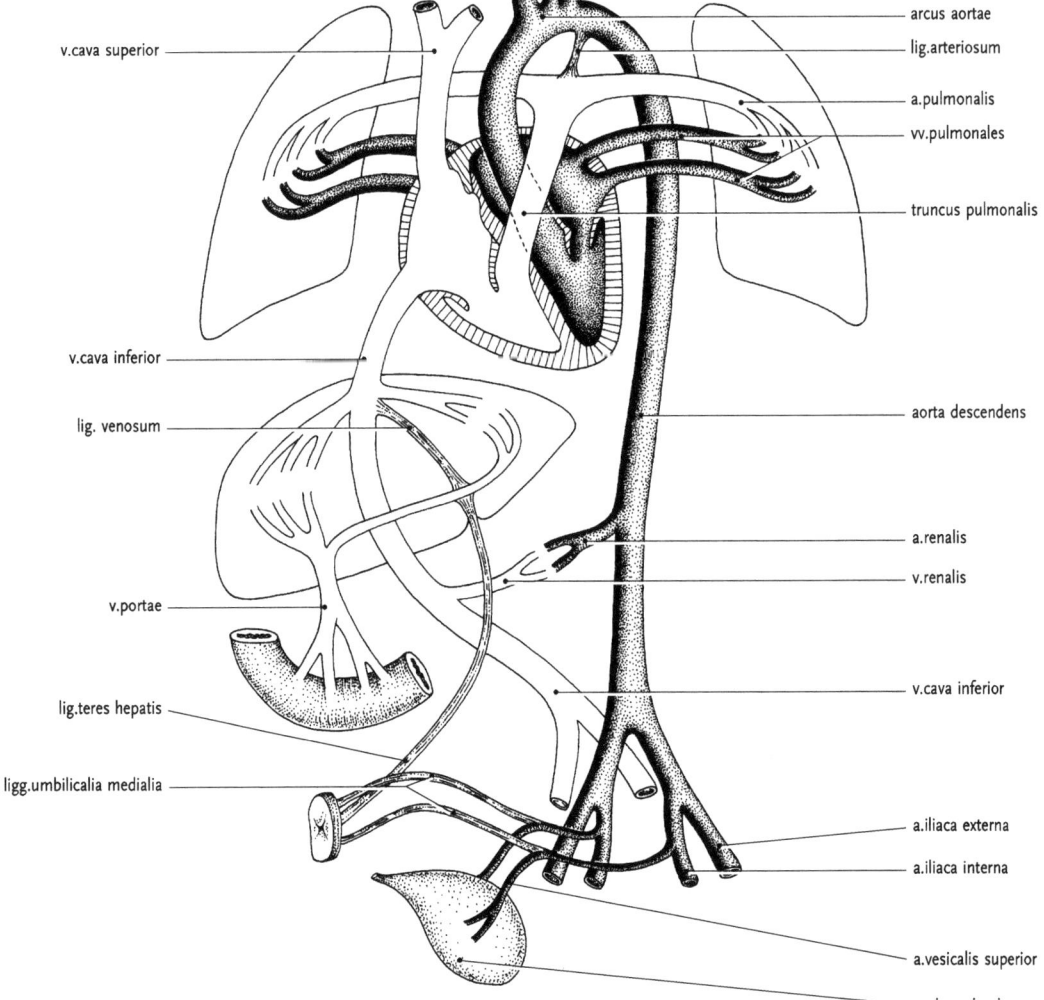

2 De levensfasen van de vrouw

B.S.H.C. Bosman

2.1 Inleiding

In dit hoofdstuk wordt het normale verloop van de levensfasen van de vrouw beschreven. Het meest opvallend is de grote individuele spreiding in de genoemde gemiddelden.

2.2 Jeugd, menarche en puberteit

Hoewel op psychologisch gebied grote verschillen zijn te beschrijven tussen man en vrouw, of beter gezegd tussen jongen en meisje, zijn de lichamelijke verschillen minimaal. De vroege jeugd van beide seksen verloopt op lichamelijk gebied rustig. Rond de leeftijd van 8 jaar komen LH-pulsen in het bloed op gang, aanvankelijk 's nachts, later ook overdag, waarna ook de FSH-productie begint en bij het meisje geleidelijk de ovariumfunctie en de oestrogeensynthese worden gestimuleerd. Behalve het ontdekken van de verschillen tussen jongen en meisje verloopt de vroege jeugd op seksueel gebied normaal gesproken neutraal.

De eerste menstruatie wordt menarche genoemd en verschijnt rond twaalfjarige leeftijd. Vóór de menarche is de ontwikkeling van de secundaire geslachtskenmerken duidelijk begonnen; de borstontwikkeling vangt in het algemeen een jaar of twee voor de menarche aan. De puberteit kenmerkt zich door pubisbeharing, borstontwikkeling en het begin van de groeispurt. Het op gang komen van de normale menstruele cyclus duurt enige jaren; slechts 50% van de cycli in de eerste twee jaar na de menarche is ovulatoir. Onregelmatige bloedingen en verlengde cycli zijn dan ook meer regel dan uitzondering tijdens de puberteit.

In veel culturen wordt de eerste menstruatie gezien als het begin van de volwassenheid; het is daar dan ook de gewoonte een ceremonie rond deze gebeurtenis te houden.

Veel jongeren doen hun eerste seksuele ervaring op tijdens de puberteit. De huidige trend is dat meisjes soms op al heel jonge leeftijd voor het eerst seks hebben. Dat de opvoeders van meisjes een belangrijke rol spelen in de voorlichting omtrent seks is duidelijk.

De fase van de puberteit loopt tot ongeveer het achttiende jaar. In de puberteit vindt de groei naar volwassenheid plaats, zowel lichamelijk als geestelijk. Door de heftige veranderingen op diverse vlakken is de puberteit een heftige levensfase te noemen.

2.3 Vruchtbare levensfase

Na de puberteit begint de periode van volwassenheid, waarin de vrouw maandelijks een menstruele cyclus zal doorlopen. De meeste vrouwen hebben een min of meer regelmatige cyclus tot ongeveer 45-50 jaar, waarna het climacterium begint. De vruchtbare fase valt min of meer samen met de periode van volwassenheid, hoewel zwangerschappen bij meisjes van negen jaar oud zijn beschreven.

De vruchtbare levensfase (ook reproductieve levensfase genoemd) is de fase waarin een vrouw biologisch in staat is kinderen te baren. In de regel wordt de leeftijdsgroep van 15 tot 50 jaar aangehouden, hoewel zoals gezegd vroegere, maar ook latere zwangerschappen voorkomen. Waar in vroeger tijden vrouwen in deze levensfase doorgaans vanaf het trouwen tot aan de menopauze diverse malen zwanger werden, is vandaag de dag een groot arsenaal aan anticonceptiva beschikbaar. Desondanks komt ongewenste of ongeplande zwangerschap nog geregeld voor; ook zijn er (geloofs)gemeenschappen waar anticeptiva worden afgewezen.

De vrouw in de vruchtbare levensfase staat tegenwoordig voor verschillende keuzes: wel of geen kinderen? Wel of geen carrière in het werk? Wel of niet combineren van deze twee zaken? De lastigheid bij het maken van deze keuzes heeft inmiddels tot gevolg dat de gemiddelde leeftijd waarop de Nederlandse vrouw voor het eerst moeder wordt internationaal gezien het hoogst ligt, namelijk 29 jaar. Rond 1980 was dit nog 24 jaar.

2.4 Climacterium

De periode van het climacterium (de overgang) loopt door tot aan de laatste menstruatie of menopauze. Het climacterium wordt gekenmerkt door een periode van enkele jaren, waarin de menstruele cyclus (zeer) onregelmatig wordt en de bloedingen langer en heftiger kunnen worden. Ook andere klachten ten gevolge van de veranderende hormoonspiegels kunnen optreden, zoals opvliegers (warmteopwellingen), slecht slapen, verminderde seksualiteit en nervositeit.

2.5 Menopauze

De menopauze is de laatste menstruatie in het leven van een vrouw en kan per definitie pas achteraf worden vastgesteld: wanneer gedurende minimaal een jaar geen menstruatie meer is opgetreden. De gemiddelde leeftijd waarop de menopauze optreedt is 52 jaar. Een vrouw is na de menopauze postmenopauzaal.

2.6 Postmenopauze

De periode na de laatste menstruatie staat in het teken van het eind van de ovariële functie. Er komen geen follikels meer tot ontwikkeling en de oestrogeenconcentratie in het bloed is laag. De vrouw is niet langer vruchtbaar. Door de verlaagde productie van oestrogenen en daarmee de verstoorde feedbackregulatie zullen de FSH- en de LH-waarden in het bloed stijgen. Hoewel postmenopauzale vrouwen minder snel seksueel opgewonden kunnen raken door de veranderde hormoonspiegels en door het atrofisch worden van het vaginaweefsel, zijn veel vrouwen tot op hoge leeftijd seksueel actief.

3 De seksuele respons bij de vrouw

W.L. Gianotten

3.1 Inleiding

Dit onderdeel van het leerboek behandelt de fysiologische aspecten van de vrouwelijke seksuele respons. Er is daarbij ook aandacht voor de veranderingen van die respons in de perioden van zwangerschap, kraambed en overgang.

3.2 Fysiologie van de normale vrouwelijke seksuele respons

Tijdens het 'normale' seksuele functioneren (de seksuele respons) doorloopt het lichaam in het algemeen verschillende stadia of fasen: libido, opwinding, plateaufase, orgasme en resolutie (herstelfase).

3.2.1 Libido, lust, zin of interesse in seks

Tot ongeveer 2000 hanteerde de seksuologie een model waarbij de seksuele respons begint met de fase van zin of libido: dat is het krijgen (en daarna houden) van zin of interesse in seks. Hierbij zijn aspecten van de bewuste gewaarwording aan de orde. Deze fase is niet meetbaar aan het lichaam zoals dat bij de andere stadia wel het geval is. Libido kan de daaropvolgende stadia als het ware oproepen en die een fysiologisch meetbare respons geven. Overigens kan ook het zich bewust zijn van de fysiologische kenmerken van opwinding de libido doen toenemen.
De processen hoeven niet noodzakelijkerwijs in deze volgorde te verlopen.
De fysiologische verschijnselen van opwinding kunnen ook optreden zonder dat er enige sprake is van libido. We zien dat bijvoorbeeld bij de vrouw die wordt verkracht. Soms veroorzaakt de fysieke prikkeling alle aspecten van fysiologische opwinding (en zelfs een orgasme). Zoals ook fysieke prikkeling bij de vrouw met een complete dwarslaesie lubricatie (productie van vocht in de vagina) opwekt zonder dat er sprake is van libido.
Om vanuit zichzelf libido te ervaren heeft de vrouw (net als de man) een minimumspiegel aan androgene hormonen (dus testosteron) nodig. Man en vrouw verschillen hierin echter nogal. Bij de man ontstaat zin vaker 'spontaan'. Bij hem wordt zin niet zo sterk bepaald door de relatie met de partner, bij de vrouw is dat doorgaans wel het geval. Er is bij haar vaker sprake van een cyclisch proces, waarbij de relatie met de seksuele partner haar doet meegaan met het seksuele interactieproces, ook als er nog geen zin is, en waarbij de zin soms pas komt nadat er al een mate van opwinding is ontstaan.
Dit is dus een heel andere visie op zin; een die binnen de huidige seksuologie de ideeën over 'libidoproblemen bij de vrouw' nogal overhoop heeft gehaald.

Overigens hebben vrouwen soms ook de eigen fysieke zin of behoefte en die blijkt vaak bepaald door een (tijdelijk) hogere testosteronspiegel. Hieronder volgen daarvan enige voorbeelden.

- Bij de adrenarche: niet alleen de ovaria, maar ook de bijnieren maken androgene hormonen aan. De bijnieren beginnen daarmee al enige jaren eerder, bij de zogenoemde adrenarche, die rond de leeftijd van 8 jaar ligt. Bij een klein deel van de meisjes leiden de dan stijgende androgeenspiegels ertoe dat ze op die jonge leeftijd beginnen met masturberen – zonder dit overigens als seksueel te benoemen of te ervaren.
- In de puberteit: bij een deel van de meisjes is het duidelijk dat ze nog niet erg gewend zijn aan hun plotseling hoge testosteronspiegels en zij gedragen zich daardoor soms zeer expliciet seksueel.
- Bij verliefdheid: bij heftige verliefdheid gaat bij de man de testosteronspiegel omlaag, waardoor hij tijdelijk minder afstandelijk is en ook aardiger, terwijl bij de vrouw de testosteronspiegel tijdelijk met 50% omhooggaat, waardoor zij meer seksuele behoefte heeft en daarmee voor de man aantrekkelijker is.
- In het midden van de menstruatiecyclus: bij vrouwen die geen hormonale anticonceptie gebruiken, gaat kort voor de ovulatie de LH-spiegel omhoog en daardoor ook de testosteronspiegel. Bij een deel van de vrouwen is er dan duidelijk een toename in seksuele activiteit merkbaar.
- In de overgang: bij een deel van de vrouwen zorgt de dalende oestrogeenspiegel ervoor dat het SHBG (sex-hormone-binding globuline) omlaag gaat. SHBG is een transporteiwit, dat testosteron zeer stevig aan zich bindt. Bij het dalen van de SHBG-spiegel wordt dus minder van het in het bloed aanwezige testosteron gebonden: daardoor is er meer testosteron beschikbaar. Door dit proces krijgen sommige vrouwen in de overgang sterke(re) beharing rond de bovenlip (een snor) en hebben ze meer seksuele zin.
- Bij zwangeren: bij een deel van de zwangere vrouwen bestaat toegenomen seksuele behoefte en zin. Dit is echter waarschijnlijk niet direct het effect van testosteron, eerder het gevolg van de sterk veranderde genitale doorbloeding.

3.2.2 De volgende fasen

De fasen van de seksuele responscyclus, volgend op de libido, zijn vooral beschreven door Masters en Johnson (1968). Zie voor een uitgebreide beschrijving ook Stoeckart, et al. (2004).
Bij de seksuele respons treden zowel genitale als extragenitale reacties op.
De veranderingen in de borst worden hieronder beschreven. Daarnaast vinden we nog de volgende extragenitale reacties:

- tachycardie (soms ook bradycardie);
- stijgen van de systolische en diastolische bloeddruk;
- hyperpneu (snelle en diepe ademhaling); sommige vrouwen ervaren kort voor het orgasme een apneu (ademstilstand);
- veranderingen in de kleur van de huid;
- veranderingen in de temperatuur van de huid;
- transpiratie;
- veranderingen in de spierspanning (myotonie);
- pupilverwijding;

- veranderingen in het eeg;
- veranderingen in de doorbloeding van de hersenen.

De meeste van deze extragenitale reacties zijn niet specifiek voor seksuele opwinding.
Zij kunnen ook optreden bij andere emoties, zoals woede, angst en stress.
Alleen de genitaal-vasculaire veranderingen worden gezien als specifiek voor de seksuele opwinding. Deze worden dan ook gebruikt als indicatie voor de mate van opwinding.

- **Pijnzin** Bij stimulatie van de voorwand van de vagina verandert de pijnzin (zowel de drempel voor pijnsensatie als voor pijntolerantie). Als de stimulatie doorgaat tot een orgasme, wordt de drempel nog hoger. Deze verminderde pijnzin wordt niet veroorzaakt door afleiding, maar is een direct effect van de vaginale stimulatie.
- **Gevoeligheid** De zijwanden en de achterwand van de vagina zijn overigens nauwelijks gevoelig voor prikkels. Kinsey vond bij 800 vrouwen dat slechts 5% bij aanraken de cervix voelde en slechts 14% de vagina.

3.2.3 Opwinding

Libido en de seksuele respons worden direct gevolgd door opwinding. Hierbij treden normaliter de volgende verschijnselen op.

- **Tepels** Er vindt tepelerectie plaats als gevolg van spiercontractie. Een kleine tepel zwelt relatief meer (net als bij de penis). Alleen heel kleine tepels zwellen niet.
- **Borsten** Sterke veneuze tekening: door diepe vasocongestie vindt toename in de omvang plaats.
- **Labia majora pudendi** Deze wijken uiteen en komen omhoog.
- **Labia minora pudendi** Deze worden groter en wijken naar opzij. De vagina wordt daardoor dieper.
- **Clitoris** In tegenstelling tot bij de penis duurt het bij de clitoris langer voordat een reactie op seksuele prikkeling optreedt. Bij niet-directe stimulatie van de clitoris reageert deze volgens vaste patronen (meer constant). Bij directe stimulatie is de reactie minder regelmatig en sneller. De glans (het 'knopje') wordt niet altijd groter. Bij ongeveer 40% van de vrouwen treedt een klinisch waarneembare vergroting van de glans op. Het corpus van de clitoris neemt wel altijd toe in diameter, maar een meetbare verlenging van het corpus wordt bij slechts 10% van de cycli met een orgasme gevonden.
- **Vagina** Transsudatie of lubricatie (het vochtig worden) begint binnen tien tot dertig seconden vanaf het begin van elke vorm van seksuele prikkeling. Het transsudaat heeft de functie van glijmiddel; daarnaast is het een goed medium voor de overleving en mobiliteit van de zaadcellen. Normaal is de pH-waarde van de vagina 3,8-6. Bij goede lubricatie stijgt de pH-waarde naar 7,2 (dat is ook de pH van IVF-vloeistoffen). Het diepste tweederde deel van de vagina wordt langer en wijder.
- **Uterus** Deze neemt door vasocongestie in omvang toe. De uterus in anteversie en flexie kantelt enigszins naar dorsaal, richting strekstand.
- **Adnexen** Door vasocongestie worden de adnexen groter en/of voller.

De Nederlandse psychologe Ellen Laan (1995) heeft veel onderzoek gedaan naar determinanten van vrouwelijke seksuele opwinding. In het laboratorium liet zij vrouwen diverse seksfilms (porno of erotisch) zien, terwijl met een fotoplethysmograaf de vaginale doorbloeding werd gemeten.

Zij kon daarmee het volgende aantonen.
- Een seksfilm wekt fysiologische seksuele opwinding op, en wel in sterkere mate dan seksueel getinte verhalen of fantasieën dat doen.
- De genitale respons op een seksfilm draagt slechts in geringe mate bij aan de subjectieve seksuele opwinding.
- Bij genitale opwinding door seksfilms lijkt geen habituatie (gewenning) op te treden.
- Ook als hetzelfde filmfragment voor de twintigste keer wordt aangeboden treedt nog steeds de vaginale doorbloeding op.
- De genitale respons treedt ook op als het filmfragment als negatief wordt beleefd (zoals bij het zien van een verkrachtingsscène).
- De genitale respons treedt ook op als weinig of geen subjectieve seksuele opwinding wordt aangegeven.

De onderzoekster concludeerde dan ook dat de genitale opwinding door seks/erotische films zich gedraagt als een onwillekeurige respons.

3.2.4 *Plateaufase*

De plateaufase is de benaming voor de fase die zich aansluitend na de (eerste) opwinding voordoet, echter vóór het orgasme. De volgende verschijnselen zijn te benoemen
- **Tepels** Deze lijken weer kleiner te worden.
- **Borsten** Er is toename in omvang; maximaal 20-25%. Deze toename treedt het sterkst op bij vrouwen die tot dan toe niet zoogden, en treedt nauwelijks meer op bij vrouwen die meerdere kinderen hebben gezoogd.
- **Huid** De huid laat roze vlekken zien.
- **Areola** Sterke zwelling van de tepelhof – waardoor de tepelerectie lijkt te verdwijnen.
- **Labia** Nadat in de opwindingsfase de diameter van de labia is toegenomen, treedt rode verkleuring op in de plateaufase. Hoe meer varices in bekken en labia, hoe donkerder de kleurverandering. Bij de nullipara roze tot helderrood, bij de multipara soms tot donkerrood.
- **Bartholinklieren** Deze scheiden enige secretie af.
- **Clitoris** Deze verdwijnt onder het preputium en is dan veelal moeilijk terug te vinden. Rechtstreekse aanraking kan pijnlijk zijn. Deze retractie is reversibel (afhankelijk van de mate van opwinding).
- **Vagina** Het buitenste deel vernauwt zich door maximale zwelling van de wand (het 'plateau'). Het binnenste deel verwijdt zich juist (*tenting*). De dwarse plooien verstrijken. In de vaginale voorwand vullen zich de klieren van de vrouwelijke prostaat, die verantwoordelijk zijn voor de 'vrouwelijke ejaculatie' (zoals gebeurt bij het G-plekorgasme).
- **Uterus** Er treedt volledige elevatie (verheffing) op, vanuit het kleine bekken. Mede daardoor ontstaat het tenting effect. Dit treedt niet op bij de uterus in retroflexie.
- **Anus** Een deel van de vrouwen contraheert min of meer bewust de anusspieren ter verhoging van de opwinding.

3.2.5 Orgasme

Masters en Johnson (1968) zagen dat bij de vrouw die tijdens de menstruatie klaarkomt, bloed naar buiten werd geperst. Zij concludeerden daaruit dat bij de vrouw het orgasme geen functie heeft bij het bevorderen van de conceptie. Anderen vonden echter met intra-uteriene drukmetingen dat tijdens het orgasme een positieve druk optreedt, maar dat die direct ná het orgasme gevolgd wordt door een negatieve druk. Zij veronderstelden daarom dat op dát moment sperma wordt aangezogen en er dus een grotere kans op conceptie zou zijn. We weten nu dat dat niet klopt. Als inderdaad sperma zou worden aangezogen in de uterusholte, zou de vrouw heftige uteruskrampen krijgen door de grote hoeveelheid prostaglandine in het sperma. Bovendien kunnen 'verse zaadcellen' niet direct worden bevrucht omdat ze nog niet gecapaciteerd zijn. Het proces van capacitatie moet eerst in de crypten van de cervix plaatsvinden.

Voor gecapaciteerde zaadcellen heeft het orgasme misschien wél zin. Naarmate de datum van de eisprong dichterbij komt, ontstaan er in de uteruswand contracties naar de tubahoek waar de ovulatie gaat plaatsvinden. Die contracties worden versterkt door oxytocine. Omdat bij het orgasme oxytocine in de bloedbaan komt, zou een orgasme enige uren na de ejaculatie bevorderlijk kunnen zijn voor de fertiliteit. De dan al gecapaciteerde zaadcellen worden daarmee richting de plek van de ovulatie getransporteerd.

Binnen het begrip orgasme schuilt nogal wat variatie. De hieronder beschreven bevindingen zijn een verzameling van wat gebeurt bij het clitorovulvaire orgasme en het cervico-uteriene orgasme (zie ook hieronder bij onderdeel Soorten orgasme).

- **Clitoris** Blijft verscholen onder het preputium.
- **Vagina** Het buitenste deel trekt samen door contracties van de bekkenbodemspieren. Simultaan contraheren de perianale spieren.
- **Uterus** Hierin treden contracties op. Als zich bloed in de uterus bevindt (bij menstruatie) kan het gebeuren dat dit naar buiten wordt geperst. Soms zijn de contracties pijnlijk, bijvoorbeeld bij een IUD (*intra-uterine device*, het spiraaltje). Het ostium (uitmonding) van de cervix gaat open staan.
- **Urethra** De meatus externus gaat open staan.
- **Bekkenbodemspieren** Deze vertonen gewoonlijk onwillekeurige klonische contracties, waarbij de spieren rond de vagina-ingang synchroon contraheren met de musculus sphincter ani externus. Bij deze contracties kunnen zowel de spieren van het diaphragma pelvis als van het diaphragma urogenitale als van het perineum betrokken zijn. Er zijn verschillende contractiepatronen. In het meest voorkomende patroon nemen de intervallen tussen de contracties met 0,1 seconde per interval toe. Naarmate de spierkracht van de bekkenbodemspieren groter is, zou het orgasme intensiever gevoeld worden – dit geven vrouwen ook aan na een periode van zogenoemde kegeloefeningen waarmee de bekkenbodemspieren worden versterkt.
- **Hormonen** Rond het orgasme gaat de oxytocinespiegel omhoog. Na het orgasme treedt een langdurige verhoging op van de prolactinespiegel.

DE MATE WAARIN HET ORGASME OPTREEDT

Bij een vragenlijstonderzoek naar fysiologische aspecten van het orgasme via het Nederlandse vrouwenweekblad *Viva* reageerden 638 vrouwen. Gevraagd werd

(onder andere) naar hun ervaring in de mate waarin zij verschillende vormen van orgasme beleefden. Dit was de respons:
- circa 10% krijgt nooit een orgasme;
- circa 20% heeft nooit een orgasme gehad *tijdens* coïtus;
- 27% had dat slechts een enkele keer;
- circa 40% heeft nooit een orgasme gehad *door* de coïtus;
- 30% had dat slechts een enkele keer;
- circa 15% kan een orgasme krijgen louter en alleen door stimulatie van borsten en/of tepels;
- circa 25% kan een orgasme krijgen louter en alleen door fantasie.

SOORTEN ORGASME

In het begin van de vorige eeuw meende men dat iedere gezonde vrouw een vaginaal orgasme hoorde te hebben. Deze opvatting strookte niet met de realiteit. Masters & Johnson (1968) stelden later: 'An orgasm is an orgasm, and its source is actually much more clitoral than vaginal'. Ook dat deed echter geen recht aan de diversiteit. Er zijn namelijk vrouwen die wel degelijk (ook) een heel ander soort orgasme ervaren. In principe lijken er drie verschillende orgasmen te zijn.
- Het clitorovulvaire orgasme of het orgasme aan de oppervlakte is het orgasme dat met name Masters & Johnson beschreven (met de verschijnselen zoals hierboven). Dit proces verloopt via een reflexboog. Directe of indirecte stimulatie van het clitorisgebied loopt via de nervus pudendus naar een centrum in het ruggenmerg ter hoogte van S2-S4, en wordt weer teruggevoerd via de nervus pudendus om te resulteren in contracties van de bekkenbodemspieren. Goede stimulatie lukt hierbij beter als de vrouw stil ligt. Dit orgasme kan zich (bij een deel van de vrouwen) meerdere keren achter elkaar voltrekken. Er is aldus in principe geen sprake van een refractaire periode.
- Het cervico-uteriene orgasme of orgasme in de diepte wordt waarschijnlijk opgewekt door stimulatie van het (peri)cervicale gebied. De vrouw beweegt hierbij actiever mee. De reflexboog loopt via splanchnische zenuwen naar een centrum in het ruggenmerg ter hoogte van T12-L2, en eindigt in contracties van de uterus en mogelijk ook van het middenrif. Ook het proximale gedeelte van de vagina zou daarbij contraheren. Rond dit orgasme komen perioden van apneu (ademstilstand) voor. Bij dit orgasme is wél sprake van een refractaire periode.
- Het G-plekorgasme, volgens sommige onderzoekers een tussenvorm, ontstaat bij stimulatie van de vaginale voorwand ter hoogte van de G-plek. Dit gebied zwelt op bij stevige stimulatie door het vollopen van het netwerk van para-urethrale klieren. Deze klieren noemt men wel de vrouwelijke prostaat en bij sommige vrouwen is dit netwerk zeer uitgebreid. Tijdens het orgasme ledigen zich deze klieren waardoor de vrouw vocht verliest ('vrouwelijke ejaculatie'). Bij 15% van de populatie van Zur Nieden betrof het een hoeveelheid ejaculatie met het volume van de inhoud van een borrelglas en bij 4% nog meer. Dit vocht is geen urine, maar bevat hoge concentraties fructose en prostaatfosfatase.

3.2.6 Resolutie

Na het orgasme treedt de resolutie (herstelfase) in met de volgende kenmerken.
- **Tepels** Er treedt een 'pseudo-erectie' op, doordat de areolazwelling afneemt.
- **Borsten** De sexflush verdwijnt snel. De zwelling van de borsten verdwijnt langzamer (vijf tot tien minuten) bij de vrouw die niet heeft gezoogd.
- **Areola** De zwelling verdwijnt snel.
- **Labia minora** Deze keren terug naar de normale vorm/stand.
- **Labia majora** Deze keren langzaam terug naar de situatie van vóór de opwindingsfase.
- **Clitoris** Na het stoppen van de contracties tijdens het orgasme komt de clitoris binnen 5-10 sec terug in de hangende positie. De normale grootte wordt langzaam herkregen.
- **Vagina** Het buitenste deel herkrijgt snel de normale vorm/omvang; bij het binnenste deel gaat dit langzamer.
- **Uterus** Deze hervat snel de oorspronkelijke plaats en grootte.
- **Urethra/blaas** Bij vrouwen met een hoog perineum en/of een nauwe vagina treedt vaak irritatie op, met daarbij dysurie en soms *honeymooncystitis*.

De resolutie verloopt sneller als de vrouw een orgasme heeft gehad.

Als de vrouw langdurig (zonder orgasme en dus zonder resolutie) in de plateaufase blijft hangen kan de uterus twee- tot driemaal groter worden. De ligamenta lata zwellen op, de vaginawand wordt oedemateus en zeer gezwollen, de binnenste en buitenste schaamlippen zwellen tot driemaal de normale grootte. Dit alles geeft een vol gevoel, irritatie, onrust, slapeloosheid en lage rugpijn, krampen en pijn in de uterus.

Echter, zodra een orgasme plaatsvindt, treedt doorgaans de resolutie binnen zeer korte tijd op en verdwijnen de klachten.

Bij later onderzoek met MRI kon men de vergroting van de uterus tijdens seksuele opwinding overigens niet bevestigen.

Dit fenomeen van zowel een sterke vasocongestie als een snelle resolutie na een orgasme, met daarbij het verdwijnen van de klachten, vindt men ook in de premenstruele periode en bij het begin van de menses. Een deel van de vrouwen die pijn hebben net vóór het op gang komen van de menses, gebruikt een orgasme dan ook om de menstruatie op te wekken en daarmee de pijn te stoppen; in de Verenigde Staten vond men dit bij 9% van de vrouwen.

3.3 Belangrijke verschillen tussen man en vrouw

In het verleden waren de details van de seksuele respons bij de man beter bekend dan bij de vrouw, en er werd dan gezegd dat het bij de vrouw 'net was als bij de man, alleen een beetje anders'. We weten inmiddels dat er naast inderdaad vele overeenkomsten ook duidelijke verschillen zijn.

Hierbij hoort een kanttekening. Het gaat om vergelijking tussen het gemiddelde van de groep mannen en het gemiddelde van de groep vrouwen. Er zijn ook relaties waar de man minder zin heeft dan de vrouw en er zijn ook relaties waar de man moeite heeft om een orgasme te krijgen en de vrouw niet.

Let wel: bij elk van deze constateringen geldt niet een beter of slechter. Het is zoals het is.

Wat betreft de zin of libidofase: bij de man ontstaat de zin veel vaker vanzelf. De interne behoefte aan seks is bij hem groter en dat is zeer waarschijnlijk te verklaren op basis van de hogere testosteronspiegel: die is bij de man tien tot twintig keer hoger. Bij de vrouw wordt de zin vaker bepaald door de interactie met de partner.

Daarnaast is de man in het algemeen beter in staat om zich op een bepaald moment alleen maar bezig te houden met seks, terwijl de vrouw meer wordt beïnvloed door andere (emotionele) dingen uit haar (dagelijks) leven.

Wat betreft de fase van opwinding: bij beiden is dat een circulatiefenomeen. Het grote verschil is dat een man die geen erectie kan krijgen door zichzelf en door de maatschappij niet (of in mindere mate) wordt gezien als 'een echte man'. Hij hoort die 'prestatie' te leveren, maakt zich daar dus vaak erg druk over, en dat kan weer makkelijk leiden tot faalangst. Bij de vrouw is daarentegen het niet-nat-worden heel simpel op te lossen met wat speeksel of een glijmiddel en dat wordt doorgaans dan ook nauwelijks als een probleem ervaren.

Wat betreft het orgasme: bij de man kan het orgasme erg snel komen (en bij ongeveer een kwart van de mannen 'te snel'). Daarna kan hij enige tijd niet meer opgewonden raken en niet klaarkomen (de refractaire periode). Bij de vrouw kost het meer moeite/tijd om een orgasme te krijgen. Zij heeft bij het gewone orgasme echter geen refractaire periode, en ze kan bovendien op meerdere manieren een orgasme krijgen.

3.4 Seksfysiologisch onderzoek

Bij psychofysiologisch of seksfysiologisch onderzoek wordt de mate van genitale vasocongestie gemeten tijdens fantasieën, erotische (film)beelden, video's of verhalen. Bij de vrouw wordt onder andere gebruikgemaakt van de volgende methoden.
- Vaginaplethysmografie. Dit is onderzoek in de diepte van de vagina. Met een lampje of diode wordt normaal of infrarood licht naar de vaginawand gestuurd. De mate van doorbloeding bepaalt hoeveel licht wordt teruggekaatst. Dat licht wordt opgevangen door een foto-elektrische cel of fototransistor.
- Labium-minusthermoregistratie. Een kleine thermistor wordt op de binnenste schaamlip geklemd. Hiermee wordt de temperatuur geregistreerd. Dit is een minder invasieve methode, maar deze lijkt even betrouwbaar als de methode zoals hierboven staat beschreven.
- PET-scan. Met radioactieve isotopen wordt in de hersenen gekeken naar de sterker doorbloede gebieden tijdens de seksuele respons. Langzaamaan ontdekt men waar bijvoorbeeld het orgasme in de hersenen lijkt te worden ervaren.
- Myografie. Schommelingen in de druk in het rectum zijn een afspiegeling van de spierspanning en lijken een betrouwbare bron te worden om een orgasme te kunnen 'bewijzen'.
- Bloedspiegels. Rond het orgasme gaat de oxytocinespiegel omhoog, terwijl een stijging in de prolactinespiegel alleen optreedt als er inderdaad een orgasme heeft plaatsgevonden.
- Nachtelijke metingen. Met vaginaal onderzoek in het slaaplaboratorium werd gevonden dat ook bij de vrouw tijdens de REM-slaap genitale vasocongestie optreedt. Bij een enkele vrouw zag men zelfs een orgasme in haar slaap optreden (net als de nachtelijke zaadlozing of natte droom bij de man).

- In het genoemde *Viva*-onderzoek gaf 40% van de vrouwen aan wel eens een orgasme tijdens het wakker worden te hebben ervaren (vergelijkbaar met de natte droom bij de man).

3.5 Fysiologische veranderingen tijdens graviditeit en post partum

3.5.1 Eerste trimester

- **Borsten** Deze worden bij de primigravidae gevoelig; vooral aan de zijkant. Bij opwinding komt daar nog duidelijk vasocongestie bovenop. Dat kan te veel worden. Er treedt dan pijn op rond tepel en areola, vooral bij hevige opwinding in de plateaufase.
- **Labia majora pudendi** Tijdens de eerste zwangerschap is de zwelling als bij de niet-zwangere vrouw. Bij de multipara kunnen de grote schaamlippen enorm zwellen en oedemateus worden.
- **Labia minora pudendi** Deze zwellen enorm tijdens de opwinding.
- **Vagina** Wordt sneller glad en vochtig. De transsudatie bij de multipara is groter dan bij de nullipara.

3.5.2 Tweede trimester

- **Borsten** De pijnklachten in de borsten nemen af. De normale toename bij opwinding treedt niet meer op.
- **Labia majora pudendi** Elevatie en zwelling zijn niet meer waar te nemen. De labia wijken nog wel.
- **Vagina** Er is continu een lichte mate van transsudatie. Het plateau vormt zich zeer uitgebreid; bij de nullipara neemt het tot 75% toe. Bij de multigravidae vult het plateau de gehele ingang zodat de zijwanden in het midden bij elkaar komen.
- **Orgasme** Klaarkomen lukt bij een deel van de vrouwen gemakkelijker dan voorheen.
- **Resolutie** Bij primigravidae neemt het herstel 10-15 minuten in beslag; bij multigravidae wel 30-45 minuten.

3.5.3 Derde trimester

- **Labia minora pudendi** Het zwellen is niet meer zichtbaar.
- **Vaginaal plateau** Dit kan zo gezwollen zijn dat de partner de contracties tijdens het orgasme niet meer voelt.
- **Uterus** Deze kan tijdens het orgasme in een tonische (een aaneengesloten) contractie raken, terwijl de contractie van het orgasme normaliter klonisch is (golfbewegingen). Deze tonische contractie kan tot een volle minuut ná het orgasme blijven bestaan. In eigen onderzoek kwam de uterus tijdens het orgasme bij 15% van de vrouwen 'vaak' en bij 45% 'soms' in een pijnlijke kramp.

- **Resolutie** De vasocongestie verdwijnt vaak niet meer volledig. De blijvende vasocongestie kan worden ervaren als een voortzetting van de seksuele prikkeling.
- **Algemeen** Naarmate de zwangerschap vordert, zal de vasocongestie na een orgasme minder snel wegtrekken.

3.5.4 Post partum

- **Borsten** Binnen 24 uur post partum neemt de sensibiliteit van borst en tepel zeer sterk toe. Als de melkproductie na de partus is onderdrukt, treedt bij opwinding alleen een tepelerectie op. Soms is pas na een halfjaar weer sprake van enige congestie van de borst als gevolg van opwinding.
- **Lactatie** Er kan spontaan melkverlies optreden zowel tijdens de seksuele prikkeling als tijdens en na het orgasme. Tijdens het zogen ervoer 34% van de vrouwen 'een gevoel van seksuele opwinding'; 71% ervoer 'prettige samentrekkingen in de buurt van de uterus'; en 8% ervoer een orgasme tijdens/door het zogen. Tijdens de lactatie komen feromonen vrij. Feromonen zijn geurstoffen die we niet echt ruiken, maar die wel invloed hebben op seksueel en reproductief gedrag. De feromonen die bij borstvoeding vrijkomen, versterken de seksuele interesse en fantasieën van niet-zwangere vrouwen. Ze vormen daarmee een waar afrodisiacum.
- **Labia** De vasocongestie verloopt veel trager.
- **Vagina** Deze doet minder mee met de opwinding. Er is een mate van atrofie door de afgenomen oestrogeenspiegels. Er is minder lubricatie en een verminderde mogelijkheid tot *tenting*.
- **Orgasme** Er zijn minder contracties en deze zijn minder intensief.

3.5.5 Algemeen bij graviditeit

De eerste drie maanden post partum verloopt alles veel trager. In deze periode loopt de fysiologische mate van opwinding niet synchroon met de subjectieve beleving. Ongeveer aan het einde van de derde maand wordt alles weer gewoon.

Vrouwen die langdurig volledige borstvoeding geven, hebben een lage oestrogeenspiegel, waardoor hun vagina er atrofisch uitziet, alsof ze in de overgang zijn. Er is dan ook meer kans op dyspareunie (genitale pijn bij de geslachtsgemeenschap). Er is bovendien sprake van een lage androgeenspiegel waardoor de zin in seks af kan nemen.

Borstvoeding heeft allerlei voordelen, maar in seksueel opzicht ook duidelijk nadelen doordat het een aanslag doet op het hormonale systeem van de vrouw. Als de vrouw stopt met borstvoeding is dat seksueel dan ook goed merkbaar. Ongeveer twee weken na het stoppen vermindert de moeheid en de stemming wordt beter, na drie weken neemt de seksuele activiteit toe en na vier weken ook de coïtusfrequentie. Er is echter geen effect zichtbaar op het seksuele reactiepatroon en op het orgasme.

3.6 Fysiologische veranderingen na de overgang

In de menopauze voltrekt de opbouw van de opwinding zich langzamer, terwijl de involutie zich sneller voltrekt. Seksueel actieve vrouwen hebben minder vaginale atrofie (droogheid buiten seksueel contact) dan de seksueel minder actieven. Dat wordt vaak gezien als een gevolg van het *use it or lose it*-principe.
De preventie van atrofie hangt overigens niet per se af van de coïtus, want ook masturbatie heeft dat effect. Volgens sommige onderzoekers zou juist een voldoende niveau aan androgenen een belangrijke vereiste zijn om geen atrofie te krijgen.
Laan (1995) kon duidelijk laten zien dat de effecten van atrofie niet samenhangen met droogheid tijdens seksueel contact. Ook bij een atrofische vagina is lubricatie nog steeds goed mogelijk, mits er voldoende opwinding ontstaat.

- **Tepels** De tepelerectie blijft vaak uren bestaan in de resolutiefase.
- **Borsten** Er is minder vasocongestie. Bij vrouwen boven de 60 jaar wordt geen vasocongestie meer gevonden.
- **Areola** Er treedt wel zwelling op, maar minder uitgebreid, en bij de oudere vrouw vaak éénzijdig. Dit zou kunnen betekenen dat het orgasme niet echt bevredigend was.
- **Urethra** Er is vaker postcoïtale dysurie omdat de vaginawand dun wordt, waardoor de urethra minder wordt beschermd.
- **Labia majora pudendi** Deze verliezen hun vet. Daardoor verdwijnen het wijken en de elevatie.
- **Labia minora pudendi** De vasocongestie wordt minder.
- **Clitoris** Het percentage vrouwen waarbij zwelling optreedt, neemt af.
- **Vagina** Door de involutie wordt de wand dun en de dwarse rimpels verdwijnen. De lengte en breedte nemen af. De capaciteit om uit te zetten vermindert. Transsudatie begint pas op te treden na één à drie minuten (in tegenstelling tot de reactie na tien tot dertig seconden zoals dat bij de jonge vrouw gebeurt, uitgezonderd bij vrouwen die dóórgingen met het opzoeken van regelmatige seksuele opwinding en/of coïtus). De intercellulaire ruimtes worden kleiner. Het vaginale plateau wordt minder dik, maar blijft wel altijd optreden.
- **Uterus** De contracties van het orgasme kunnen pijnlijk worden. Deze pijnlijke contracties kunnen optreden zowel tijdens als na het orgasme.

3.7 Endocrinologische aspecten van de vrouwelijke seksuele respons

Ondanks inmiddels zeer uitgebreide kennis van de gynaecologische endocrinologie weten we nog betrekkelijk weinig van de rol van sekshormonen op het seksuele functioneren.
Oestrogeen is nodig voor soepelheid van de vaginale mucosa. Ook zonder oestrogeen kan de vrouw voldoende lubriceren. Oestrogeen wordt genoemd als de verantwoordelijke stof voor de *receptive sex drive*, die staat voor het verlangen naar penetratie en naar seks met een partner (in plaats van naar masturbatie).
Progesteron lijkt niet nodig. Het lijkt zelfs libidoverlagend te werken.
Testosteron is een van de androgenen ('androgeen' wil zeggen 'mannelijk hormoon', maar ook de vrouw heeft deze hormonen nodig). Testosteron komt voor 50% uit de ovaria, en voor 50% uit de bijnierschors. Testosteron is nodig voor het

seksueel functioneren van de vrouw. Het is verantwoordelijk voor wat men noemt de *aggressive sex drive*, die staat voor behoefte aan orgasme, aan genitale seks en aan masturbatie in plaats van coïtus. Het verhoogt de libido, het verlaagt de drempel om tot orgasme te komen, het versterkt bovendien het orgasme en het verhoogt de sensatie van de clitoris.

Testosteron heeft ook andere functies. Het bevordert assertiviteit, agressiviteit, spierkracht en welbevinden, het voorkomt moeheid en osteoporose en het werkt als antidepressivum.

Met de huidige, sterk verfijnde technische mogelijkheden werd het effect van seks op hormonen duidelijk. Dat geldt met name voor het orgasme.

Seksuele opwinding en orgasme geven een sterke stijging van de prolactinespiegel, die een uur later nog steeds is verhoogd. Seks wordt overigens niet alleen 'aangezet' door testosteron, het doet ook de testosteronspiegel stijgen.

- Bij de normale cyclus: ondanks veelvuldig onderzoek naar verschillen in seksuele respons tijdens alle stadia van de cyclus is nog steeds geen overtuigend beeld ontstaan over de invloed van hormonen. Het duidelijkste effect lijkt de toename in zin bij een deel van de vrouwen op het moment dat vóór de ovulatie de testosteronspiegel stijgt (een gevolg van de LH-piek). Dit effect is er dus niet bij de vrouwen die hormonale anticonceptie gebruiken.
- Tijdens de graviditeit: er treden massale hormonale veranderingen op en ook een zeer grote variatie in seksuele respons. Er is echter geen duidelijke endocrinologische relatie te leggen. Het boeiende van deze fase is overigens dat tijdens de zwangerschap het testosteron van de aanstaande vader daalt en bij een deel van de mannen zelfs het oestrogeen stijgt.
- Post partum: de lacterende vrouw heeft hoge prolactineniveaus. Met name het frequente voeden leidt bij sommige vrouwen tot hogere prolactinespiegels. Zolang de prolactinespiegel hoog is, werken de ovaria niet. Daardoor blijven de spiegels van oestrogenen en testosteron laag. Dat leidt onder andere tot verhoogde kans op dyspareunie en op afgenomen libido.
- Postmenopauzaal: bij oestrogeendeficiëntie kan vaginale atrofie ontstaan, met kans op dyspareunie. De pijn is het gevolg van het schrale of kapotte slijmvlies en heeft in dit geval niets te maken met de veronderstelling dat de vrouw in de overgang niet meer kan lubriceren. Bij voldoende opwinding kan ook de vrouw met oestrogeentekort nog steeds goed nat worden.

Zeer waarschijnlijk verhoogt HRT met orale oestrogenen de SHBG-spiegels sterk, waardoor dit transporteiwit een zeer sterke binding met testosteron aangaat. Daardoor is minder vrij testosteron beschikbaar en daardoor gaat de libido dus omlaag.

Bij een duidelijk tekort aan androgenen ontstaat het beeld van een vrouw zonder libido die veel moeite heeft om een orgasme te bereiken. Dit gebeurt met name bij vrouwen bij wie de androgeenaanmaak bijna geheel is gestopt: bijvoorbeeld doordat de ovaria niet meer aanwezig zijn (door ovariëctomie) of doordat deze niet meer werken (door natuurlijke overgang, radiotherapie of cytostatica) en vooral ook in die gevallen dat de bijnieren niet meer werken door radiotherapie of cytostatica. Dit beeld komt frequent voor bij vrouwen met ovariumcarcinoom die ook nog cytostatica kregen. Daarnaast komt het tamelijk frequent voor bij vrouwen met mammacarcinoom en met hematologische maligniteiten.

In Nederland zijn weinig gynaecologen zich bewust van de effecten van androgeentekort, en nog minder gynaecologen behandelen een dergelijke klacht daadwerkelijk met testosteronsubstitutie.

Literatuur

Basson R. Rethinking low sexual desire in women. BJOG 2002;109:357-63.

Gianotten WL. Zwangerschap en orgasme. Tijdschrift voor Verloskundigen 1988;13;326-9.

Laan E. Determinanten van vrouwelijke seksuele opwinding. Tijdschrift voor Seksuologie 1995;19;40-9.

Levin RJ. The physiology of sexual arousal in the human female: A recreational and procreational synthesis. Arch Sex Behav 2002;31:405-11.

Masters WH, Johnson VE. Anatomie van het sexueel gebeuren; Amsterdam: Paris, 1968.

Stoeckart R, Swaab DF, Slob AK, et al. Biologie van de seksualiteit: Endocrinologische, anatomische en fysiologische aspecten. In: Gijs L, Gianotten WL, Vanwesenbeeck I, et al., redactie. Seksuologie. Houten: Bohn Stafleu van Loghum, 2004. p. 73-134.

4 Fysiologie van de zwangerschap

B.S.H.C. Bosman

4.1 Inleiding

Bij de bevruchting (conceptie) wordt het genetische materiaal in de eicel van de vrouw gecombineerd met dat in de zaadcel van de man: er ontstaat een nieuw, uniek individu. In de embryonale periode, die duurt tot en met de achtste week na de conceptie (tien weken amenorroe), krijgt het nieuwe individu in de uterus van de zwangere vrouw in grote lijnen zijn definitieve vorm (morfogenese) en worden alle structuren en organen aangelegd (organogenese), inclusief de placenta. In de daaropvolgende foetale periode, die duurt tot de geboorte, ondergaat de gevormde vrucht voornamelijk rijping en groei.

De geboorte vindt gemiddeld 266 dagen (38 weken) na de conceptie plaats, met een spreiding van ongeveer twee weken. In de verloskunde wordt de zwangerschapsduur van oudsher berekend vanaf de eerste dag van de laatste menstruatie, die bij een menstruatiecyclus van 28 dagen ongeveer veertien dagen vóór de dag van de ovulatie ligt. Daarom valt de verloskundige à terme-datum 280 dagen (veertig weken) na de eerste dag van de laatste menstruatie bij een cyclus van 28 dagen. Bij een kortere of langere cyclusduur dient de berekening te worden gecorrigeerd.

Om de ontwikkeling en groei van embryo en foetus en om de geboorte mogelijk te maken ondergaat het lichaam van de zwangere indrukwekkende veranderingen.

4.2 Conceptie en implantatie

Erfelijke eigenschappen worden bepaald door genen; deze zijn gelegen in chromosomen in de kernen van cellen. Gewone lichaamscellen bevatten een diploïd aantal van 46 chromosomen, waarvan 22 paar autosomen en één paar geslachtschromosomen. De geslachtschromosomen zijn bij de vrouw identiek (XX), bij de man verschillend (XY). De geslachtscellen of gameten (eicellen en zaadcellen) bevatten slechts 23 chromosomen (haploïde aantal) bestaande uit één chromosoom van elk van de 22 paren autosomen en één geslachtschromosoom. De halvering van het aantal chromosomen in de geslachtscellen komt tot stand door reductiedelingen (meiose), waarbij een component van elk chromosoompaar in één van de twee door deling ontstane cellen terechtkomt.

De eerste reductiedeling van de eicellen (oöcyten) in het ovarium van de vrouw begint tijdens haar foetale ontwikkeling en stopt bij haar geboorte. Na de geboorte worden geen nieuwe oöcyten meer gevormd. Het bijzondere van de reductiedeling van de oöcyten is dat deze tijdens de foetale ontwikkeling niet wordt afgemaakt; de gepaarde chromosomen blijven min of meer aan elkaar hangen. Pas vlak vóór de ovulatie, dat wil zeggen twaalf tot vijftig jaar nadat de reductiedeling is begonnen, wordt de meiose voltooid in de secundaire oöcyt die bij de eisprong vrijkomt. Zo wordt een eicel gevormd met 23 chromosomen, die kan worden bevrucht.

Figuur 4.1   Meiose en mitose.

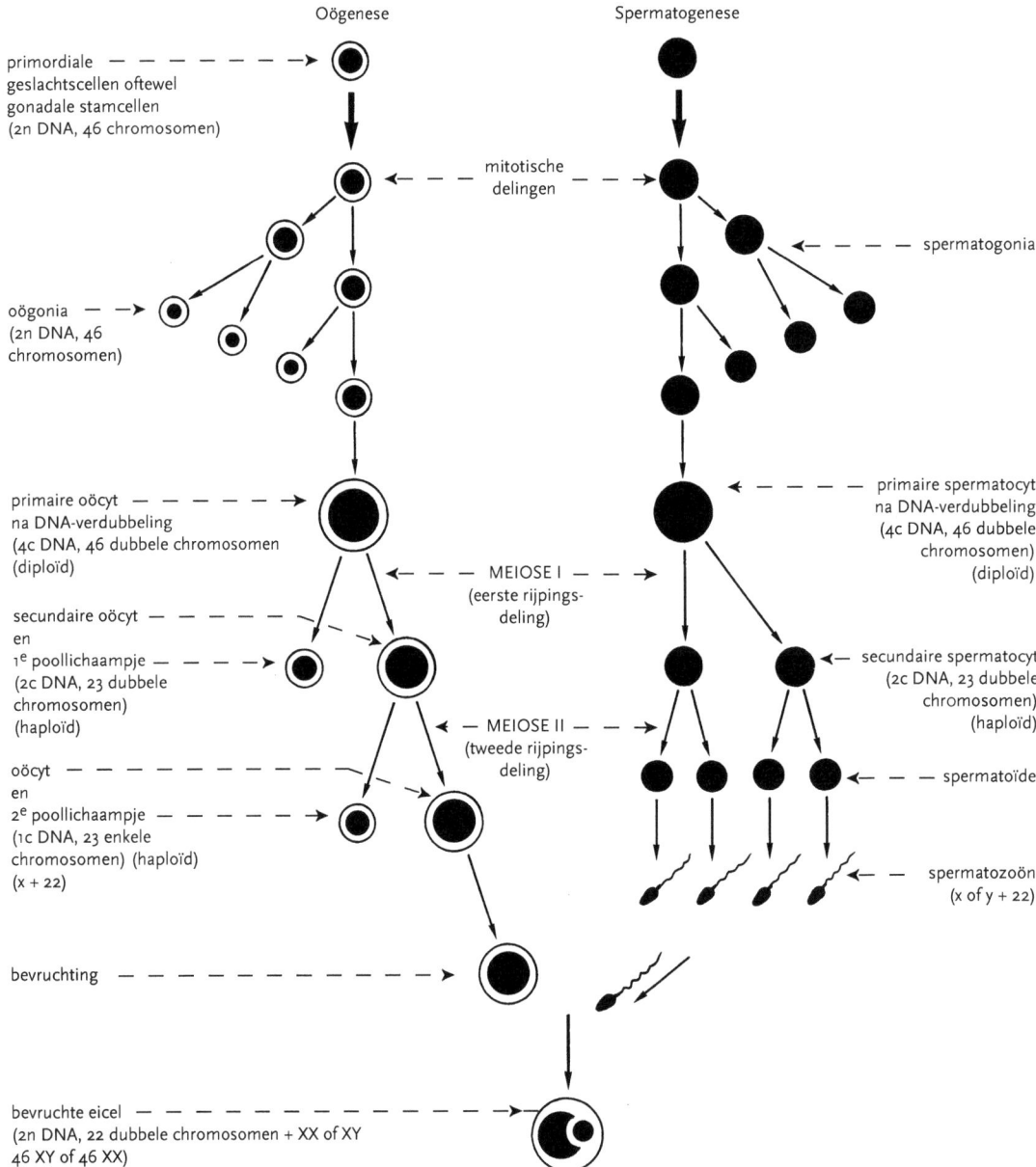

In het geval van bevruchting vindt na het binnendringen van de zaadcel de tweede reductiedeling plaats. Bij de meiose van de oöcyt wordt het cytoplasma ongelijk over de beide cellen verdeeld: vrijwel alles gaat naar de secundaire oöcyt en naar de eicel, en heel weinig naar de andere cellen die bij de deling ontstaan en poollichaampjes worden genoemd. Hoe langer het duurt voor de meiose wordt voltooid, dat wil zeggen hoe ouder de vrouw is ten tijde van de bevruchting, hoe groter de kans dat chromosomen van een paar bij elkaar blijven (non-disjunctie), waarbij dan een eicel kan ontstaan met een chromosoom te veel of te weinig. Zo ontstaat bij bevruchting van een eicel met een extra chromosoom nummer 21 een individu met drie chromosomen-21, een trisomie-21 (syndroom van Down).

Figuur 4.2 Conceptie.

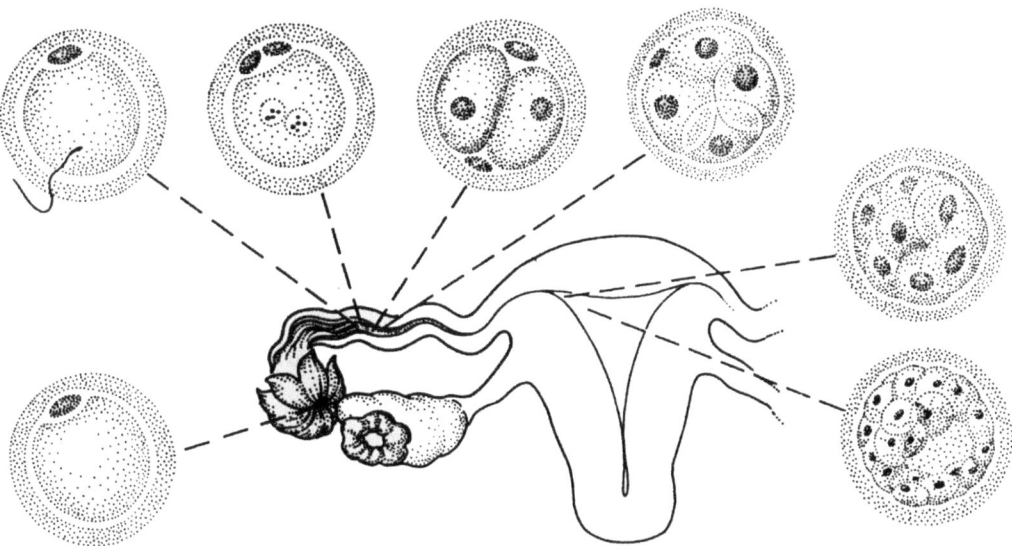

Bij de man vindt vorming van rijpe haploïde zaadcellen (spermatozoën) en de daarbij behorende reductiedelingen vanaf de puberteit continu plaats.

Na de ovulatie wordt de eicel, omgeven door een krans van granulosacellen (corona radiata), opgevangen door de fimbriae van de tuba en komt deze door peristaltiek en trilhaarslag in het ampullaire deel ervan terecht, waar ongeveer twaalf uur na de ovulatie bevruchting (conceptie) kan plaatsvinden als er spermatozoën aanwezig zijn. De kop van één van de honderden spermatozoën die zich om de oöcyt bewegen, dringt binnen en, na de tweede meiotische deling, ontstaat uit de samensmelting van de haploïde zaadcel en de eicel een diploïde bevruchte eicel (zygote) met 46 XX- of 46 XY-chromosomen.

Ongeveer 24 uur na de conceptie begint de zygote zich te delen door middel van gewone celdelingen (mitose), waarbij het diploïde aantal chromosomen blijft behouden.

Zo ontstaat een klompje cellen dat eruitziet als een framboos en morula wordt genoemd.

De zich delende zygote wordt door de peristaltiek en de trilhaarslag van de tuba voortbewogen in de richting van de uterusholte. Het aantal cellen van de morula neemt toe en tegen de tijd dat de morula in de uterusholte aankomt, vijf tot zes dagen na de conceptie, ontstaat in het centrum een holte; het geheel heet nu blastocyste. De cellen aan de buitenkant van de blastocyste worden trofoblast genoemd; hieruit ontwikkelt zich de placenta. Binnenin de blastocyste ligt een hoopje cellen, de embryoblast, waaruit zich het embryo gaat ontwikkelen. De trofoblastcellen produceren een eiwitoplossend (proteolytisch) enzym, dat een wond in het endometrium maakt. Via deze wond nestelt de blastocyste zich in het endometrium, met de embryoblast gericht naar de kant van het myometrium (de spierwand van de baarmoeder); het endometrium is door progesteron, geproduceerd door het corpus luteum, in de secretiefase gebracht.

Dit gaat soms gepaard met gering vaginaal bloedverlies, implantatiebloeding genoemd.

Enkele dagen na het begin van de innesteling (implantatie), ongeveer tien dagen na de conceptie, heeft het endometrium zich geheel over de geïmplanteerde blastocyste gesloten. Het endometrium wordt na de implantatie decidua genoemd.

Inmiddels hebben de cellen van de trofoblast zich vermeerderd tot een dikke laag, het chorion. In het chorion vormen zich holtes (lacunae) gevuld met moederlijk bloed en weefselvocht. De trofoblastcellen, die de binnenkant van de lacunae bekleden en in contact komen met het moederlijke bloed, vloeien met elkaar samen; zij verliezen hun tussenwanden (syncytiotrofoblast). De overige trofoblastcellen blijven afzonderlijk (cytotrofoblast). De syncytiotrofoblast onttrekt voedingsstoffen en zuurstof aan het bloed en weefselvocht in de lacunae. Ook vormt de syncytiotrofoblast het humane choriongonadotrofine (HCG), het hormoon dat in de urine van de zwangere vrouw kan worden aangetoond met behulp van een zwangerschapstest.

4.3 De embryonale periode: morfogenese en organogenese

4.3.1 Het embryo

In de embryoblast ontstaan twee holtes, de amnionholte en de dooierzak. Daartussen bevindt zich de kiemschijf waarin drie cellagen (kiembladen) differentiëren: het aan de kant van de amnionholte gelegen ectoderm, het naar de dooierzak toegekeerde endoderm en tussen deze twee lagen het mesoderm. Deze differentiatie betekent een toenemende specialisatie van cellen, die weefsels en (delen van) organen gaan vormen.
Vanaf de achttiende dag na de conceptie vormt zich in het ectoderm de neurale groeve. De randen van de groeve vouwen zich naar elkaar toe tot de neurale buis, die vrij onder het ectoderm in het mesoderm komt te liggen.
Rond de 28e dag is de neurale buis gesloten (als dat niet het geval is, blijft een neuralebuisdefect (spina bifida) bestaan). Aan één kant van de neurale buis stulpen de hersenblaasjes uit, de rest vormt het toekomstige ruggenmerg van waaruit de perifere zenuwen uitgroeien. Hersenen en ruggenmerg zijn omgeven door mesoderm, waaruit het bot van schedel en wervels wordt gevormd.
Inmiddels heeft zich in het mesoderm ook het hart met de grote vaten gevormd. Vanaf ongeveer 24 dagen na de conceptie bevatten de vaten bloedcellen en klopt het nog primitieve hart, eerst onregelmatig, maar in de daaropvolgende twee weken steeds regelmatiger. De ontwikkeling van het hart met verdeling in boezems en kamers is pas aan het einde van de zevende week afgerond. In deze periode kunnen soms zeer gecompliceerde hartafwijkingen ontstaan, zoals de tetralogie van Fallot.
Tijdens deze ontwikkelingen ligt de kiemschijf opgerold langs de neurale buis en naderen de randen van het endoderm elkaar, waarbij de dooierzak kleiner wordt. Zo wordt de primitieve darm gevormd. Het embryo is nu een min of meer buisvormige structuur die nog slechts ter hoogte van het restant van de dooierzak aan de trofoblast vastzit; deze verbinding groeit uit tot navelstreng. Het embryo groeit ook in de lengte, waarbij de rugzijde en het hoofd sneller groeien dan de buikzijde. Daardoor kromt het embryo zich als het ware over de navel en navelstreng. Ook de amnionholte groeit uit en tegen het einde van de embryonale periode ligt het amnion tegen de binnenzijde van het chorion aan.
In het mesoderm aan weerszijden van de wervelkolom ontwikkelt zich vanaf de 21e dag een stelsel van buisjes en kanalen die uiteindelijk de nieren en urinewegen, alsook de inwendige geslachtsorganen gaan vormen. De aanleg verloopt in

drie fasen: in de eerste fase (pronephros, de voornier) vormt zich aan beide zijden van de wervelkolom een buis die uitmondt in het einde van de darm (cloaca) en die als uitvoerbuis wordt gebruikt in de volgende fase, de mesonephros (oernier). In samenhang hiermee worden de geslachtsklieren (gonaden) gevormd, echter nog zonder de primitieve geslachtscellen, die uit de dooierzak afkomstig zijn. Naast elke mesonephrosgang, ook wel gang van Wolff genoemd, wordt een tweede buis gevormd, de gang van Müller. Bij de mannelijke foetus ontwikkelt elk van beide buizen van Wolff zich tot afvoergang van de testis (ductus deferens) en degenereren de buizen van Müller. Bij de vrouw degenereren de buizen van Wolff en vormen de buizen van Müller de tubae en, na samensmelting in de middenlijn, de uterus, de cervix en het bovenste deel van de vagina. In de laatste fase van de nieraanleg, vanaf ongeveer dag 35, worden de uiteindelijke nieren (metanephros) en ureters gevormd. De ureters monden uit in hetzelfde deel van de cloaca waarin de buizen van Wolff en Müller uitmonden en dat zich als sinus urogenitalis afscheidt van de darm. Uit de sinus urogenitalis ontstaat hierna de blaas en de urethra en, bij de vrouw, het onderste deel van de vagina. De vorming van de nieren en urinewegen enerzijds en van de inwendige geslachtsorganen anderzijds hangt nauw samen; als een gang van Wolff niet wordt aangelegd ontbreekt ook de nier aan die kant en zal bij de vrouwelijke foetus ook de gang van Müller en daarmee de tuba en een deel van de uterus ontbreken. Als bij de vrouwelijke foetus de samensmelting van de buizen van Müller na de tubae niet volledig plaatsvindt, ontstaat een geheel of gedeeltelijk dubbele uterus of vagina, of beide.

Bij de vrouwelijke foetus blijven de ovaria retroperitoneaal in de buik liggen, bij de mannelijke foetus dalen de testes vanaf ongeveer 28 weken via het lieskanaal in het scrotum in. De indaling is doorgaans bij de à terme geborene voltooid.

Uit het bovenste deel van de darmaanleg (oesofagus) splitst zich de trachea af en groeien de bronchi uit, die zich verder vertakken tot de primitieve longblaasjes. De verbinding tussen trachea en oesofagus blijft een enkele keer bestaan als oesofagotracheale fistel. Vanaf de vijfde week groeit het diafragma in verschillende delen vanuit de buikwand naar binnen en scheidt het de borst- van de buikholte. Soms blijft een defect bestaan, waardoor buikinhoud in de borstholte komt te liggen (hernia diaphragmatica).

Ongeveer dertig dagen na de conceptie groeien armen en benen uit als uitstulpingen van mesoderm, bedekt met ectoderm. In het mesoderm worden botten, spieren, bindweefsel en bloedvaten gevormd. Het gezicht, met neus en mond, wordt eveneens gevormd door een serie uitstulpingen van mesoderm bedekt met ectoderm, die van de zijkanten en de bovenkant van de schedel naar elkaar toe groeien en fuseren. Een onvolledig samengroeien van embryonale onderdelen van neus en mond leidt tot aangeboren lip- en gehemeltespleten.

4.3.2 De placenta

Vanaf het einde van de tweede week na de conceptie vertakt het chorion zich als vlokken (villi) in de met moederlijk bloed gevulde lacunae. De buitenzijde van de villi, in direct contact met het moederlijk bloed, bestaat uit syncytiotrofoblast, de binnenzijde uit cytotrofoblast. Vanuit het embryo groeit mesoderm de chorionvlokken binnen en tussen de cytotrofoblastcellen vormen zich bloedvaten die, via de navelstreng, in verbinding staan met het vaatsysteem dat in het mesoderm in het embryo is ontstaan. Met de eerste slagen van het embryonale hart, in de vierde week na de conceptie, beginnen ook bloedcellen van het embryo door de chorionvlokken te stromen.

Aanvankelijk ontwikkelen de villi zich in het chorion rond de hele blastocyste, maar de decidua die de ingenestelde blastocyste aan de kant van de uterusholte bedekt (decidua capsularis) is al snel te dun om verdere uitgroei mogelijk te maken – de vlokontwikkeling stopt daar. In het deel van het chorion in de dikke decidua aan de kant van het myometrium (decidua basalis), waar ook het embryo met de navelstreng aan het chorion vastzit, gaat de vorming van de chorionvlokken wel verder. Dit chorion groeit uit tot de placenta.

De proteolytische trofoblastcellen groeien diep in de decidua basalis en openen daar enkele tientallen zijtakjes van de uterusslagaderen. Het slagaderlijk, moederlijk bloed uit deze bloedvaten stroomt de spleetvormige ruimten tussen de chorionvilli in (intervilleuze ruimten) en geeft via de syncytiotrofoblast zuurstof, water en voedingsstoffen af aan de embryonale vaten in de villi. Vandaaruit stroomt het embryonale bloed via de navelstrengvenen naar het embryo. Vanuit het embryo komt het bloed via de navelstrengslagaderen terug naar de vlokvaten en worden koolzuur en afvalstoffen afgegeven aan het intervilleuze bloed, dat vervolgens door venae in de decidua wordt afgevoerd naar de moederlijke circulatie. Moederlijk en embryonaal-foetaal bloed zijn dus gescheiden door vlokmembranen die bestaan uit syncytiotrofoblast, cytotrofoblastcellen – waarvan er in de loop van de ontwikkeling steeds minder overblijven – en wanden van de vlokvaten.

Later in de ontwikkeling van de placenta ontstaan in de vlokmembranen soms kleine lekkages, waardoor foetale erytrocyten in de moederlijke circulatie terecht kunnen komen (foetomaternale transfusie). De syncytiotrofoblast is een veelzijdig en actief orgaan. Niet alleen vindt alle transport van moeder naar embryo en foetus plaats via de syncytiotrofoblast, ook produceert de syncytiotrofoblast hormonen (HCG, oestrogenen, progesteron, humaan placentair lactogeen), bepaalde eiwitten en enzymen.

4.4 De foetale periode: rijping en groei

In deze periode, vanaf acht weken na de conceptie (tien weken amenorroe), nemen foetus, amnionholte en placenta door celdeling in omvang en gewicht toe. Het amnion en het chorion, die zijn bedekt met het dunne laagje decidua capsularis, puilen steeds verder uit in de uterusholte en verkleven ongeveer twaalf weken na de conceptie met de tegenoverliggende decidua; de uterusholte is nu geheel opgevuld. De foetus ligt in het vruchtwater in de amnionholte en is van de buitenwereld gescheiden door de vruchtvliezen, bestaande uit – van binnen naar buiten – amnion, chorion en de dunne decidua capsularis. Bij de geboorte breken deze vruchtvliezen en loopt het vruchtwater weg.

De organen van de foetus nemen niet alleen toe in omvang maar ook in functie. De foetale nieren scheiden een toenemende hoeveelheid urine uit, die via de blaas in het vruchtwater terechtkomt. De à terme foetus produceert ongeveer twintig milliliter urine per uur. Vanaf ongeveer tien weken drinkt de foetus vruchtwater; het water wordt door de nieren uitgescheiden. Afgestoten foetale cellen blijven in de darm achter en vormen met galpigment het meconium. Onder normale omstandigheden blijft meconium vóór de geboorte in de darm, maar bij zuurstofgebrek loost de foetus tegen het einde van de zwangerschap gemakkelijk meconium in het vruchtwater.

In de foetale longen groeien de longblaasjes (alveoli) met omringende bloedvaten langzaam uit. Pas vanaf ongeveer 22 weken na de conceptie (24 weken amenorroe) is de structuur van de alveoli zodanig dat gaswisseling buiten de baarmoeder in principe mogelijk zou zijn. De foetus maakt dan al af en toe ademhalingsbewegingen met de thorax. De foetale alveoli blijven echter samengevallen ten gevolge van een hoge oppervlaktespanning. Ter voorbereiding op het noodzakelijke opengaan van de alveoli bij de eerste ademhaling na de geboorte, produceren bepaalde alveolaire cellen het zogenoemde surfactant, een oppervlaktespanningverlagende stof. Pas kort voor de à terme geboorte wordt voldoende surfactant afgescheiden om de alveoli gemakkelijk te laten opengaan en ook open te houden, waardoor geen ademhalingsproblemen als bij de te vroeg geborene (respiratory distress syndrome) zullen optreden.

Vóór de geboorte is de foetus voor zijn gaswisseling, voeding en uitscheiding afhankelijk van de placenta; hij pompt dan ook ongeveer eenderde van zijn hartminuutvolume door de placentavlokken. Het in de placentavlokken van zuurstof en voedingsstoffen voorziene bloed stroomt door de navelvene (vena umbilicalis) naar de foetus, omzeilt grotendeels de lever via de ductus venosus en komt via de vena cava inferior in het rechter atrium. Daar gaat het grootste deel van het bloed door het foramen ovale rechtstreeks naar het linker atrium en wordt het door het linkerventrikel in de aorta gepompt. Een kleiner deel wordt van het rechter atrium door het rechterventrikel in de a.pulmonalis gepompt. Het komt vandaar, buiten de longen om, via de ductus arteriosus Botalli ook in de aorta terecht. Na de foetale weefsels en organen van de nodige zuurstof en voeding te hebben voorzien, en koolzuur en afvalstoffen te hebben opgenomen, bereikt het bloed via de navelstrengslagaderen (arteriae umbilicales) de placentavlokken, waar uitwisseling met het moederlijke bloed in de intervilleuze ruimten plaatsvindt. Onmiddellijk na de geboorte ontplooien zich de longen, waardoor de weerstand in de a.pulmonalis daalt; het gevolg is dat het bloed door de longvaten gaat stromen in plaats van door de ductus arteriosus – die zich sluit. Hierdoor neemt de druk in het linker atrium toe en sluit ook het foramen ovale.

4.5 Diagnose van de zwangerschap

De huidige generatie zwangerschapstests zoals die bij drogisten en apothekers verkrijgbaar zijn, is zó nauwkeurig dat de test positief zal uitslaan bij een (op dat moment) intacte zwangerschap op de dag van de uitgebleven menstruatie ('een dag over tijd'). De test is gebaseerd op het aantonen van -HCG in de urine door middel van een antistofreactie op het teststaafje. Hoewel ochtendurine het meest geconcentreerd is, is een zwangerschapstest zodanig gevoelig dat urine kan worden gebruikt van elk moment van de dag; mits volgens de gebruiksaanwijzing uitgevoerd.

Bij een negatief uitvallende test en toch het vermoeden van zwangerschap, kan de test na enkele dagen worden herhaald, daar het HCG-gehalte snel stijgt in de vroege zwangerschap. Na herhaaldelijk negatief uitvallende tests is de kans op het kunnen vaststellen van een zwangerschap erg klein: de tests hebben een grote sensitiviteit en specificiteit. De test slaat positief uit bij een HCG-gehalte boven 20 mU/l; op de dag van de gemiste menstruatie ligt het HCG-gehalte doorgaans al boven 100 mU/l.

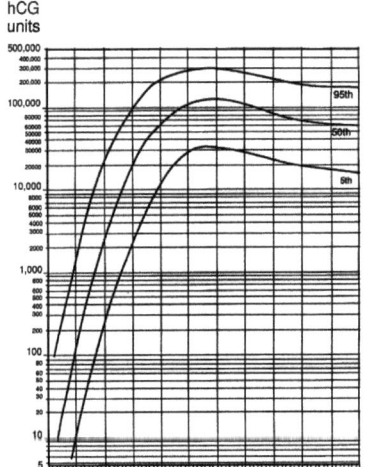

Figuur 4.3 HCG-spiegel in weken na de eerste dag van de laatste menstruatie.

4.6 Fysiologische veranderingen bij de zwangere

Het lichaam van de zwangere ondergaat een groot aantal veranderingen en aanpassingen, onder andere ten gevolge van de werking van de door de placenta geproduceerde hormonen. Ook maakt de zwangere allerlei actieve biochemische stoffen aan, doordat de vrucht als gedeeltelijk lichaamsvreemd wordt herkend; één genetische helft is immers afkomstig van de vader. Enkele belangrijke veranderingen die in de zwangerschap in het lichaam van de vrouw optreden, worden in deze paragraaf kort besproken.

4.6.1 Hormonen

Het humane choriongonadotrofine (HCG) is een eiwithormoon, dat al vanaf de implantatie in snel toenemende hoeveelheden door de trofoblast wordt aangemaakt. Het HCG heeft dezelfde functie als het tijdens de menstruatiecyclus door de hypofysevoorkwab afgescheiden luteïniserend hormoon (LH), waarvan het zich chemisch onderscheidt door een andere zogenoemde -subunit (-HCG). De moderne, gevoelige zwangerschapstests berusten op het aantonen van -HCG. Het HCG stimuleert, evenals het LH, het corpus luteum. Rond de twaalfde dag na de ovulatie stopt de hypofysaire vorming van LH, zodat het corpus luteum zou degenereren als de stimulatie niet zou worden overgenomen door het trofoblastaire HCG. Het behoud van de productie van progesteron door het corpus luteum is essentieel voor het behoud van de zwangerschap. Zonder progesteron zou de decidua immers worden afgestoten, zoals bij de menstruatie. De productie van HCG neemt tot een zwangerschapsduur van ongeveer tien weken toe; daarna treedt een daling op.

De molazwangerschap, waarbij zeer veel trofoblast aanwezig is, wordt gekenmerkt door extreem hoge HCG-concentraties.

De opbouw van de decidua wordt bevorderd en in stand gehouden door het door de syncytiotrofoblast geproduceerde steroïdhormoon progesteron, zodat de placenta kan blijven groeien. Vanaf ongeveer de zevende zwangerschapsweek is het door HCG gestimuleerde corpus luteum (dat aanvankelijk zorgt voor de productie van progesteron) niet meer belangrijk. Vanaf die tijd wordt voldoende progesteron door de trofoblast aangemaakt en kan het ovarium met het corpus luteum worden gemist. Progesteron heeft een verslappend effect op glad spierweefsel en is daarmee verantwoordelijk voor het onderdrukken van (vroegtijdige) gecoördineerde uteruscontracties tijdens de zwangerschap.

Oestrogene steroïdhormonen worden in grote hoeveelheden geproduceerd door de syncytiotrofoblast, in nauwe samenwerking met de foetale bijnieren. Van de oestrogenen oestron, oestradiol en oestriol, die chemisch en functioneel enigszins verschillen, wordt in de zwangerschap vooral oestriol gevormd. De oestrogenen beïnvloeden onder andere de groei van de uterus en de aanpassing van de moederlijke circulatie.

Het eveneens door de syncytiotrofoblast gevormde placentair lactogeen hormoon (Engels: human placental lactogen (hPL)) beïnvloedt de celgroei en de moederlijke vet- en koolhydraatstofwisseling. Ook in het endocriene systeem van de zwangere treden veranderingen op. De productie van bijnierschorshormonen neemt toe. In het pancreas hypertrofiëren de -cellen en ze produceren meer insuline na glucosebelasting. De schildklier wordt meestal wat groter en de functie kan in geringe mate toenemen.

4.6.2 Uterus

Het myometrium neemt in de zwangerschap enorm in omvang toe. Het gewicht van de uterus stijgt van ongeveer vijftig gram in de niet-zwangere toestand tot ongeveer duizend gram aan het einde van de zwangerschap. Daarbij neemt de lengte toe van ongeveer tien cm tot dertig cm. Door de toename van de doorbloeding van de uterus zal ook de grootte van de uterus toenemen en deze wordt boller en weker. Daarbij ziet men ook dat de overgang tussen corpus en cervix weker wordt (het zwangerschapsteken van Hegar genoemd).

De groei van het myometrium wordt gestimuleerd door de uitrekking ten gevolge van de toenemende omvang van de inhoud van de uterus alsmede door de oestrogenen die door de trofoblast worden geproduceerd. Naarmate de zwangerschap vordert, trekken de afzonderlijke spiercellen van het myometrium vaker samen. De activiteit van de spiercellen is echter niet gecoördineerd en leidt slechts af en toe tot een contractie van de hele uterus, die overigens door de zwangere kan worden opgemerkt (braxton-hickscontractie). Progesteron is belangrijk om coördinatie van myometriumactiviteit en daarmee regelmatige uteruscontracties tijdens de zwangerschap te voorkomen. Tegen het einde van de zwangerschap neemt het remmende effect van progesteron af en neemt de coördinatie van myometriumcontracties toe, waarna uiteindelijk de baring op gang komt.

Tijdens de zwangerschap biedt de vrijwel geheel uit bindweefsel bestaande cervix weerstand aan de uitrekking van het myometrium. Wel wordt het bovenste deel van de cervix in het derde trimester als onderste uterussegment opgenomen in de wand van de uitgroeiende uterus. Tegen het einde van de zwangerschap treedt onder invloed van prostaglandines verweking op in het bindweefsel van de cervix, als voorbereiding op de ontsluiting tijdens de baring.

4.6.3 Stofwisseling

De groei van de foetus en placenta en de daarvoor noodzakelijke aanpassingen van het lichaam van de zwangere vragen extra energie. Over de gehele zwangerschap berekend komt de extra energiebehoefte uit op 10-15% van de calorische behoefte van de niet-zwangere vrouw. Omdat de lichamelijke inspanning vooral aan het einde van de zwangerschap vaak minder wordt, kan deze extra energiebehoefte in een land zonder voedseltekorten over het algemeen gemakkelijk worden gedekt door het gebruikelijke voedingspatroon.

De peristaltiek van de darm neemt af, waarschijnlijk ten gevolge van de verslappende werking van progesteron op het gladde spierweefsel. Hierdoor is de darmontlediging vertraagd en treedt vaak obstipatie op. De opname van een aantal voedingsstoffen wordt versneld.

De zwangerschap veroorzaakt aanzienlijke veranderingen in de koolhydraatstofwisseling. Door de vertraagde maagontlediging is de resorptie van glucose vertraagd. Daarbij scheiden de nieren meer glucose uit, doordat de reabsorptie van glucose door de verlaagde nierdrempel is verminderd. De gevoeligheid van cellen voor insuline neemt in deze periode ook af.

Er is een toenemende vraag van foetus en placenta naar glucose als energiebron; ook de zwangere zelf gaat meer glucose verbruiken. De verlangde toename in de glucoseproductie wordt mogelijk gemaakt doordat het pancreas van de zwangere meer insuline gaat produceren, terwijl tegelijkertijd het door de placenta gemaakte placentair lactogeen hormoon (hPL) de cellen minder gevoelig maakt voor insuline. De productie van oestrogenen, progesteron en cortisol geeft ook een anti-insulinewerking. Dankzij dit hele proces wordt de glucoseoverdracht naar de foetus bevorderd. Deze continue glucoseafgifte naar de foetus zorgt ervoor dat het nuchter bepaalde bloedglucosegehalte van de moeder in de loop van de zwangerschap lager komt te liggen.

Als het pancreas niet kan voldoen aan de vraag om meer insuline te produceren, ontstaat zwangerschapsdiabetes.

Hoewel de lever aan veel metabole processen een belangrijke bijdrage levert, ondergaat de functie van dit orgaan tijdens de zwangerschap geen veranderingen.

4.6.4 Bloed en bloedsomloop

Het bloedvolume neemt al vroeg in de zwangerschap toe en ligt rond de 32e zwangerschapsweek 30-40% hoger dan voor de zwangerschap. De toename komt voor een belangrijk deel op rekening van het plasmavolume; het volume erytrocyten neemt slechts met 15-20% toe. Het bloed wordt dus verdund, en er treedt een fysiologische daling op van het hematocriet en het hemoglobinegehalte. Een normaal Hb heeft een ondergrens van 7 mmol/l.

Ook de concentratie van een aantal andere bestanddelen van het bloed, zoals het totale eiwitgehalte, daalt, maar die van andere stoffen stijgt. Zo stijgt de concentratie van lipiden in het plasma en neemt ook het gehalte aan stollingsfactoren, vooral fibrinogeen, toe. De stijging van de fibrinogeenconcentratie is verantwoordelijk voor een sterke verhoging van de bezinkingssnelheid van erytrocyten, die daardoor bij zwangeren geen diagnostische waarde heeft.

Ook het hartminuutvolume (hmv) neemt vroeg in de zwangerschap toe en stijgt sneller dan het bloedvolume; al rond de twintigste zwangerschapsweek ligt het

hmv 30-40% hoger dan buiten de zwangerschap. Het blijft op dit niveau tot de bevalling. Voor de gemiddelde zwangere betekent dit een toename van het hmv met ongeveer anderhalve liter. De stijging van het hmv is het gevolg van een toename van het slagvolume – maar ook de hartfrequentie neemt met ongeveer vijftien slagen per minuut toe. Van de extra anderhalve liter hmv gaat aan het einde van de zwangerschap ongeveer 800 milliliter naar de placenta en 400 milliliter naar de nieren; van het restant gaat een flink deel naar de huid. De systolische slagaderlijke bloeddruk verandert in de zwangerschap nauwelijks. De diastolische bloeddruk daalt en ligt in het tweede trimester 10-15 mmHg lager dan aan het begin van de zwangerschap (midpregnancy dip). In het derde trimester stijgt de diastolische bloeddruk weer tot de uitgangswaarde. Aangezien de slagaderlijke bloeddruk het resultaat is van hmv × perifere vaatweerstand, betekent dit bij een toegenomen hmv dat de perifere vaatweerstand in de zwangerschap is afgenomen. De vaatweerstand is vooral afhankelijk van de gemiddelde doorsnede van de bloedvaten: hoe wijder het vat, hoe lager de weerstand. In de normale zwangerschap treedt dus een indrukwekkende vaatverwijding op, waardoor de toename van het hmv bij dalende of gelijkblijvende bloeddruk mogelijk wordt.
Bij het tot stand komen van deze aanpassingen van het moederlijke vaatsysteem spelen gecompliceerde biochemische mechanismen een rol, die deels door placentaire hormonen, deels door nog onbekende factoren in gang worden gezet. Stoornissen in deze aanpassingen zijn onder meer verantwoordelijk voor zwangerschapshypertensie en voor een te lage placentadoorstroming, die foetale groeivertraging tot gevolg heeft.
De druk in de venen van de onderste ledematen is tijdens de zwangerschap verhoogd, vooral ten gevolge van belemmering van de veneuze afvoer door de groeiende uterus. Dit is een belangrijke oorzaak van varices (spataderen) en oedeem aan de benen.

4.6.5 Ademhaling

Voor het toegenomen metabolisme in de zwangerschap is meer zuurstof nodig; de longventilatie stijgt dan ook met ongeveer 40%. Deze toename wordt mogelijk gemaakt door een groter ademvolume, zonder toename van de ademhalingsfrequentie.
De gevoeligheid van het ademcentrum zal onder invloed van progesteron toenemen tijdens de zwangerschap. Hierdoor ontstaat een fysiologische hyperventilatie, met als gevolg een daling van het CO_2-gehalte in het bloed. Deze hyperventilatie kan bij veel zwangere vrouwen een gevoel van benauwdheid geven die vooral bij inspanning kan optreden.
Door deze verandering in het CO_2-gehalte treedt er een respiratoire alkalose op, die de nier compenseert door het uitscheiden van extra bicarbonaat. Door het lage CO_2-gehalte in het maternale bloed zal de afvoer van foetaal CO_2 via de placenta makkelijker gaan.
Het middenrif vertoont tijdens de zwangerschap een hoogstand en staat aan het einde van de zwangerschap vier cm hoger. De borstomtrek neemt hierdoor 15 cm toe.

4.6.6 Uitscheiding

Al twee weken na de bevruchting neemt de nierdoorstroming toe en stijgt de glomerulaire filtratie. Hierdoor neemt de klaring van afvalstoffen als creatinine en ureum toe en daalt hun concentratie in plasma. De eveneens toegenomen filtratie van nuttige stoffen als mineralen en glucose wordt opgevangen door een versterkte reabsorptie. Vanaf het tweede trimester dilateren de nierbekkens en de ureters ten gevolge van het verslappende effect van progesteron op het gladde spierweefsel. Hierdoor kan stasis van urine optreden, met een verhoogde kans op urineweginfecties. In de laatste maanden van de zwangerschap wordt de blaas door het stijgen van de uterus uit het kleine bekken omhoog gedrukt en worden blaashals en urethra gestrekt. Dit kan klachten geven van incontinentie of soms urineretentie.

4.6.7 Lichaamsgewicht

Het gewicht van de zwangere neemt in ons land met gemiddeld 12,5 kg toe, met een grote variatie naar boven en naar beneden. De componenten van de gewichtstoename zijn samengevat in tabel 4.1.
Slechts ongeveer een kwart van de totale gewichtstoename aan het einde van de zwangerschap komt voor rekening van het gewicht van de foetus. Individuele variatie is voornamelijk een gevolg van verschillen in vetstapeling (in het algemeen in relatie tot voedingsgewoonten) en retentie van weefselvocht.

4.6.8 Borsten (mammae)

Door een toename in de doorbloeding zullen de borsten in volume toenemen. Dit gebeurt al kort nadat de nidatie (innesteling) heeft plaatsgevonden. De borsten voelen meer gespannen aan. Naast de toename van doorbloeding zorgt ook de toename van het aantal melkgangen na de achtste week voor verandering in het volume van de borsten. Soms is er ook sprake van wat afscheiding uit de tepels. Tijdens de zwangerschap zullen de omvang van de tepels en de pigmentatie van de tepelhof toenemen.

Tabel 4.1 Componenten van een gemiddelde gewichtstoename van 12,5 kg in de zwangerschap.

Foetus	3400 g
Placenta	500 g
Vruchtwater	800 g
Toename gewicht uterus	900 g
Toename gewicht borsten	400 g
Extra bloedvolume	1500 g
Extra weefselvocht	2000 g
Extra vet	3000 g

4.6.9 Huid

Een opvallende verandering van de huid tijdens de zwangerschap doet zich voor in de vorm van pigmentatie. De pigmentatie wordt veroorzaakt door een stijging van het MSH (melanocytenstimulerend hormoon, oftewel melanotropine). Deze stijging vormt samen met de invloed van andere hormonen (oestrogeen en progesteron) de extra pigmentatie (hyperpigmentatie) op de tepelhof (areola mammae) en de genitale huid.

Het optreden van het zogenoemde zwangerschapsmasker (melasma gravidarum) in het tweede trimester is hiervan ook een exponent. Door een onevenwichtige aanmaak van pigment ontstaan gelige of bruinige plekken op het voorhoofd, boven de kaken, boven de bovenlip, op de neus of kin. Deze plekken hebben een grillige vorm en zijn scherp begrensd; doordat ze vaak symmetrisch op het gezicht voorkomen is de benaming 'masker' verklaarbaar. Na de bevalling verdwijnen de plekken.

Wat betreft de haargroei zal de zwangere merken dat er meer hoofdhaar is. De dikkere haarinplant is een gevolg van het feit dat minder haren de rustfase bereiken en tegelijk de groeifase is verlengd. Na de bevalling is er een periode van één tot vijftien maanden met meer haaruitval.

Bij nagenoeg elke zwangerschap treden striae op. Dit zijn lijnvormige huidafwijkingen die ontstaan wanneer het onderhuids bindweefsel uit elkaar wordt getrokken door de snelle groei van het lichaamsdeel in kwestie. De striae zijn blauwrood van kleur en verbleken na de zwangerschap. Voorkeursplaatsen zijn buik, soms de borsten, dijen en billen.

In de eerste maand van de zwangerschap kunnen rode handpalmen en hielen/voetzolen (respectievelijk erythema palmare en erythema plantare) ontstaan. Dit kan een jeukend gevoel geven en is een van de zwangerschapsongemakken die na de bevalling weer verdwijnt.

Figuur 4.4 Striae.

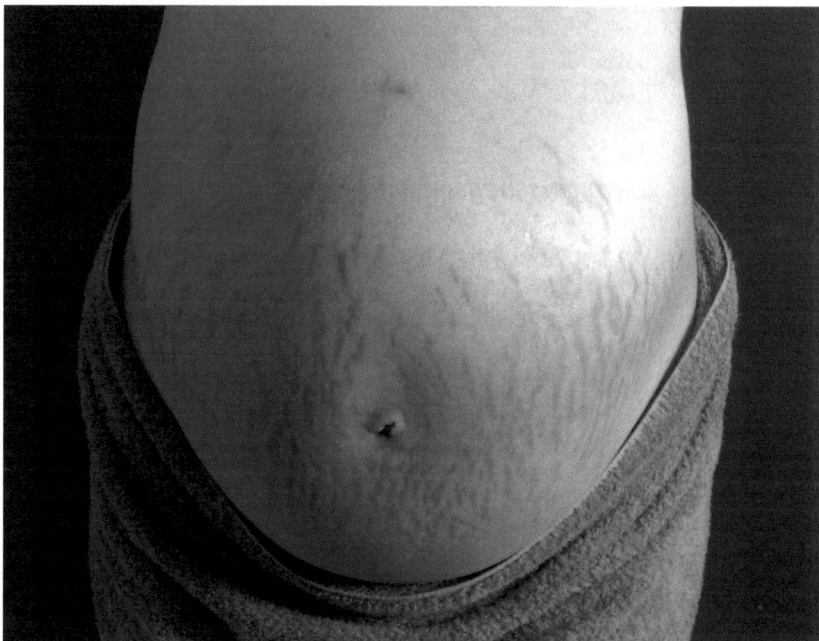

Figuur 4.5 Linea nigra.

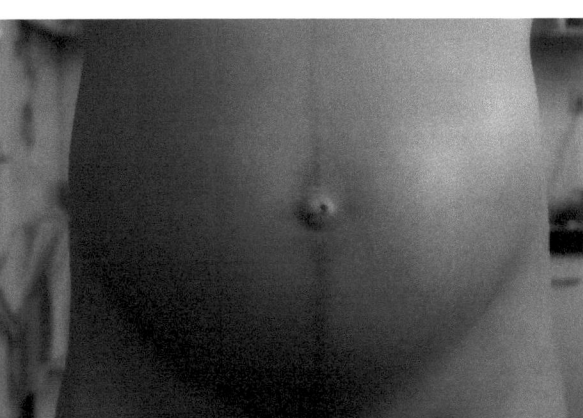

In de tweede tot vijfde maand kan spider naevus optreden: een rode verhevenheid (een 'spinnenkop'), meestal zo groot als een speldenknop. Vanuit het centrum van deze verhevenheid waaiert een aantal haarfijne bloedvaatjes uit (de 'spinnenpootjes'). De roodheid is wegdrukbaar, maar bij loslaten vullen de vaatjes zich weer onmiddellijk. De voorkeursplek voor spider naevus is het gezicht, vooral rond de ogen, en de hals. Als de plekjes na de zwangerschap aanwezig blijven, kan de dermatoloog ze behandelen.

Varices ontstaan door hormonale en constitutionele factoren. Ook speelt mogelijk een verhoogde veneuze druk in de vena femoralis en vena iliaca ten gevolge van de vergrote uterus een rol. De varices kunnen zich bevinden bij het been, de vulva en de anus.

Veel zwangeren hebben een vage witte lijn, bekend als de linea alba, over de buik lopen; deze loopt van de navel tot aan het midden van het schaambeen. De lijn is nauwelijks zichtbaar, veel vrouwen zullen hem in dit stadium nooit hebben opgemerkt. In het tweede trimester wordt de linea alba een linea nigra, een donkere lijn, die wel goed zichtbaar is. Bij sommige vrouwen loopt de lijn ook tot boven de navel door. De linea nigra is donkerder bij vrouwen met een donkere huid. Een paar maanden na de bevalling verdwijnt de lijn weer.

4.6.10 Zwangerschapsongemakken

Op basis van bovengenoemde fysiologische veranderingen in de zwangerschap is een groot aantal zwangerschapsongemakken te verklaren. In tabel 4.2 staan deze ongemakken en de achterliggende fysiologie beschreven.

Tabel 4.2 Zwangerschapsongemakken en de achterliggende fysiologie.

Ongemak	Periode	Achterliggende fysiologie
Misselijkheid, mastodynie, smaakveranderingen, stemmingswisselingen	Vooral eerste trimester	Circulatoire, metabole en hormonale veranderingen (onder andere HCG, progesteron)
Stekende pijn in liezen	Vooral eerste trimester	Tractie aan ligamenta rotunda door groeiende uterus
Zuurbranden, opboeren	Vooral tweede helft	Verhoogde intra-abdominale druk, vertraagde maaglediging
Toegenomen pigmentatie	Vooral tweede helft	melanocytenstimulerend hormoon
Vette huid, acne, toegenomen lichaamsbeharing en hoofdhaar	Vooral tweede helft	Steroïden met viriliserend effect, oestrogenen
Gevoel van ademnood	Vooral tweede helft	Verlaagde PCO_2 en verandering stand diafragma
Harde buiken	Vooral tweede helft	Reactie van myometrium op de groei van de uterus(inhoud)
Zwangerschapsstriae	Vooral tweede helft	Rek van de huid en verhoogd cortisol
Orthostatisch oedeem	Vooral derde trimester	Afname plasmacolloïdosmotische druk i.c.m. stijging veneuze druk in benen
Warmteallergie	Vooral derde trimester	Verhoogde stofwisseling, slechtere warmteafgite (vet, oedeem)
Slecht slapen	Vooral derde trimester	Toename stofwisseling; mechanisch ongemak
Bekkenklachten, moeilijk lopen, rugklachten	Vooral derde trimester	Relaxatie ligamenten, excentrische gewichtstoename
Polyurie, toename vaginale afscheiding, obstipatie	Gehele zwangerschap	Hyperemie van het kleine bekken, druk door uterus/foetale caput, vertraagde peristaltiek door progesteron

5 Verpleegkundige zorg tijdens de zwangerschap

R. Göbel en B.S.H.C. Bosman

5.1 Inleiding

Zwangerschap en bevalling lijken een steeds lucratievere markt te worden voor zowel deskundigen uit de gezondheidszorg als selfmade deskundigen en belangstellenden. De media bieden een scala aan informatie en infotainment op dit gebied.
Voor de zwangere en haar directe omgeving kan deze ontwikkeling bijdragen tot een goede voorbereiding op wat gaat komen; deze kan echter ook leiden tot vertroebeling van de feiten en tot het verlevendigen van spook- en sprookjesbeelden over zwangerschap en bevalling.
In dit hoofdstuk wordt de specifieke verpleegkundige zorg tijdens de zwangerschap beschreven. Eerst wordt aandacht geschonken aan de voorlichting in de eerste en tweede lijn en de specifieke aandachtspunten voor zwangeren daarbij; vervolgens wordt ingegaan op de rol van de verpleegkundige bij opname van de zwangere op de afdeling verloskunde.

5.2 Organisatie van voorlichting en preventie

Omdat de zorg aan zwangeren vanuit verschillende disciplines wordt aangeboden, moeten de verpleegkundige taken op het gebied van voorlichting en preventie worden afgestemd op die van bijvoorbeeld de medisch specialist, de huisarts en de verloskundige.
De verpleegkundige kan een belangrijke rol spelen in zowel de eerste- als de tweedelijnsgezondheidszorg. Op het ogenblik is deze rol in de eerstelijnsgezondheidszorg beperkt tot het assisteren bij en begeleiden van poliklinisch onderzoek bij zwangeren en barenden, en de poliklinische baring onder leiding van een verloskundige of huisarts. In sommige gevallen vervult de verpleegkundige ook een rol bij voorlichtingsbijeenkomsten voor aanstaande ouders. De ontwikkeling binnen de gezondheidszorg om zorgtaken vanuit de tweede lijn te verplaatsen naar de eerste lijn, zal echter tot een rolverandering van de verpleegkundige leiden en zal uitbreiding van het werkgebied binnen de eerstelijnsverloskunde tot gevolg hebben.
De rol van de verpleegkundige in de tweedelijnsverloskunde is zeer uitgebreid. Afhankelijk van de zwangerschapsduur, reden van opname en reeds bekende informatie moet de verpleegkundige aan de betreffende patiënt aangepaste informatie kunnen aanbieden. De verpleegkundige moet er rekening mee houden dat een ziekenhuisopname (een 'crisissituatie') en de psychische gesteldheid van de zwangere van invloed zijn op het correct opnemen van de informatie. De zwangerschap op zich kan al van invloed zijn op de psychische gesteldheid van de zwangere, zodat de informatieopname negatief wordt beïnvloed. Om dit probleem te minimaliseren is het raadzaam de informatie zo veel mogelijk te ver-

strekken in het bijzijn van de partner of familieleden, de informatie te herhalen en terug te vragen en de informatie in schriftelijke vorm (brochures of aantekeningen van het gesprek) aan de zwangere mee te geven.

De verpleegkundige moet in staat zijn, onafhankelijk van waar zij werkt, informatie te geven over:

- patiëntenverenigingen;
- eerste- en tweedelijnsverloskundige zorgverlening;
- informatiebronnen over verloskundige onderwerpen;
- informatieve en begeleidings- en zorggerichte instanties.

Gezien het multidisciplinaire karakter van (poli)klinische zorg zijn niet alleen afstemming en overleg met andere betrokken disciplines noodzakelijk, maar ook een goede registratie van de verstrekte informatie. De verpleegkundige rolinvulling is sterk afhankelijk van de professionaliteit en deskundigheid waarmee de verpleegkundige binnen de multidisciplinaire zorgverlening de eigen taken kan afbakenen en uitoefenen.

5.2.1 Eerste lijn

GGD

De GGD (Gemeentelijke Gezondheidsdienst) vervult een belangrijke functie bij de (preventieve) voorlichting over en het traceren, registreren en behandelen van seksueel overdraagbare aandoeningen (soa) en infecties als hiv en hepatitis (B en C). De GGD-verpleegkundige functioneert in een multidisciplinair team van artsen, psychologen en maatschappelijk werkers. Vaak verloopt het eerste contact met de patiënt via de verpleegkundige.

Na de bevalling kunnen ouders gebruikmaken van de GGD voor de zuigelingencontrole. Zij ontvangen dan informatie over groei, ontwikkeling, vaccinatieprogramma's en hygiëne. De GGD geeft verder voedingsvoorschriften en richtlijnen ter voorkoming en behandeling van kinderziekten.

Figuur 5.1   Kraamverpleegkundige met pasgeborene, 1930.

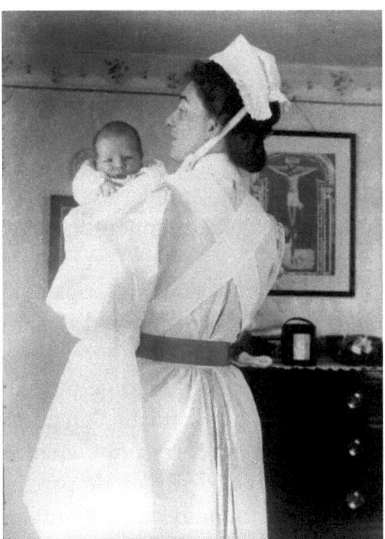

KRAAMCENTRUM
Het kraamcentrum of kraambureau richt zich voornamelijk op de periode rondom de partus en het kraambed. De zwangere die zich aanmeldt voor kraamzorg krijgt een uitgebreid informatiepakket en een persoonlijk intakegesprek (prenataal huisbezoek of telefonisch) met een verpleegkundige.
De informatie bevat de volgende items:
- lijst van benodigdheden voor de bevalling en het kraambed;
- uitleg over de functie en het functioneren van het kraamzorgbureau;
- soorten kraamhulp;
- rol en taken van de kraamverzorgende tijdens en na de partus;
- zorganalyse (inventarisatie van aandachtspunten, zoals de aanwezigheid van andere kinderen, huisdieren);
- bereikbaarheid en veiligheid van de kraamverzorgende.

Aan de hand van de verzamelde gegevens wordt het aantal uren kraamzorg geïndiceerd, al tijdens de zwangerschap. Deze indicatie vindt plaats aan de hand van het landelijk indicatieprotocol kraamzorg. In het kraambed wordt de zorg daadwerkelijk gestart en waar nodig vindt herindicatie plaats, bijvoorbeeld bij een onverwacht verloop van de partus.
Ook bij eventuele wijzigingen in de kraamperiode vindt een herindicatie plaats. Minimaal wordt 24 uur kraamzorg verleend, maximaal 80 uur, verdeeld over acht tot tien dagen. Tegenwoordig is het aantal kraamuren steeds meer beperkt door de ziektekostenverzekeringen. Hierdoor komt het vaker voor dat kraamverzorgenden een of twee keer per dag langskomen voor de noodzakelijke zorg en vaak niet meer de hele dag aanwezig zijn.
De kraamzorg besteedt tijdens de kraamperiode aandacht aan:
- verzorging en controle van de kraamvrouw;
- verzorging en controle van het kind;
- voorlichting, instructie en integratie van het kind in het gezin;
- observeren, signaleren en rapporteren;
- waarborgen hygiëne;
- verzorging en/of opvang van huisgenoten;
- lichte huishoudelijke taken.

Kraamzorg is gericht op het bieden van zorg, ondersteuning, instructie en voorlichting aan de moeder, haar partner en haar kind. Het heeft tot doel het bevorderen van het geestelijke en fysieke herstel van de kraamvrouw en het integreren van het kind binnen het gezin. Vanuit de tweede lijn geeft de verpleegkundige de zorg aan de kraamzorg en de eerstelijnsverloskundige over door middel van een overdracht.
Op deze overdracht staan gegevens met betrekking tot:
- vitale functies van moeder en kind;
- zwangerschap (graviditeit, pariteit, materniteit, zwangerschapsduur);
- indicatie voor klinische bevalling;
- bevalling (soort partus, ruptuur, hechtingen, complicaties);
- kraamperiode (uterusstand, post partum mictie, vloeien, pijn, medicatie, keuze van zuigelingenvoeding);
- pasgeborene (tijdstip geboorte, geslacht, geboortegewicht en laatste gewicht, apgarscore, toediening vitamine K, soort voeding en bijvoeding, drinkgedrag, mictie en defecatie, neonatale screening, indaling van de testes, lichamelijk onderzoek);

- opgetreden complicaties of afwijkende observaties;
- aanvullende behandeling naast reguliere zorg rondom bevalling en kraamperiode.

Naast deze overdracht zijn er in veel regio's ook specifieke borstvoedingsoverdrachten ontwikkeld. Een nieuwe ontwikkeling is om bij de overdracht aan de eerste lijn informatie te geven over het onderdeel 'hechting ouder en kind'. Indien er signalen of omstandigheden waren die dit proces hebben beïnvloed, wordt dit in de overdracht opgenomen.

CONSULTATIEBUREAU

Het consultatiebureau is vaak gekoppeld aan een GGD, een kraamcentrum, een gezondheidscentrum of een vorm van particulier initiatief. De informatie van het consultatiebureau richt zich vooral op de periode post partum en dan voornamelijk op ontwikkeling, voeding, gezondheid en opvoeding van het kind en op de begeleiding van ouders ten aanzien van deze aspecten. De informatie wordt verstrekt door een team van verpleegkundigen en (kinder)artsen, dat in samenwerking een algemeen 'zorgpakket' biedt en waar nodig specifieke informatie, in de vorm van doelgroepbijeenkomsten of individueel gerichte informatie.

Zodra bij een gemeente aangifte is gedaan van de geboorte van een kind, wordt het kind automatisch aangemeld bij de lokale jeugdgezondheidszorginstantie. Ouders kunnen vrijblijvend en gratis gebruikmaken van een consultatiebureau. Het eerste contact met de ouders verloopt doorgaans via de (ouder- en kindzorg)verpleegkundige die de gehoorscreening en eventueel de neonatale screening (hielprik) verricht.

LACTATIEKUNDIGE

Verscheidene hulpverleners (onder andere verpleegkundigen, kraamverzorgenden, verloskundigen) hebben zich gespecialiseerd in de lactatiekunde. Zij geven informatie over het geven van voeding aan de zuigeling. Hierbij komt aan de orde welke voeding de zuigeling nodig heeft, de hoeveelheid, welke manieren van voeden er zijn, de voor- en nadelen van de verschillende manieren van voeden, hoe het voeden in zijn werk gaat, wat het voeden voor de moeder betekent en welke problemen zich kunnen voordoen.

De lactatiekundige gaat ervan uit dat borstvoeding de voorkeur heeft. Maar er wordt ook informatie gegeven over alternatieven voor borstvoeding, over combinaties met borstvoeding, en over consultatie van andere deskundigen op het gebied van voeding voor zuigelingen. Verpleegkundigen met deze specialisatie zijn zowel werkzaam in de intramurale zorg (op ziekenhuisafdelingen) als in de extramurale zorg (bijvoorbeeld zelfstandig gevestigd).

OVERIGE DESKUNDIGEN

Zowel in de eerste als tweede lijn is het voor de verpleegkundige mogelijk de patiënt te verwijzen naar een deskundige of instantie, die specifieke informatie kan geven over zwangerschap en bevalling, bijvoorbeeld:
- patiëntenvereniging;
- verloskundige;
- diëtiste;
- bewegings- en ontspanningsdeskundige (yoga, Mensendieck, fysiotherapie);
- zwangerschaps- en oudervoorbereidingscursussen (bijvoorbeeld: haptonomie, psychoprofylaxe).

5.2.2 Tweede lijn

POLIKLINISCHE ZORGVERLENING

Op de polikliniek vindt het eerste contact plaats tussen de tweedelijnsverloskundige zorgverleners en de zwangere. De rol van de verpleegkundige bestaat veelal uit het assisteren bij kleine ingrepen en algemene zwangerschapscontroles, het doen van foetale registratie door middel van cardiotocografie (CTG), het plannen van afspraken en het verwerken van gegevens voor het medisch dossier.

Op verschillende verloskundige poliklinieken is de verpleegkundige taak uitgebreid, bijvoorbeeld met de inzet bij pre -en postnatale spreekuren, het betrekken van (afdelings)verpleegkundigen bij gesprekken na een partus immaturus en perinatale sterfte, en de inzet bij spreekuren en voorlichting gericht op lactatie en/of zwangerschapseducatie.

KLINISCHE ZORG

De verpleegkundige kan voor de zwangere in de kliniek de volgende taken vervullen:
- informatieverstrekking over zwangerschap, bevalling, opname-indicatie en -beleid en de te verwachten ontwikkelingen hierin;
- intermediair tussen specialist en patiënt;
- ondersteuning van de patiënt ten aanzien van lichamelijke, psychische en sociale aspecten;
- monitoring van vitale functies (bewaking en controle).

De verpleegkundige vertelt bij opname aan de zwangere wat haar taken zijn; ook dienen de wederzijdse verwachtingen uitgesproken te worden. Daarnaast geeft de verpleegkundige informatie over de achtergrond en het functioneren van de klinische zorgverlening en het multidisciplinaire zorgverlenende team.

De handelingen die de verpleegkundige op de afdeling verricht, zijn onder andere:
- het in opdracht van een specialist uitvoeren van medisch (technisch) voorbehouden handelingen (in het geval de verpleegkundige bekwaam en bevoegd is);
- medicijnverstrekking en -toediening;
- gewichtscontrole;
- observatie van vruchtwater- en/of bloedverlies;
- controle van bloeddruk, temperatuur en polsslag;
- controle/observatie van het lichamelijk en psychisch welzijn van de zwangere;
- indirecte controle van de foetale conditie door de zwangere te vragen naar 'voelen van leven';
- directe controle van de foetale conditie door middel van CTG of doptone;
- observatie van fysiologische en/of pathologische veranderingen bij de zwangere;
- controle van conditieveranderingen van de zwangere als gevolg van het verergeren van ziekteverschijnselen en/of het optreden van complicaties;
- controle van conditieveranderingen van de foetus als gevolg van het verergeren van ziekteverschijnselen en/of het optreden van complicaties;
- observatie en vermoeden van 'in partu komen';
- observatie van pijnbeleving en toepassen van pijnreductie.

Het anticiperen op veranderingen in de gezondheidssituatie van de zwangere en de foetus vormt een belangrijk onderdeel van de werkzaamheden. De verpleegkundige kan door middel van het stellen van een prediagnose gerichte aanvullende observatie en controle realiseren. De verkregen informatie kan een bijdrage leveren aan het adequaat op de hoogte stellen van de arts, zodat een behandeling kan worden bijgesteld of worden ingezet.

Het multidisciplinaire karakter van de zorg vraagt van de verpleegkundige een regiefunctie te vervullen, omdat zij door haar 24-uursaanwezigheid in staat is de totale zorg en de effecten hiervan in kaart te brengen. Deze regiefunctie vraagt om een flexibele, professionele en deskundige verpleegkundige, die in staat is haar rol inhoud te geven en daarbij haar professionele grenzen weet te bewaken. De beroepsvereniging voor verpleegkundigen werkzaam binnen de verloskunde, voortplantingsgeneeskunde en gynaecologie (V&VN VOG) heeft voor de verpleegkundige een beroepsdeelprofiel opgesteld waarin de competenties worden benoemd. Het CZO (college ziekenhuisopleidingen) heeft in samenwerking met werkgevers, werknemers en opleidingen eindtermen opgesteld waaraan de verpleegkundige moet voldoen.

5.3 Voorlichting

5.3.1 *Medicijngebruik*

Tijdens poliklinische controle en/of klinische opname is het van belang de zwangere te vragen of zij medicijnen gebruikt, op welke indicatie, welke soorten en in welke dosering. Soms worden er producten gebruikt tegen bijvoorbeeld hoofdpijn of als vitaminesuppletie, die juist tijdens de zwangerschap gecontraïndiceerd zijn. Tijdens het verpleegkundige anamnesegesprek bij opname in de kliniek kan de verpleegkundige het medicijngebruik inventariseren en kritisch bekijken.

In het begin van de zwangerschap, liever eigenlijk al kort voordat de vrouw zwanger is, wordt geadviseerd om foliumzuur te slikken tot en met de tiende week van de zwangerschap. Hierdoor kunnen neuralebuisdefecten worden voorkomen. Ook ijzerpreparaten worden dikwijls in de zwangerschap voorgeschreven. Het gebruik van medicijnen en vitamine- en mineraalsuppleties zonder een strikt medische noodzaak moet worden vermeden. Van verschillende medicijnen en vitamine- en mineraalsuppleties (bijvoorbeeld DES, vitamine A) is bekend dat zij de zwangerschap kunnen termineren of dat ze afwijkingen kunnen veroorzaken bij de foetus. Overigens zijn de effecten van talloze andere medicijnen en vitamine- en mineraalsuppleties nog onbekend. In het algemeen wordt gestreefd naar alternatieve oplossingen, zoals rust en aangepaste voeding. Is het niet mogelijk een goed alternatief te vinden, dan kan eventueel – na overleg – toch worden overgegaan op medicamenteuze therapie.

Van een beperkt aantal medicijnen is proefondervindelijk bewezen dat zij op korte termijn geen schadelijke effecten hebben op de zwangere en de foetus (bijvoorbeeld paracetamol of temazepam). In het door de RIVM (Rijksinstituut voor Volksgezondheid en Milieu) uitgegeven naslagwerk *Geneesmiddelen, zwangerschap en borstvoeding* staat vermeld welke middelen toegestaan zijn tijdens de zwangerschap en welke niet. Het boek, dat een actueel beeld geeft van de potentiële risico's van medicijnen tijdens zwangerschap en borstvoeding, kan helpen de keuze voor bepaalde middelen te onderbouwen en cliënten te begeleiden bij hun vragen over de veiligheid van geneesmiddelen tijdens zwangerschap en borstvoeding. Via de Teratologie Informatie Service van het RIVM kunnen professionals informatie opvragen over geneesmiddelen tijdens de zwangerschap en lactatie.

Soms kunnen zwangeren niet stoppen met medicijngebruik zonder negatieve gevolgen voor hun eigen gezondheid, omdat ze die medicijnen nodig hebben voor een bepaalde aandoening. Toch zijn er vrouwen die desondanks besluiten met de medicinale behandeling te stoppen. Deze vrouwen hebben intensieve controle van de behandelend specialist en goede (psychosociale) begeleiding nodig. Beide groepen vrouwen moeten goed worden geïnformeerd: over de gevolgen voor hun zwangerschap en voor hun eigen gezondheid bij het wel of niet gebruiken van medicijnen, over de gevolgen voor hun ongeboren kind en voor het kind na de geboorte, en over de gevolgen voor het verloop van de ziekte zelf. Samen met de zwangere, de gynaecoloog en behandelend specialist stelt de verpleegkundige een plan op voor de (poli)klinische monitoring. In dit plan moeten afspraken staan over de patiënteninformatievoorziening, begeleiding en medicinale therapie en informatie voor verpleegkundigen en specialisten.

5.3.2 Infecties

Een zwangere moet weten aan welke specifieke infecties zij en haar ongeboren kind tijdens de zwangerschap blootgesteld kunnen worden. Zij moet weten welke gevolgen deze infecties kunnen hebben en welke (preventieve) maatregelen zij kan nemen. Door kennis van bepaalde hygiënische maatregelen en het uitvoeren ervan, kan de zwangere het risico van infectie minimaliseren. Een bekend voorbeeld is dat zwangeren besmetting met toxoplasmose kunnen voorkomen door contact te vermijden met rauw rundvlees en uitwerpselen van jonge katten. Het wordt dan ook aangeraden om handschoenen te dragen bij het verschonen van de kattenbak en bij het werken in de tuin, en om rood vlees goed doorbakken te eten. Ook de kans op listeriose kan worden verlaagd door ongepasteuriseerde melk of kazen gemaakt van ongepasteuriseerde melk (de verpakking vermeldt *au lait cru* of 'rauwmelks') niet te gebruiken. De melk en kaas in de Nederlandse supermarkten is vrijwel altijd gepasteuriseerd. Het eten van vacuümverpakte vis wordt afgeraden, eveneens vanwege het risico van listeriose. Zodra de vis wordt verhit, verdwijnt dit risico.

URINEWEGINFECTIES
Door veranderingen in de fysiologie van de vrouw neemt de kans op urineweginfecties toe. Als de vrouw vóór de zwangerschap bekend was met frequente urineweginfecties zal dit tijdens de zwangerschap voor haar een extra aandachtspunt zijn.

De informatie aan de zwangere zal gericht zijn op de symptomen van de urineweginfectie en op het feit dat deze soms vrijwel onopgemerkt blijven: tijdens de zwangerschap is namelijk de geur van de urine anders en ook ligt de frequentie van het urineren hoger. Misschien heeft de vrouw geen pijn bij het urineren of onderkent ze de pijn niet door het veranderde gevoel bij het urineren. Hierdoor kan de infectie onopgemerkt blijven en uitgroeien tot een oplopende urineweginfectie (pyelitis gravidarum).

Ten aanzien van de hygiëne kan de zwangere worden geïnformeerd over de wijze van correct reinigen na de defecatie (altijd van vagina richting anus). Een ernstige urineweginfectie kan symptomen geven van een dreigende vroeggeboorte (krampende onderbuikpijn en geprikkelde uterus) en kan zelfs een vroeggeboorte in gang zetten. Er is meestal weinig infectiegevaar voor het ongeboren kind, wat voor de zwangere een geruststelling kan zijn, met uitzondering van cystitis veroorzaakt door de GBS-bacterie (infecties tijdens de zwangerschap worden in meer detail behandeld in het deel Obstetrie, paragraaf 2.10).

Door een veranderde zuurgraad in de vagina verandert tevens de natuurlijke weerstand tegen de uitwas van bacteriën en schimmels. Door dit veranderde klimaat bestaat de kans op optreden van vaginale infecties tijdens de zwangerschap. Veel van deze infecties zijn onschuldig voor het ongeboren kind, maar kunnen veel ongemak veroorzaken voor de zwangere, zoals jeuk bij introitus en vagina, veel vaginale afscheiding en een sterk ruikende afscheiding. Als de infectie niet goed wordt behandeld, kan er bij de pasgeborene ook een infectie ontstaan, bijvoorbeeld spruw, met voedingsproblemen als mogelijk gevolg.

Naast de min of meer onschuldige infecties moet rekening worden gehouden met een seksueel overdraagbare aandoening (soa), zoals gonorroe, herpes simplex, chlamydia-infecties, hiv en hepatitis B of C, en kinderziekten (rubella, waterpokken). Een aantal soa's heeft zeer ernstige gevolgen voor de foetus, zowel intra-uterien tijdens de zwangerschap als durante en post partum.

Bij gebroken vliezen en vaginale infectie bestaat een verhoogde kans op een intra-uteriene infectie van de foetus, waardoor deze een permanente besmetting of (cerebrale) schade kan oplopen. Bij de infecties die door middel van maternaal bloedcontact aan de foetus kunnen worden overgedragen is het belangrijk om op de hoogte te zijn van de landelijke richtlijnen die het ministerie van VWS voorschrijft met betrekking tot behandeling en preventie ervan.

Veel vaginale schimmel- en bacteriële infecties kunnen medicinaal goed worden behandeld, maar recidiveren vaak. Bij de soa's zijn de behandelingsresultaten – afhankelijk van de soort infectie – zeer uiteenlopend, voor zowel moeder als kind.

De verpleegkundige stelt in overleg met de behandelend specialist, zo nodig ondersteund door andere disciplines, samen met de zwangere een voorlichtings- en behandelplan op. Ook het verstrekken van informatie over preventie (hygiëne en risicogedrag) en over de symptomen, consequenties en behandeling van vaginale infecties is een belangrijke verpleegkundige taak.

5.3.3 Vocht en voeding

Tijdens de zwangerschap veranderen de stofwisseling en hormoonhuishouding van de vrouw en daarmee de behoefte aan energie. Deze behoefte stijgt in de eerste helft van de zwangerschap met ongeveer 100 kcal per dag en in de tweede helft met ongeveer 300 kcal. Dit lijkt veel, maar vergeleken met de totale behoefte van een gemiddelde niet-zwangere vrouw (2200 kcal) is het slechts een geringe toename. Het idee dat een zwangere moet 'eten voor twee' kan naar het rijk der fabelen worden verwezen. Dat tijdens de zwangerschap de behoefte om te eten toeneemt, hangt vooral samen met de veranderde hormoonhuishouding en de 'zwangerschapslusten'. Het is dan ook belangrijk dat de zwangere op de hoogte is van de effecten van de zwangerschap op het eetpatroon, en wat de daadwerkelijke extra energiebehoefte inhoudt.

De veranderde hormoonhuishouding kan in de eerste zestien weken ook het tegenovergestelde effect hebben, namelijk het ontbreken van eetlust als gevolg van misselijkheid, en smaak- en reukveranderingen waardoor eten en drinken gaan tegenstaan. Het is dan van belang te voorkomen dat de vrouw ondervoed en uitgedroogd raakt, waardoor het lichaam roofbouw zou gaan plegen op zichzelf, en waarbij schadelijke stoffen die mogelijk in het vet zijn opgeslagen zouden vrijkomen. Het lichaam zal de foetus echter zo optimaal mogelijk blijven voeden – ten koste van de conditie van de zwangere – waardoor de foetus pas in een later stadium te maken krijgt met de negatieve gevolgen van een slecht voedingspatroon van de moeder.

De gewichtstoename in de zwangerschap hangt mede af van de eetgewoonten en de mate van beweging van de zwangere. In de eerste periode van ongeveer zestien weken kan de toename in gewicht bij veel zwangeren vrij snel gaan als gevolg van de veranderde hormoonhuishouding en de zwangerschapslusten. Na deze periode is het voor de zwangere van belang te zorgen voor een wat geleidelijker gewichtstoename. De gewichtstoename bestaat niet alleen uit de opbouw van vetreserves die nodig zijn als extra energiebron tijdens de zoogperiode, maar ook uit de groei van het kind, de placenta, het vruchtwater en oedemen. De extra gewichtstoename zal grotendeels verdwijnen na de bevalling en tijdens de zoogperiode. Voor vrouwen die geen borstvoeding geven, is het moeilijker om het extra gewicht kwijt te raken dan voor vrouwen die dat wel doen.

NOODZAKELIJKE NUTRIËNTEN
Tijdens de zwangerschap heeft het lichaam extra behoefte aan een aantal vitaminen en mineralen. Veel van deze vitaminen en mineralen kan de zwangere binnenkrijgen door gevarieerd en bewust te eten, zodat suppletie door vitamine- en mineraalpreparaten overbodig is. Aan de volgende stoffen bestaat een verhoogde behoefte tijdens de zwangerschap: calcium en vitamine D (voor de skeletopbouw van het kind), ijzer, foliumzuur en vitamine B12 (voor de hemoglobinehuishouding die een daling ondergaat tijdens de zwangerschap). Als er ondanks goede voeding ernstige tekorten aan deze stoffen ontstaan en de situatie voor de zwangere en de foetus verontrustend wordt, zal de medisch specialist en/of verloskundige zoeken naar een verantwoorde aanvulling door middel van vitamine- en/of mineraalpreparaten.

VOEDSELBEREIDING
Van verschillende soorten voeding is bekend dat ze ziektekiemen en parasieten kunnen overbrengen op de zwangere en/of de foetus. Tijdens de zwangerschap moet dan ook het eten van rauw vlees en producten uit rauwe melk worden afgeraden.
Het eten van rauw vlees (met name tartaar en rundvlees in het algemeen) wordt in verband gebracht met toxoplasmose, waarvan bekend is dat dit schadelijke gevolgen heeft voor de foetus. De zwangere moet vlees goed doorbakken eten. Groente moet extra goed worden gewassen, zeker als deze rauw wordt gegeten. Een ander voorbeeld is het beperken van de consumptie van lever vanwege het hoge gehalte aan vitamine A.
Het gebruik van alcohol wordt tijdens de zwangerschap afgeraden in verband met schadelijke gevolgen voor de foetus (onder andere mentale retardatie). Het is niet bekend bij welke hoeveelheid alcohol het risico op schadelijke gevolgen voor de foetus toeneemt; het huidige advies luidt dan ook om helemaal geen alcohol te gebruiken tijdens de zwangerschap.

5.3.4 De uitscheiding

Zowel het ontlastingspatroon als het mictiepatroon kan tijdens de zwangerschap veranderen. De peristaltiek van de darmen verloopt trager door de veranderde hormoonhuishouding en de groeiende uterus. Obstipatie is dan ook een veelvoorkomend probleem; dit kan overigens ook ontstaan als gevolg van ijzersuppletie met tabletten.

De verpleegkundige kan informatie geven over de oorzaak van obstipatie en over de maatregelen hiertegen, zoals veel beweging, goede voeding (vezelrijk en voldoende fruit) en voldoende vocht (minimaal 1,5 liter per dag).

Tijdens de zwangerschap zal de frequentie van het urineren toenemen door de sterkere doorbloeding van het bekken en de druk van de uterus op de blaas. Later in de zwangerschap zal de uterus minder tegen de blaas duwen, omdat het bekken meer ondersteuning geeft aan de uterus, maar zal het hoofd of de stuit van het kind de blaas prikkelen. De blaas zal dus al bij minder inhoud geprikkeld worden tot urineren.

Tevens kunnen oedemen die in de benen zijn ontstaan zorgen voor een grotere hoeveelheid vocht die wordt afgedreven tijdens de nacht.

5.3.5 Beweging

De zwangere kan in principe blijven bewegen zoals zij dat gewend was. Werken en de meeste sporten kunnen doorgaan zolang het lichaam het toelaat. Een zwangere die tijdens de zwangerschap een goede conditie heeft en behoudt, zal een grotere kans hebben op een betere bevalling en een beter kraambed hebben dan wanneer zij te passief is. De enige beperking die de zwangere zichzelf moet opleggen is goed te luisteren naar de signalen van haar lichaam en proberen de grens die het lichaam aangeeft niet te overschrijden. Wordt de grens voortdurend overschreden, dan zal dat uiteindelijk tot klachten leiden. Tijdens de zwangerschap worden onder andere ook de gewrichtsbanden slapper, waardoor eerder dan normaal blessures kunnen ontstaan.

De behoefte aan rustperioden neemt tijdens de zwangerschap toe en de zwangere moet zichzelf toestaan die rust gedurende de dag ook te nemen.

De lichaamshouding van de vrouw wordt sterk beïnvloed door de zwangerschap. Het lichaam zal zich aanpassen aan de nieuwe situatie; dit gaat soms met klachten gepaard. Het volgen van een mensendieckcursus speciaal voor zwangeren kan uitkomst bieden en nieuwe inzichten geven in houding en beweging tijdens de zwangerschap en bevalling

De volgende klachten, die de beweging beïnvloeden, kunnen tijdens de zwangerschap optreden:
- pijn in de weefselbanden, die uitstraalt in onderrug en liezen;
- verhoogde druk van het voorliggende deel op het schaambeen;
- bekkeninstabiliteit (bekkenmobiliteit);
- symfysiolyse.

Afhankelijk van het klachtenpatroon en de mate van beperking in de houding en beweging van de zwangere kan de verpleegkundige samen met haar zoeken naar de oorzaak ervan en een behandeling van de klachten opstellen. Veel van de klachten zijn voor de zwangere acceptabel als zij serieus worden behandeld, als de zwangere informatie krijgt over de oorzaak ervan en over de mogelijkheden deze klachten te verhelpen of te verminderen. Een bekkenband is een veelgebruikt hulpmiddel ter ondersteuning van het lichaam bij klachten vanuit het bekken.

5.3.6 Seksualiteit

Meestal zal de zwangere van de verloskundige en/of arts informatie gekregen hebben over seksualiteit tijdens de zwangerschap. Soms echter is dit niet het geval of was dit onderwerp voor de zwangere en haar partner niet bespreekbaar, waardoor het alsnog een taak voor de verpleegkundige is om goede patiëntgerichte informatie te verstrekken.
Hoewel seksualiteit door elk paar anders wordt beleefd, zijn er toch algemene aspecten die in de informatie aan de orde moeten komen. De behoefte aan vrijen kan tijdens de zwangerschap veranderen, evenals het gevoel tijdens het vrijen. Veel vrouwen krijgen minder behoefte aan geslachtsgemeenschap en hebben voldoende aan knuffelen en genegenheid. Sommige vrouwen daarentegen ervaren een toenemende behoefte aan vrijen.
Het is belangrijk dat de zwangere en haar partner ervan op de hoogte zijn dat geslachtsgemeenschap geen negatieve invloed heeft op de zwangerschap en het kind of dat de baring hierdoor in gang gezet zal worden. Seks is gedurende de gehele zwangerschap mogelijk, mits er geen medische indicatie is waardoor geslachtsgemeenschap wordt afgeraden (bijvoorbeeld bij cervixcerclage (afsluiting van de cervix uteri met een band om een te vroege bevalling tegen te houden) of placenta praevia (vóórliggende placenta)).
De lichamelijke verandering in de zwangerschap kan de seksualiteitsbeleving beïnvloeden. Het lichaam van de vrouw voelt tijdens de zwangerschap anders aan, de borsten en vagina veranderen onder invloed van de hormonen en de buik gaat gedurende de zwangerschap meer in de weg zitten. Borsten en tepels worden groter en geven bij aanraking een ander gevoel (vaak zijn ze veel gevoeliger), wat door de een als aangenaam ervaren wordt en door de ander juist niet. Ook de vagina verandert onder invloed van hormonen en wordt gevoeliger door de extra doorbloeding; deze verandering in gevoeligheid kan wisselend worden ervaren. De buik kan door de toenemende grootte als obstakel worden ervaren, waardoor de zwangere en haar partner tijdens de geslachtsgemeenschap bijvoorbeeld een andere houding moeten aannemen.
Informatie over de lichamelijke en psychische veranderingen tijdens de zwangerschap en de invloed daarvan op de seksualiteit biedt de zwangere en haar partner de mogelijkheid om veranderde gevoelens over seksualiteit te begrijpen. De verpleegkundige moet de zwangere en haar partner duidelijk laten weten dat over seksualiteit gepraat kan worden en dat zij hierover, als zij er behoefte aan hebben, informatie kunnen krijgen.
Als een zwangere op een afdeling wordt opgenomen, moet de verpleegkundige zich realiseren dat de vrouw en partner wel eens samen willen zijn. De verpleegkundige kan het paar hiernaar vragen en zo de drempel verlagen voor een gesprek over seksualiteit.

5.4 Klinische zorgverlening

In Nederland vindt het grootste deel van de bevallingen in het ziekenhuis plaats. Redenen hiervoor zijn onder andere het toenemend aantal zwangeren met medische indicatie, alsmede zwangeren die voor een 'veilige' plaats kiezen om te bevallen of die door woon/leefomstandigheden gedwongen zijn in de kliniek te bevallen. Toch kent ons land (tot schrik van andere landen in de westerse wereld) een progressief beleid met betrekking tot de thuisbevalling. Thuisbevalling is mogelijk door de structuur van de verloskundige gezondheidszorg en de deskundigheid van de eerstelijnshulpverleners (huisarts en verloskundige).

5.4.1 Begeleiding

Opname op de afdeling verloskunde kan voor de zwangere een beladen, emotioneel moment zijn of worden, omdat dit wellicht tegen al haar verwachtingen ingaat. Het is dan ook van belang dat de verpleegkundige aandacht heeft voor de situatie van de zwangere en haar partner en hen de mogelijkheid geeft hun gevoelens over de opname te uiten. Er is immers sprake van een *life event*.
Soms kan de zwangere na de opname weer naar huis en zelfs thuis bevallen, maar in de meeste gevallen heeft de opname tot gevolg dat een thuisbevalling is uitgesloten. Het feit dat zij niet in haar eigen omgeving zal zijn voor de bevalling kan voor de zwangere een grote teleurstelling zijn. Dit kan de communicatie met de zorgverleners op de afdeling beïnvloeden.
Tijdens het anamnesegesprek wordt de basis gelegd voor een vertrouwensrelatie met de zwangere. Door het geven van informatie kan de verpleegkundige haar geruststellen en kan zij eventuele misplaatste ideeën ten aanzien van de verloskundige kliniek wegnemen.

5.4.2 Anamnese

Bij opname van de zwangere is het van belang om behalve de algemene anamnesegegevens ook de specifieke verloskundige anamnesegegevens op te vragen. De vragen in de anamnese helpen de verpleegkundige een compleet beeld van de patiënt te krijgen om van daaruit een probleemanalyse te maken en een verpleegkundig behandelplan op te stellen. Niet alle vragen in een anamnese zijn even relevant; het behoort tot de deskundigheid van de verpleegkundige hierin de juiste keuze te maken.
De volgende items zijn – naast de specifieke informatie naar aanleiding van de opname (diagnose) en de algemene anamnesevragen (zoals persoonsinformatie) – van belang bij de verloskundige verpleegkundige anamnese:
- allergieën, bijvoorbeeld ten aanzien van medicamenten;
- bloedgroep en resusfactor (onder andere in verband met de toediening van anti-D post partum of resussensibilisatie);
- graviditeit;
- pariteit;
- materniteit/progenituur (aantal nog levende kinderen);
- abortus (spontaan of abortus provocatus lege artis);
- behandeling bij voortplantingsgeneeskunde;

- à terme datum huidige zwangerschap en zwangerschapstermijn bij opname;
- bijzonderheden (complicaties) van vorige zwangerschap, baring, kraambed en eventuele koppeling naar deze zwangerschap;
- bijzonderheden van huidige zwangerschap en het verloop tot nu toe;
- verwachtingen ten aanzien van de opnameperiode, de verpleegkundige, het medisch en verpleegkundig beleid;
- gevolgde zwangerschapscursussen en/of gebruik van specifieke informatiebronnen;
- keuze ten aanzien van voeding pasgeborene;
- kraamzorg;
- prenatale zorgverlening tot dusverre.

De gegevens uit de anamnese zijn bepalend voor het te voeren verpleegkundige en medische beleid; zij beïnvloeden het verloop van de zwangerschap, de bevalling en het kraambed. Het is daarom van groot belang dat de verpleegkundige ervoor zorgt dat het anamnesegesprek in een rustige omgeving plaatsvindt en goed verloopt.

5.4.3 Voorbereiding op de bevalling

Zwangere vrouwen kunnen van allerlei informatiebronnen gebruikmaken om zich voor te bereiden op de bevalling. De verpleegkundige moet nagaan of de gekozen methode en informatiebron(nen) hebben bijgedragen aan een realistisch beeld van de bevalling. Ook als de zwangere aangeeft liever niet na te denken over de bevalling en gewoon te willen wachten op wat gaat komen, moet de verpleegkundige nagaan wat de zwangere weet van bevallen in het algemeen en wat de verwachting is ten aanzien van haar eigen bevalling. De verpleegkundige kan essentiële informatie toevoegen en correcties aanbrengen in het beeld dat de zwangere heeft van de bevalling en zorg.
Behalve informatieverstrekking door middel van voorlichting en foldermateriaal, kan de verpleegkundige de zwangere en haar partner de verloskamers en eventueel de couveuses laten zien. Informatie over het begin van de bevalling is voor de zwangere zeer belangrijk. De verpleegkundige kan haar duidelijke richtlijnen geven over het moment waarop zij de verpleegkundige moet waarschuwen. De volgende aspecten kunnen wijzen op het begin van de bevalling (zie ook hoofdstuk 6):
- regelmatige contracties;
- verlies van vruchtwater als gevolg van het breken van de vliezen;
- bloedverlies als gevolg van 'tekenen'.

Het verrichten en registreren van observaties, die bijdragen tot het in partu verklaren van een zwangere, is een belangrijke taak van de verpleegkundige. Zij zal samen met de zwangere de observaties en veranderingen, die duiden op het begin van de bevalling of het doorzetten ervan, steeds moeten bijstellen; bevallen is immers een proces dat in gang wordt gezet en waarbij sprake is van continue veranderingen. Eerder afgesproken criteria kunnen daarom hun geldigheid verliezen.
Persoonlijke eigenschappen van de zwangere (zoals omgaan met pijn en het verwoorden van gevoelens), verloskundige aspecten (bijvoorbeeld primipara of

multipara) en de huidige zwangerschap (bijvoorbeeld termijn, hydramnion, eenling/meerling, stuitligging, dwarsligging) kunnen van invloed zijn op de interpretatie van de geobserveerde contractiliteit, waardoor het moeilijk is om goed te bepalen in welke mate de zwangere 'harde buiken' heeft (braxton-hickscontracties), en in partu komt. De verpleegkundige moet zich dan ook steeds afvragen of een bepaalde observatie in deze zwangerschap past of dat die juist afwijkt van de normale verwachting, en of deze past bij de persoonlijkheid van de zwangere.

Omdat het verloop van een bevalling slecht voorspelbaar is, kan het begin ervan onzekerheid, angst en gevoelens van controleverlies over het lichaam bij de zwangere teweegbrengen. De verpleegkundige zorgt ervoor dat deze gevoelens bespreekbaar zijn; zij maakt door het geven van gerichte informatie de situatie voor de zwangere weer aanvaardbaar. De verpleegkundige kan de zwangere bijvoorbeeld herinneren aan adviezen of geleerde handelingen vanuit de zwangerschapscursus en deze laten toepassen, eventueel met ondersteuning van de partner.

De verpleegkundige kan de zwangere die in partu is, het volgende adviseren:
- neem een warme douche; dit is ontspannend, kan de pijnsensatie verminderen en kan ook het baringsproces positief beïnvloeden;
- houd een warme pakking of een warme kruik tegen pijnlijke plaatsen;
- laat de partner tegendruk/massage geven op pijnlijke plaatsen in de onderrug;
- concentreer op één onderwerp als de wee opkomt, en houd dit vast tot de wee afzakt;
- laat de partner coachen bij het concentreren;
- houd het lichaam tijdens het opkomen van en gedurende de wee volkomen ontspannen (laat het hele lichaam in bed 'wegzakken');
- pas ademhalingstechnieken toe tijdens het opkomen van en gedurende de wee als middel om te concentreren op iets anders dan de pijn.

Op de afdeling zal de mogelijkheid van begeleiding vaak beperkter zijn dan op de verloskamer. Soms is het nodig een zwangere in verband met de noodzakelijke begeleiding (tijdelijk) naar de verloskamer over te brengen op een eerder tijdstip dan was te verwachten.

Figuur 5.2 Ontspanningsoefeningen ter voorbereiding op de bevalling.

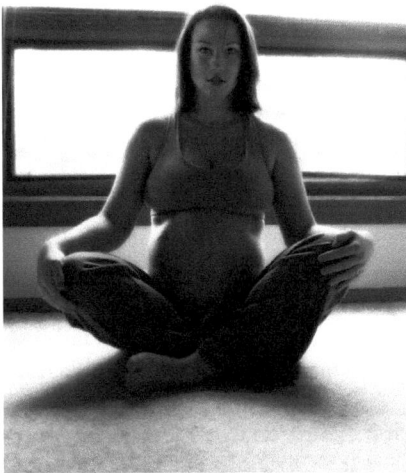

Contractiliteit kan het beste worden waargenomen door het voelen van de spanning van de uterus: tijdens een contractie en bij rust. Het wordt dan duidelijk hoe de spanning van de uterus is en of de foetus tijdens een contractie nog 'doorvoelbaar' is, zodat een goed beeld wordt verkregen van de kracht van een contractie. Belangrijk is ook dat de zwangere zelf aangeeft wat zij voelt. Deze twee gegevens en het beeld van het totale verloop gedurende langere periode dragen bij tot de conclusie of de vrouw in partu is.

Als de zwangere door de verloskundige of arts in partu is verklaard vindt er zo nodig overleg plaats met de verloskamers over de overdracht naar deze afdeling (zie ook hoofdstuk 6 en 7).

Casus 1
Tijdens de avonddienst op Verloskamers komt mevrouw X zich melden bij de verpleegkundige. Zij heeft niet vooraf telefonisch gemeld dat zij naar de afdeling zou komen.
Mevrouw X is 21 jaar. Ze woont bij een vriendin na te zijn weggelopen bij haar vriend. Ze is 38 weken zwanger, gravida 3, para 0. Ze staat onder controle van de eerstelijnsverloskundige en was in eerste instantie van plan thuis te bevallen.
De vliezen zijn zes uur geleden gebroken en mevrouw X heeft naar eigen zeggen veel pijn en weeën. Ook zegt zij veel bloed te verliezen. Ze heeft sinds het breken van de vliezen inmiddels vier keer contact gehad met de verloskundige, maar deze heeft haar gezegd dat de weeën nog niet zo hevig zijn, dat het bloedverlies normaal is en dat ze verder thuis moet afwachten.
Mevrouw X zegt dat ze de verloskundige moest bellen als de weeën elke zes minuten komen, als het vruchtwater groen of bruin gekleurd is en bij een aantal andere 'dingen'. Dit is allemaal niet het geval, maar mevrouw X heeft 'zo veel pijn, zo veel bloedverlies' en 'kan het niet meer aan'. Haar vriendin heeft er toen op aangedrongen naar het ziekenhuis te gaan, omdat 'de verloskundige toch niets doet'.

Casus 2
Op de zwangerenafdeling wordt mevrouw Z opgenomen. Haar partner is ook aanwezig. De verpleegkundige is toegewezen om het opnamegesprek te voeren.
Mevrouw Z is 34 jaar, gravida 3, para 1, mater 1. Zij is zwanger van een tweeling.
De zwangerschapstermijn op moment van opname is 38 weken. Opname-indicatie is chemische inleiding van de partus. Mevrouw Z is vier jaar geleden zonder complicaties thuis bevallen van een zoon. Zij had zich voorgesteld om deze keer weer thuis te bevallen en 'nu gezellig met z'n drietjes'. Zij weet pas sinds de 24e zwangerschapsweek dat ze zwanger is van een tweeling en stond tot die tijd onder controle van de eerstelijnsverloskundige. Ze laat duidelijk merken dat ze niet gecharmeerd is van de ziekenhuisopname: 'Het moet nu eenmaal, maar als ik het zelf voor het zeggen had, zat ik nu nog lekker thuis en was ik nooit meer in een ziekenhuis geweest voor een zwangerschap en een bevalling!'

> De partner van mevrouw Z zegt dat hij het wel prettig vindt 'zo veilig in het ziekenhuis'.
> Mevrouw Z geeft aan dat ze door 'al dat gedoe' de laatste lessen van de zwangerschapscursus heeft gemist en daardoor nu niet goed is voorbereid op de bevalling.

Literatuur

RIVM. Geneesmiddelen, zwangerschap en borstvoeding. 4e dr. Houten: Stichting Health Base.

Vlijmen R van, Bochhove J van. Rondom zwangerschap. 3e dr. Amsterdam: Forum, 1994.

6 Fysiologie van de baring

B.S.H.C. Bosman

6.1 Inleiding

Een van de meest gestelde vragen tijdens een verloskundig consult vlak voor de baring is: 'Hoe weet ik nou wanneer het begint?'. Gebruikelijk is het antwoord: 'Bel als je een uur lang weeën om de vijf minuten hebt, of als de vliezen breken, of als je bloedverlies hebt'. De gedachte daarachter is dat in die gevallen de contracties niet meer zullen afzakken en dat daarmee de baring in gang is gezet. In dit hoofdstuk wordt ingegaan op de verschillende fasen van de baring en de hulpverlening daarbij.

6.2 De spildraai

In deze paragraaf zal de spildraai van het ongeboren kind worden beschreven tijdens een normale baring. Onder normale baring verstaan wij de baring in achterhoofdsligging, met het achterhoofd voor (Aav). Tijdens deze baring maakt het hoofd een aantal draaiingen, die samen de spildraai worden genoemd.
Bij de gewone achterhoofdsligging maakt het hoofd drie draaiingen:
- ten eerste een draaiing om de *sagittale as*: de pijlnaad, gelegen tussen de grote en de kleine fontanel draait om de bekkenas tijdens de indaling;
- ten tweede de draaiing om de *frontale as*; het kind buigt tijdens de indaling de kin naar de borst;
- ten derde de spildraai; dit is een draaiing om de *lengteas*, waarbij het hoofd wordt gedwongen van de dwarse stand die het aannam in de bekkeningang, met het achterhoofd onder de symfyse te draaien in de bekkenuitgang. In sommige gevallen draait het achterhoofd dan niet naar voren, maar juist naar achteren (zie ook figuur 7.7).

6.2.1 Noodzaak van de spildraai

Deze buiging oftewel kromming van het baringskanaal verklaart de oorzaak en noodzaak van een inwendige spildraai. Dé spildraai is een draaiing van het hoofd die pas op het allerlaatste moment optreedt, als het hoofd vrijwel of geheel op de bekkenbodem is aangekomen. Vóór die tijd is het hoofd dus al ingedaald; dit indalen vindt vooral plaats tijdens het laatste deel van de zwangerschap, tijdens de ontsluiting en tijdens het eerste gedeelte van de uitdrijving.

6.2.2 Inwendige spildraai

Tussen de grote fontanel die zich midden op het hoofd – maar iets meer aan de voorkant – bevindt en de kleine fontanel op het achterhoofd bevindt zich de zogenoemde pijlnaad. Dit is een kraakbenige verbinding tussen de twee wandbeen-

Figuur 6.1 Inwendige spildraai.

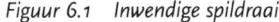

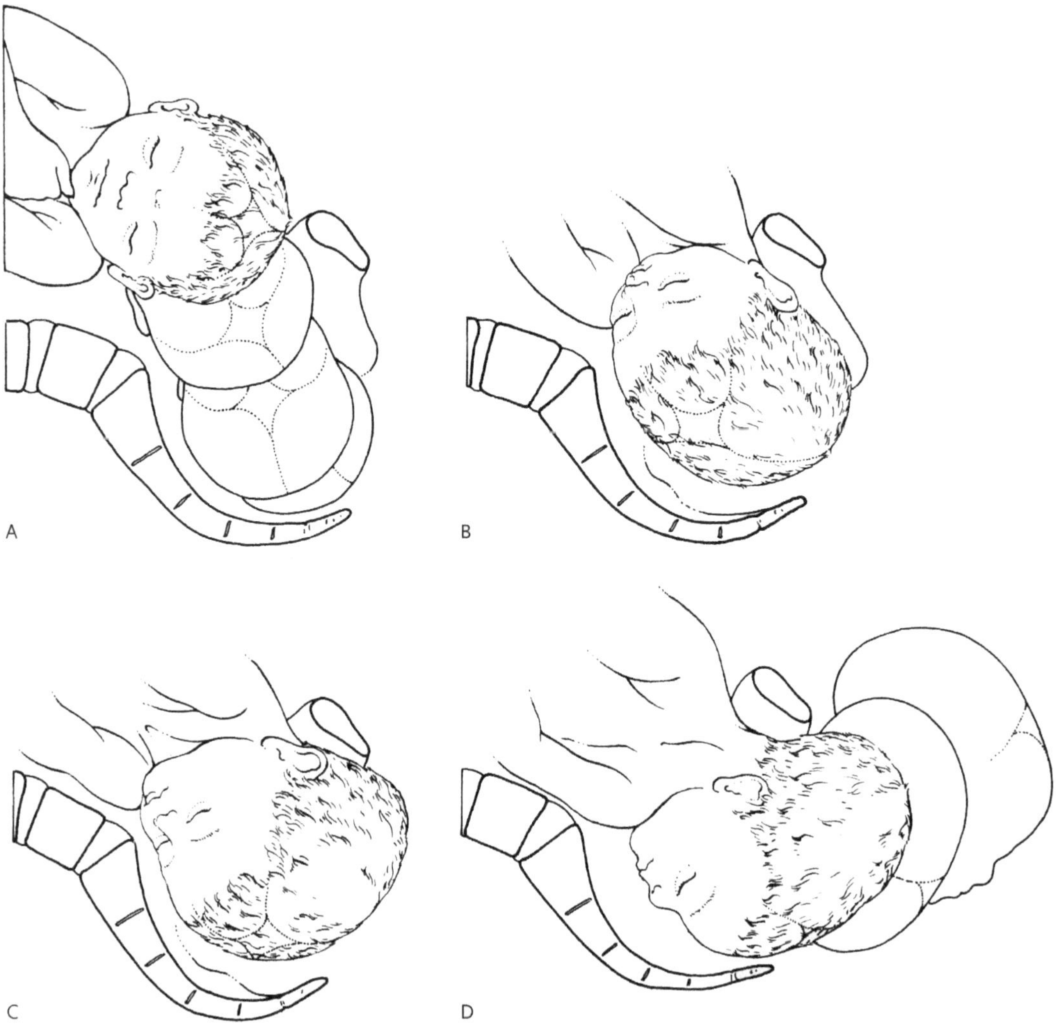

deren van het hoofd. Omdat deze pijlnaad pas na de geboorte van het kind verbeent en dus voor de geboorte nog week en deels open is, kunnen de twee wandbeenderen tijdens de geboorte een beetje over elkaar schuiven.
Deze pijlnaad kan tijdens het inwendig onderzoek in principe goed worden gevoeld. Bij de indaling van het hoofd tijdens de baring blijkt de pijlnaad zich wisselend voor, achter of in de zogenoemde bekkenas te bevinden (door de kromming van het baringskanaal). Dit wordt daarom de draaiing om de sagittale as genoemd (sagitta = pijl).
Bij de gewone achterhoofdsligging wordt door de weerstand van het weke baringskanaal het hoofd gedwongen zodanig te buigen dat de kin van het kind op de borst komt te liggen. Dit wordt flexie (=buigen) van het hoofd genoemd. Het kind zal juist gemakkelijk de kin naar de borst buigen – en niet het achterhoofd in de nek leggen – doordat hoofd en hals niet precies in het midden met elkaar zijn verbonden, maar iets achter het midden. De kracht aan de voorzijde van het hoofd wordt daardoor groter dan de kracht aan de achterzijde, en dat dwingt dus de kin op de borst. Dit wordt de draaiing om de frontale as van het

kind genoemd. Soms komt deze buiging pas tot stand als het hoofd de weerstand van de bekkenbodem heeft bereikt.

Nu tot slot het moeilijkste: de spildraai. De spildraai is de draaiing van het hoofd om de lengteas (verticale as). Hierbij draait het achterhoofd – tijdens het dieper komen in het baringskanaal – geleidelijk vanuit de positie die het innam (dus achterhoofd linksvoor, rechtsachter, rechtsvoor en linksachter; waarbij het eerstgenoemde het meest frequent voorkomt) zodanig, dat het achterhoofd midden vóór tegen de symfyse aan komt te liggen.

Soms draait het achterhoofd naar achteren in plaats van naar voren; dit is de zogenoemde verkeerde spildraai.

De bekkeningang is dwarsovaal. Omdat de rug van het kind in ongeveer 60% van de gevallen linksvoor ligt en in ongeveer 30% rechtsachter, zal het achterhoofd ook in ongeveer 60% van de gevallen linksvoor en in 30% rechtsachter indalen, in het bekken.

Varianten hierop die veel minder voorkomen zijn achterhoofd rechtsvoor (7%) en achterhoofd linksachter (3%). De uitgang van het baringskanaal (de vulva) is ovaal in de lengterichting. Het hoofd zal dus tussen de bekkeningang en de bekkenuitgang (de bekkenholte genoemd) de kwartslag draaien, van dwars naar voor onder de symfyse, wat de inwendige spildraai wordt genoemd. Dit gebogen zijn van het baringskanaal zorgt ervoor dat de spildraai tot stand komt. Specifieker: het is de weerstand die door dit gebogen zijn van het baringskanaal wordt veroorzaakt die ervoor zorgt dat het hoofd zich draait. Het hoofd neemt een zodanige stand in, dat de weerstand die het in achterhoofdsligging ontwikkelt zo gering mogelijk is – en dat is het geval wanneer het achterhoofd, dus de kleine fontanel, vóór staat onder de symfyse.

Soms is de spildraai niet tot stand gekomen op het moment dat het hoofd op de bekkenbodem is aangekomen. Dit kan bijvoorbeeld gebeuren als de weeënkracht te gering is, als de kromming van het baringskanaal niet erg groot is, of als het hoofd óf te sterk wordt omsnoerd (bij een erg groot hoofd of een strak baringskanaal) óf te weinig (bij een klein hoofd). De dwang voor het hoofd zich te draaien is in die gevallen te gering. Meestal zal het hoofd dan alsnog op het allerlaatste moment gaan spildraaien omdat de bekkenuitgang het hoofd hier alsnog toe dwingt.

De eindconclusie is dat de inwendige spildraai het hoofd, in het geval van de normale achterhoofdsligging, in een soort dwangstand met het achterhoofd onder de symfyse dwingt geboren te worden.

6.2.3 Uitwendige spildraai

Wanneer het hoofd helemaal is geboren, wordt deze dwangstand weer opgeheven en vindt de zogenoemde uitwendige spildraai plaats, waarbij het achterhoofd weer terugdraait naar de kant waar de rug van het kind tijdens de bevalling lag. Daarna kan het hoofd worden omvat om het kind helemaal geboren te laten worden.

6.3 Het begin van de baring

De eigenlijke oorzaak van het op gang komen van de baring is tot op de dag van vandaag nog steeds een raadsel. Duidelijk is wel, dat bepaalde stoffen een rol spelen. De uterus verandert van functie in de dagen kort voor de bevalling: van een verblijfplaats voor de foetus naar een uitdrijvingsorgaan. De foetus zet zelf deze verandering in gang, via het produceren van hormonen als gevolg van de rijping en activatie van het foetale endocriene systeem. Via de placenta worden de stoffen aan de moeder doorgegeven. Daardoor veranderen de cervix en het myometrium van de uterus op fysisch gebied. Prostaglandine E2 en oestrogenen spelen hierbij een belangrijke rol. Het aantal oxytocinereceptoren neemt toe. Er ontstaan specifieke verbindingen tussen de myometriumcellen, de zogenoemde *myometrial gap junctions*. In korte tijd ontstaan synchronisatie en coördinatie tussen de spiercelcontracties; deze contracties krijgen effect op de cervix. De cervix verstrijkt verder (verstrijken is het korter worden van de portio) en de samenhang tussen de onderste eipool en de decidua raakt verstoord. Hierdoor stijgt de productie van prostaglandine E2. De vorming van de gap junctions neemt snel toe. Het passieve verwekings- en verstrijkingsproces wordt nu een actief proces, waarbij regelmatige contracties effect op de cervix uitoefenen en hiermee de bevalling is begonnen.

Het is voor de barende belangrijk te weten of zij inderdaad een barende is of dat de bevalling nog niet is begonnen. Verschillende symptomen zijn suggestief voor het in partu zijn; enkele symptomen zijn bewijsgevend. Voor de hulpverlening ligt hier een duidelijke taak.

6.3.1 *Pijnlijke contracties*

Regelmatige, pijnlijke contracties om de drie tot vijf minuten *die effect hebben op de cervix* zijn weeën. Het aanwezig zijn van contracties is suggestief voor het begin van de baring, echter: braxton-hickscontracties kunnen ook regelmatig en pijnlijk zijn, vooral bij vrouwen met een lage pijndrempel. Alleen door middel van inwendig onderzoek is vast te stellen of de contracties ook effect hebben. Het 'vaginaal toucher' is overigens een handeling die is voorbehouden aan artsen en verloskundigen.

6.3.2 *Verstrijking en ontsluiting*

Als een vrouw zich bij de verloskundige of bij het ziekenhuis meldt met pijnlijke, regelmatige contracties, een volledig verstreken portio en enkele centimeters ontsluiting, is de diagnose eenvoudig: zij is in partu. Bij een zwangere met pijnlijke contracties maar een nog (deels) staande portio geldt alertheid. De gebruikelijke handelwijze is haar uit te leggen dat de baring nog niet is begonnen, haar aan te raden thuis een warme douche te nemen en te proberen te slapen. Pas als dit niet (meer) werkt en de vrouw na enkele uren nog steeds een niet-verstreken portio heeft, is een consult in het ziekenhuis een optie.
In veel instellingen bestaat de mogelijkheid tot sedatie op consultatieve basis. Dit houdt in: een nacht slapen met behulp van medicatie (temazepam per os, prometazine per os of intramusculair, pethidine intramusculair, al dan niet een combinatie van deze middelen) en de volgende ochtend uitgerust terug naar huis. Een empathische hulpverlener die tevens zorgt voor een telefonische hotline met de partner thuis is hier onmisbaar. Omdat het doel van deze behandeling slapen is, moet de vrouw op een kamer op de verpleegafdeling worden opgenomen – de verloskamer is uitsluitend om te bevallen. De partner moet ook gaan slapen – thuis of eventueel in een comfortabel bed in het ziekenhuis.

Figuur 6.2 Verschil tussen nulliparae en multiparae: volgorde van verstrijken en ontsluiten.

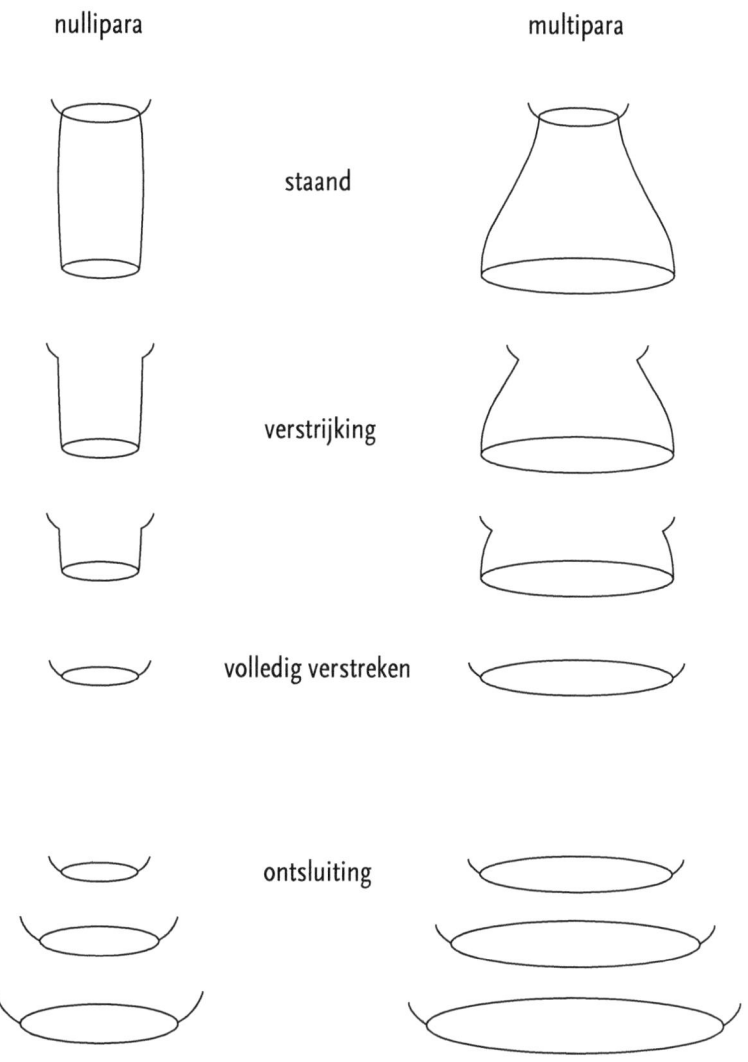

Bij multiparae is het normaal dat gedurende de zwangerschap het ostium externum voor een of twee vingers toegankelijk is. Zolang het ostium internum is gesloten, is sprake van een niet-verstreken cervix. Bij nulliparae is de cervix à terme vaak week genoeg om voor één vinger toegankelijk te zijn; ook hier geldt dat pas sprake is van ontsluiting zodra er contracties zijn en als de cervix (bijna) volledig is verstreken.

6.3.3 Tekenen

Tekenen is het vaginaal verlies van bloederig cervixslijm (de zogenoemde slijmprop). Dit slijm heeft het cervicale kanaal tijdens de zwangerschap beschermd. De oorzaak van het verlies van de slijmprop ligt in de uteruscontracties en in het zich openen van de cervix. Tekenen is dus een suggestief teken van het in partu zijn. Tekenen in combinatie met contracties en een verstrijkende portio betekent dat de diagnose 'in partu' gesteld kan worden.

6.3.4 Vruchtwaterverlies

Het feit dat de vliezen zijn gebroken laat zich kenmerken door het aflopen van vruchtwater. Bij circa 10% van de bevallingen is dit het eerste symptoom van het begin van de baring; 70% van de à terme zwangeren bevalt binnen 24 uur na het breken van de vliezen. Afhankelijk van het regionale beleid wordt na het breken van de vliezen 24 tot 72 uur gewacht voordat de bevalling wordt ingeleid. Meestal echter breken de vliezen tijdens de ontsluitingsfase. Bij een ingedaald voorliggend deel zal alleen het vruchtwater dat zich voor de foetus bevindt, aflopen. Vruchtwater hoort helder tot lichtroze van kleur te zijn, en er kunnen zich vlokjes huidsmeer in bevinden. Het ruikt weeïg, lichtzoetig. Bijmenging van slijmerig bloed is normaal. Bloederig vruchtwater is niet normaal, evenals groengekleurd of bruin vruchtwater, dat op meconium duidt. Meconiumhoudend vruchtwater is een medische indicatie voor de baring. Alleen als de baring op zeer korte termijn wordt verwacht, is het niet meer verantwoord naar het ziekenhuis te gaan.

Bij twijfel over al dan niet gebroken vliezen kan de zogenoemde varentest worden gedaan. Hierbij wordt een druppel vruchtwater opgevangen (in een bakje of een potje), die daarna op een microscoop-objectglaasje wordt aangebracht. Na het opdrogen hiervan moet onder de microscoop een varenpatroon zichtbaar zijn in het geval er neerslag is van zoutkristallen en oestrogenen.

Een pH-test kan ook behulpzaam zijn: vruchtwater is pH-neutraal (pH 7,0 – 7,5) terwijl vaginale afscheiding zuurder is (pH 3,8 – 5,5).

Figuur 6.3   Varentest.

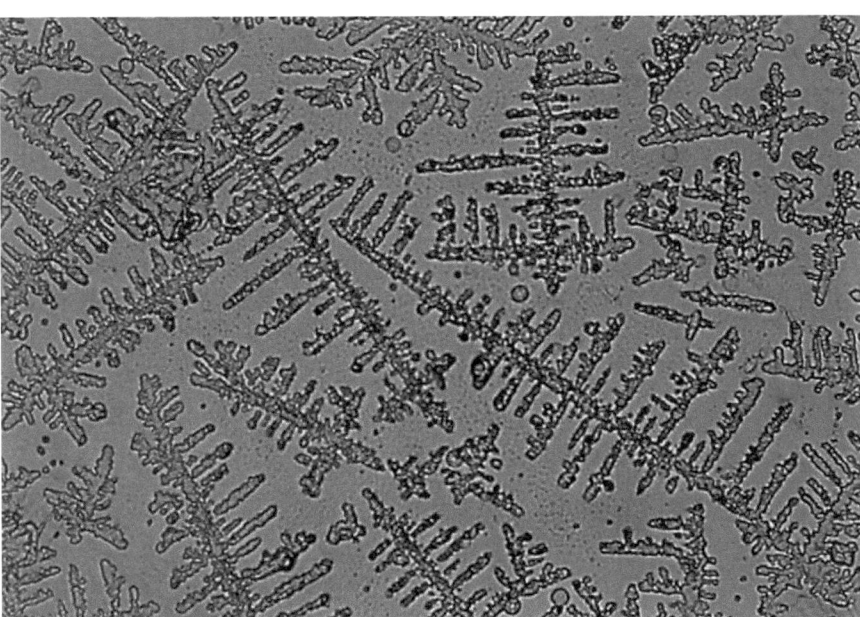

6.4 De eigenlijke baring

De baring kan worden verdeeld in de volgende fasen:
- ontsluitingsfase;
- uitdrijvingsfase;
- placentaire fase;
- postplacentaire fase.

6.4.1 Ontsluitingsfase

De ontsluitingsfase kan worden verdeeld in vier fasen.
- **Latente fase** Volgens de definities van de WHO duurt deze fase maximaal acht uur of totdat 3 cm ontsluiting is bereikt, en wordt zij gekenmerkt door minstens twee contracties per tien minuten die elk minstens twintig seconden duren. Er moet verstrijking van de cervix zijn. Deze fase wordt niet altijd door de zwangere opgemerkt.
- **Overgangsfase** Tijdens deze fase, tot ongeveer 4 cm ontsluiting, komt het baringsproces actief op gang en worden de contracties duidelijker.
- **Versnellingsfase** Deze fase duurt tot ongeveer 9 cm ontsluiting. De baarmoedercontracties nemen toe in frequentie, duur en intensiteit. De cervix ontsluit zich.
- **Deceleratiefase** Deze fase duurt tot volledige ontsluiting. Vaak wordt een iets trager verloop gezien van de laatste centimeter ontsluiting.

Figuur 6.4 Partogram van de Koninklijke Nederlandse Organisatie van Verloskundigen.

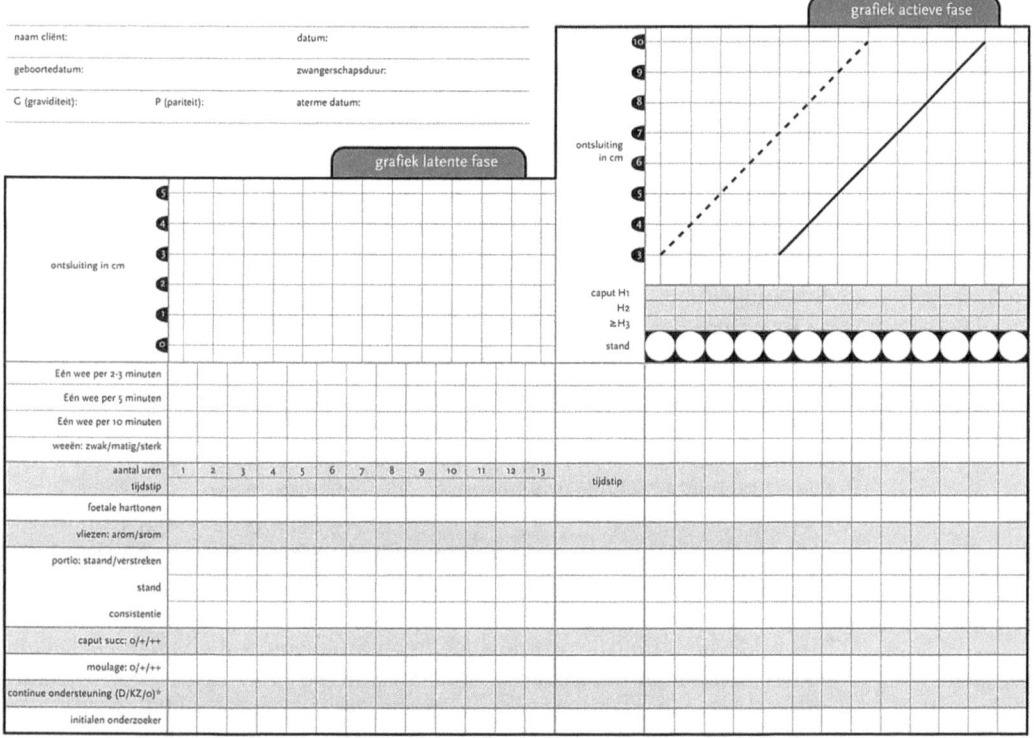

De laatste drie fasen van de ontsluiting worden samen de actieve fase genoemd. De normale progressie in de actieve fase is gemiddeld 1 cm per uur. Het bijhouden van een partogram kan de vordering van de baring grafisch weergeven. Deze werkwijze maakt het onderscheid tussen een normaal en abnormaal verloop van de baring zichtbaar.

6.4.2 Uitdrijvingsfase

De uitdrijvingsfase is de fase waarin het kind zich verplaatst van de uterus naar het baringskanaal (onderste uterussegment, cervix, vagina). Het corpus uteri wordt steeds kleiner. De uitdrijvingsfase begint zodra de zwangere volledige ontsluiting *en* reflectoire persdrang heeft. Reflectoire persdrang is de onhoudbare drang tot meepersen vanaf het begin van de wee, waarbij oerkrachten vrijkomen. Het foetale hoofd bevindt zich op H3 of dieper. Het – veelal uit ongeduld – beginnen met meepersen zonder aanwezigheid van reflectoire persdrang is vragen om pathologie; het is de kunst geduld op te brengen totdat reflectoire persdrang optreedt. Juiste begeleiding van de zwangere is hierbij van cruciaal belang.

Als de vliezen nog niet zijn gebroken, gebeurt dit vaak spontaan bij volledige ontsluiting; zo nodig vindt amniotomie plaats. De duur van de uitdrijving wordt bepaald door de drie K's: Kracht, Kanaal en Kind. De uitdrijvende Kracht wordt gevormd door de frequentie en kracht van de weeën en de perskracht van de vrouw. De weerstand van het baringsKanaal is bij nulliparae meestal groter dan bij multiparae. De grootte, ligging, presentatie en houding van het Kind vormen de laatste factor.

Bij een vlotte uitdrijving kan de vordering van de baring uitwendig worden beoordeeld. Door het indalende caput wordt het achterste deel van de bekkenbodem naar onder geduwd en wordt het rectum samengedrukt, waardoor feces kan worden uitgestoten. Het perineum welft en de anus gaat open staan, het caput wordt geleidelijk zichtbaar tijdens de weeën. De vulvaopening wordt steeds wijder (het insnijden). Op het moment dat de foetale schedel met zijn grootste doorsnede in de vulvaopening staat, staat het hoofd. Het glijdt niet meer terug tussen de weeën door. Bij de volgende wee zal de schedel doorsnijden: geboren worden. Door de geboorte van het hoofd te doseren wordt getracht de schade aan de moeder te beperken. Zodra het hoofd is geboren, wordt gecontroleerd op omstrengeling. Deze wordt ofwel afgeschoven over het hoofd, ofwel zo gelaten. Bij strakke omstrengeling zal de baby in vulva afgenaveld moeten worden. Het hoofd maakt nu de uitwendige spildraai: het komt weer recht boven de schouders, die inmiddels de inwendige spildraai hebben gemaakt.

Door het biparietaal omvatten van het caput en dit voorzichtig sacraalwaarts te bewegen terwijl de vrouw meeperst, zal de voorste schouder worden geboren. Vervolgens wordt onder zuchten de achterste schouder geboren, waarna meestal de romp en de rest snel volgen.

De baby wordt nu op de buik van de moeder gelegd of eerst ingepakt in warme doeken. Direct afdrogen van het kind voorkomt warmteverlies en stimuleert de ademhaling. Uitzuigen van de baby moet achterwege worden gelaten; deze interventie is potentieel schadelijk. Eventueel met een gaasje uitvegen van het mondje is voldoende. De baby wordt vluchtig op aangeboren afwijkingen bekeken. De ouders benoemen het geslacht. Na 1 minuut wordt de apgarscore bepaald (zie tabel 6.1). Direct na de geboorte wordt naar de fundus gevoeld: is de uterus goed gecontraheerd? Veel hulpverleners geven standaard oxytocine i.m. na de geboor-

Tabel 6.1 Apgarscore.

Item	Toegekende punten		
	0	1	2
Hartfrequentie	Afwezig	< 100/min.	> 100/min.
Ademhaling	Afwezig	Onregelmatig	Goed doorhuilen
Spiertonus	Slap	Matig	Goed
Reactie op prikkels	Geen	Enige beweging	Huilen
Kleur	Blauw of bleek	Perifere cyanose	Geheel roze

te van het kind, zowel in de eerste als in de tweede lijn. Oxytocine voorkomt mogelijk overmatig bloedverlies en helpt mee aan een vlotte geboorte van de placenta.

Het afnavelen van de baby – het afbinden van de navelstreng – kan naar keus plaatsvinden direct na de geboorte of na een poosje wachten. Omdat de uterus direct na de geboorte van het kind contraheert, zal er na drie minuten weinig tot geen zuurstofrijk bloed meer naar het kind worden getransporteerd. Vanuit medisch-wetenschappelijk oogpunt heeft daarom langer wachten dan drie minuten geen zin. Het afnavelen gebeurt door het plaatsen van de (algemeen gebruikte) plastic navelklem, circa 4-5 cm vanaf de buikwand van de baby, en het plaatsen van een kocherklem nog weer 2-3 cm verder. De vader van de baby, of de partner, of iemand anders, kan de navelstreng nu doorknippen, tussen de twee klemmen in. Dit is een emotioneel moment, vaak vereeuwigd door middel van een foto. De baby wordt weer warm toegedekt, afhankelijk van het lokale of gekozen beleid bij de moeder, de vader of onder een warmtelamp.

Zo nodig wordt na het afnavelen navelstrengbloed afgenomen, bijvoorbeeld bij een resusnegatieve moeder. Het deel van de navelstreng dat uit de vulva hangt, wordt met een gaasje gereinigd, zodat geen bijmenging van maternaal bloed plaatsvindt. Dit navelstrenguiteinde wordt in een bloedbuisje geplaatst en door het losmaken van de kocherklem loopt vervolgens het buisje vol. Deze werkwijze geeft wat kans op spatten. De spatkans zal verminderen bij het afnemen van bloed met spuit met naald; dan echter bestaat de kans van het zich prikken aan de naald.

6.4.3 *Placentaire fase*

Na de geboorte van de baby zal de fundus uteri iets boven de navel staan. Bij een hogere stand van de fundus kan sprake zijn van een uterus myomatosus (baarmoeder met vleesbomen, zie het deel Gynaecologie), een meerlingzwangerschap of een niet goed gecontraheerde uterus.

Controle op het losliggen van de placenta gaat met de handgreep van Küstner: met de linkerhand wordt (met de ulnaire zijde, en met gestrekte vingers) de buikwand een handbreedte boven de symfyse ingedrukt, terwijl de rechterhand de navelstreng aanspant (niet trekken). Zit de placenta nog vast, dan zal de navelstreng naar binnen trekken: küstnernegatief. Als de placenta los ligt, zal de navelstreng niet naar binnen trekken en soms naar buiten komen: küstnerpositief. Door de vrouw te laten persen terwijl de linkerhand haar buikspieren ondersteunt, zal de placenta worden geboren. Een variatie van de handgreep van Küstner is de linkerhand krachtiger boven de symfyse te laten drukken onder het aanspannen van de navelstreng. Een andere handgreep is het uitstempelen van de placenta: bij een goed gecontraheerde uterus wordt met de ene hand de navelstreng aangespannen en met de andere, vlakke hand de uterus naar beneden geduwd om zo de placenta uit te drijven. Bij normaal bloedverlies kan tot een uur worden afgewacht; als de placenta dan, ondanks oxytocinetoediening, nog niet is geboren, is de kans klein dat dit nog spontaan gebeurt. Er moet dan een manuele placentaverwijdering onder algehele narcose plaatsvinden; bij een thuisbevalling moet de vrouw worden ingestuurd.

6.4.4 Postplacentaire fase

In deze fase, die tot één à twee uur na de bevalling duurt, is nog steeds extra waakzaamheid geboden, omdat verloskundige pathologie gemakkelijk optreedt, zoals postpartumbloedingen. Na de geboorte van baby en placenta moet het vloeien nauwkeurig worden beoordeeld. De uterus zal enige vingers onder de navel palpabel zijn als een harde bol. Bij ruim vloeien moet de contractie van de uterus worden gecontroleerd en wordt zo nodig oxytocine gegeven. Bij bloedverlies van meer dan 500 ml wordt internationaal gesproken van *haemorrhagia post partum*; in Nederland is het gebruikelijk om pas boven 1000 ml hiervan te spreken. Bloedverlies van meer dan een liter heeft klinisch consequenties: de stolling dreigt verstoord te raken en er is sprake van ondervulling van de vaten. Bloedverlies van meer dan een liter is daarom een medische indicatie. Afhankelijk van de klinische toestand wordt een infuus met plasmavervangende middelen en uterustonica gegeven (oxytocine, sulproston). Bij (dreigende) shock wordt het lokale shockprotocol uit de kast gehaald: vulling, bloeddruk- en polscontrole, blaaskatheterisatie, zuurstoftoediening. Een volle blaas verhindert het contraheren van de uterus! Er vindt zo nodig controle plaats van het Hb en afhankelijk van het lokale beleid wordt een bloedtransfusie afgesproken.

Het perineum moet worden geïnspecteerd op rupturen. Dit moet altijd systematisch gebeuren, zodat geen rupturen over het hoofd worden gezien.

Rupturen kunnen ontstaan aan alle weefsels rond het geboortekanaal.

- **Labia**: meestal de labia minora. Afhankelijk van de grootte van de rupturen worden deze wel of niet gehecht. Hechting gebeurt bij voorkeur na verdoving, met bijvoorbeeld lidocaïne of lidocaïnespray. Er kan een branderig gevoel bij de mictie optreden; spoelen met water tijdens de mictie kan verlichting brengen.
- **Clitoris**: deze rupturen zijn vaak erg pijnlijk en bloederig en komen zelden voor, maar dienen wel gehecht te worden.
- **Perineum**: deze rupturen komen het meest voor. Het perineum scheurt in het algemeen richting de anus. Afhankelijk van de graad van inscheuring, worden drie graden van rupturen onderscheiden: de eerstegraadsruptuur (alleen de huid is gescheurd en alleen bij een bloedend ruptuur en/of verwachte cosmetische problemen wordt deze gehecht), de tweedegraadsruptuur (de huid en de bekkenbodemspieren zijn gescheurd; deze ruptuur moet inwendig en uitwendig worden gehecht) en de derdegraads- of totaalruptuur (de sphincter ani is (deels) gescheurd). De derdegraadsruptuur moet door een gynaecoloog worden gehecht. Dit gebeurt meestal onder algehele narcose. Door sommigen wordt de subtotaalruptuur onderscheiden, waarbij de sphincter ani intact is.

- **Vaginawand**: alleen als de wanden bloeden, of als ze te veel wijken, dient er gehecht te worden.
- **Cervix**: deze rupturen treden met name op na verloskundige ingrepen en in het bijzonder bij meepersen met onvolledige ontsluiting. Een cervixruptuur bloedt vaak enorm. Hechting gebeurt in speculo, door een gynaecoloog.

7 Verpleegkundige zorg tijdens de baring

B.S.H.C. Bosman

7.1 Inleiding

In de regel speelt de (O&G) verpleegkundige een belangrijke rol bij de bevalling in het ziekenhuis. Afhankelijk van de lokale omstandigheden biedt zij hulp en ondersteuning bij zowel de klinische als de poliklinische partus. In dit gedeelte worden de verpleegkundige taken bij de baring weergegeven.

7.2 Klinische opname

Nadat de zwangere is opgenomen op de afdeling, is de kans groot dat zij zich tijdens de latente fase van de baring bij de verpleegkundige meldt met contracties. Afhankelijk van de opname-indicatie is het raadzaam óf af te wachten óf de foetale cortonen (harttonen) te beluisteren. Als er intensieve foetale bewaking nodig is (bij verhoogde kans op foetale nood, zoals prematuriteit, dysmaturiteit, meconiumhoudend vruchtwater) kan een CTG (cardiotocogram) worden gedraaid. Hierbij moet de tocoknop correct zijn geplaatst, zodat eventuele contracties en de foetale reactie hierop worden geregistreerd. Bij het breken van de vliezen is eveneens het luisteren van de cortonen nodig, door middel van een pinard (mono-auscultatoire stethoscoop), een doptone (dopplerechografie) of een CTG.

Afhankelijk van het lokale beleid wordt wel of niet direct getoucheerd. Als het vermoeden bestaat dat een vrouw in partu is – want er is sprake van geobjectiveerde contracties om de vijf minuten of frequenter – is het verstandig een inwendig onderzoek te laten uitvoeren om vast te stellen of zij in partu is of niet. Objectiveren van de contracties kan plaatsvinden door middel van een CTG, maar ook door het palperen van de uterus.

7.2.1 Zwangere 'van thuis'

Een vrouw die klinisch zal moeten bevallen, zal instructies hebben gekregen op welk moment ze contact moet opnemen als ze contracties ervaart. De meest gebruikte regels zijn: bij gedurende een uur contracties om de vijf minuten of frequenter, bij vruchtwaterverlies, bij bloedverlies, bij zorgen. Een telefoontje van een zwangere moet altijd serieus worden genomen! Het meest verstandige is dan ook een zwangere te vragen naar het ziekenhuis te komen nadat ze heeft gebeld: ter objectivering van het al dan niet in partu zijn door middel van een inwendig onderzoek.

7.2.2 Opname van de vrouw in partu

Zodra een vrouw in partu is verklaard, kan zij worden opgenomen op de verloskamer. In sommige ziekenhuizen bestaat een 'tussenstation' in de vorm van een weeënkamer. Gezien echter de verstoring die plaatsvindt zodra een vrouw van de weeënkamer naar de verloskamer wordt verplaatst en de mogelijke invloed hiervan op de vordering van de baring, is het gebruik van een weeënkamer niet wenselijk.

ANAMNESE

Afhankelijk van de omstandigheden wordt een anamnese afgenomen. Als dit onmogelijk is, is het verstandig om in elk geval de belangrijkste gegevens te verzamelen:
- sinds wanneer zijn er contracties?
- wat was de frequentie thuis?
- wat is de frequentie nu?
- wat is de kracht, volgens de zwangere?
- is er vochtverlies?
- is er bloedverlies?
- hoe is de pijnbeleving?
- zijn er bijzonderheden?

In elk geval moet informatie worden verzameld over de volgende aspecten:
- graviditeit en pariteit;
- aantal levende kinderen;
- à terme datum en zwangerschapsduur;
- bloedgroep en resusfactor;
- geneesmiddelengebruik;
- allergie;
- bekende ziekten;
- bijzonderheden.

Eventueel gemaakte afspraken rond de partus zullen in het dossier staan vermeld; mogelijk is al een verpleegkundige anamnese gedaan. Aanvullende gegevens als verzekering van moeder en kind, geregelde kraamzorg, dieet, voeding van de baby, verloop zwangerschap en verloop vorige partus zijn weliswaar interessant en relevant, maar niet direct noodzakelijk; deze gegevens kunnen op een later tijdstip worden verzameld.

UITWENDIG ONDERZOEK

Een uitwendig onderzoek wordt standaard uitgevoerd. Met de handgrepen van Leopold bepaalt men de ligging van het kind en schat men de grootte. Afhankelijk van het lokale beleid wordt een CTG gedraaid, of wordt met doptone of met pinard cortonen geluisterd. Een doptone heeft de voorkeur boven een pinard, omdat de cortonen daarmee ook voor de aanstaande ouders hoorbaar zijn. De cortonen zijn bij een kind in hoofdligging het best hoorbaar rechts of links onder de navel van moeder en aan de rugkant van de foetus; bij een dieper ingedaald kind ligt dat punt dichter bij de maternale symfyse. Bij een à terme kind liggen normale cortonen tussen de 110 en 150 slagen per minuut.

Figuur 7.1 Handgrepen van Leopold.

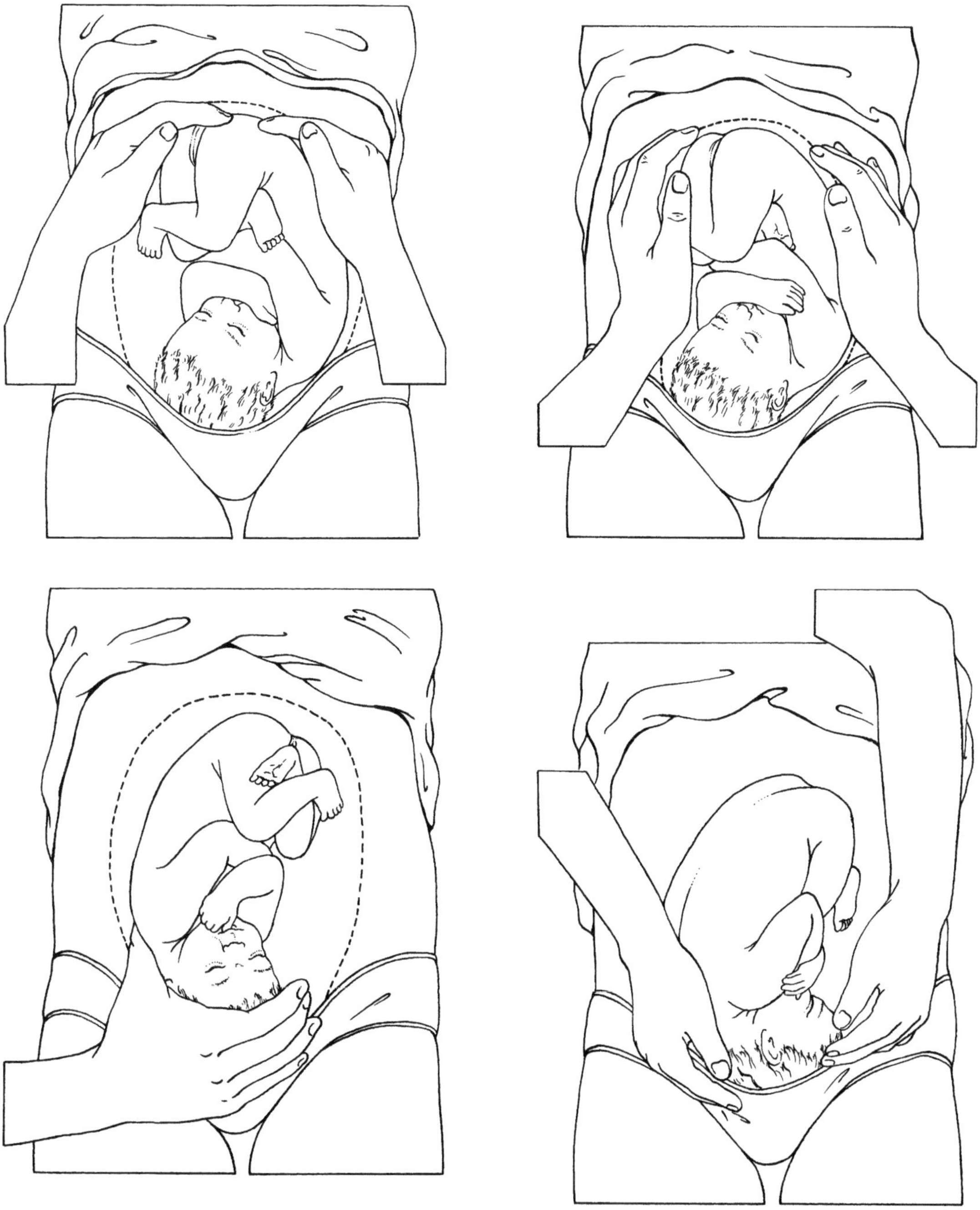

INWENDIG ONDERZOEK

Een arts of verloskundige verricht het inwendig onderzoek (vaginaal toucher: VT). Als geheugensteun voor de te verzamelen informatie gebruikt men vaak POVIAS of POVASI.
- **Portio** Mate van verstrijking (in cm, in % of in ¼), consistentie (week of soepel als een tong, half week als gespitste lippen, stug als de neuspunt), lokalisatie (sacraal – mediaal – ventraal).

Figuur 7.2 Vlakken van Hodge.

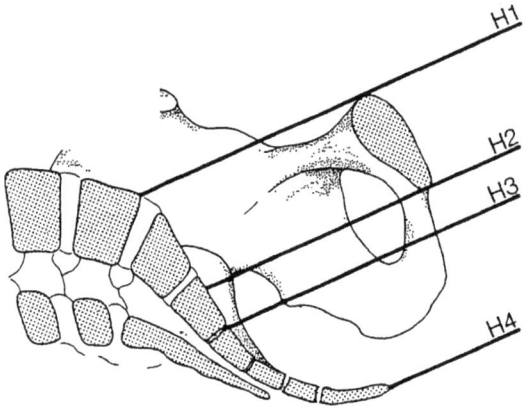

- **Ontsluiting** In centimeters, van 0 tot 10 cm of volledige ontsluiting; van (functionele) volledige ontsluiting is sprake als het voorliggende deel door de cervix is gegleden. Bij prematuriteit kan dit laatste al vóór 10 cm gebeuren.
- **Vliezen** Intact (of staand) of gebroken. De vruchtzak kan als een uitpuilende zak voelbaar zijn of kan een functionele vochtblaas zijn.
- **Indaling van het voorliggende deel** Meestal benoemd naar de vlakken van Hodge, waarbij H1 het denkbeeldige vlak tussen de bovenkant van de symfyse en de bekkeningang vormt, H2 evenwijdig daaraan loopt maar dan door de onderrand van de symfyse, H3 het vlak door de spinae ischiadicae vormt en H4 het vlak door het spit van het os coccygis vormt, praktisch gezien de bekkenbodem (zie figuur 7.2).
- **Aard van het voorliggende deel** Hoofd-, stuit- of dwarsligging.
- **Stand van het voorliggende deel** Wordt beschreven aan de hand van de aanwijspunten kleine fontanel of achterhoofd bij een achterhoofds- en kruinligging, kin bij een voorhoofds- of aangezichtsligging, sacrum bij een stuitligging. De stand wordt weergegeven naar de stand in het bekken, dus voor (buikzijde van moeder) of achter (rugzijde van moeder), links of rechts. Een ligging heet bijvoorbeeld Aalv (achterhoofdsligging met het achterhoofd linksvoor) of Krardw (kruinligging met het achterhoofd rechts dwars, zie figuur 7.3). Ook wordt bij dit aspect van het VT de aanwezigheid van moulage (vervorming van de schedel door het over elkaar schuiven van de schedelbeenderen) of caput succedaneum (geboortegezwel) beschreven.

In het geval van een VT moet de zwangere daar van tevoren over worden ingelicht. In sommige ziekenhuizen is het gebruikelijk om voorafgaand aan het VT een vulvair toilet te verrichten: dit is het reinigen van de vulva met in vloeistof gedrenkte watten. Gewoon kraanwater voldoet. In de thuissituatie wordt veelal met onsteriele handschoenen getoucheerd; ook in sommige ziekenhuizen wordt dit gedaan. De KNOV-richtlijn Hygiëne en infectiepreventie adviseert wel in alle gevallen te toucheren met steriele handschoenen. Het is echter belangrijk zich te realiseren dat het *toucheren* bacteriën naar binnen brengt – niet de handschoen. Om deze reden wordt te frequent toucheren afgeraden; om de vordering van de baring voldoende te kunnen vervolgen is elke twee uur VT aan te bevelen. Een VT is in principe niet pijnlijk, maar geeft een ongemakkelijk gevoel. Als de vrouw tijdens het VT de bekkenbodem ontspant, zal het minder vervelend verlopen; dit

Figuur 7.3 Mogelijke houdingen en standen.

A bij een kruinligging heeft men te maken met een stand tussen flexie- en deflexieligging in; B bij een voorhoofdsligging is er een matige deflexie; C bij een aangezichtsligging is het hoofd sterk gedeflecteerd.

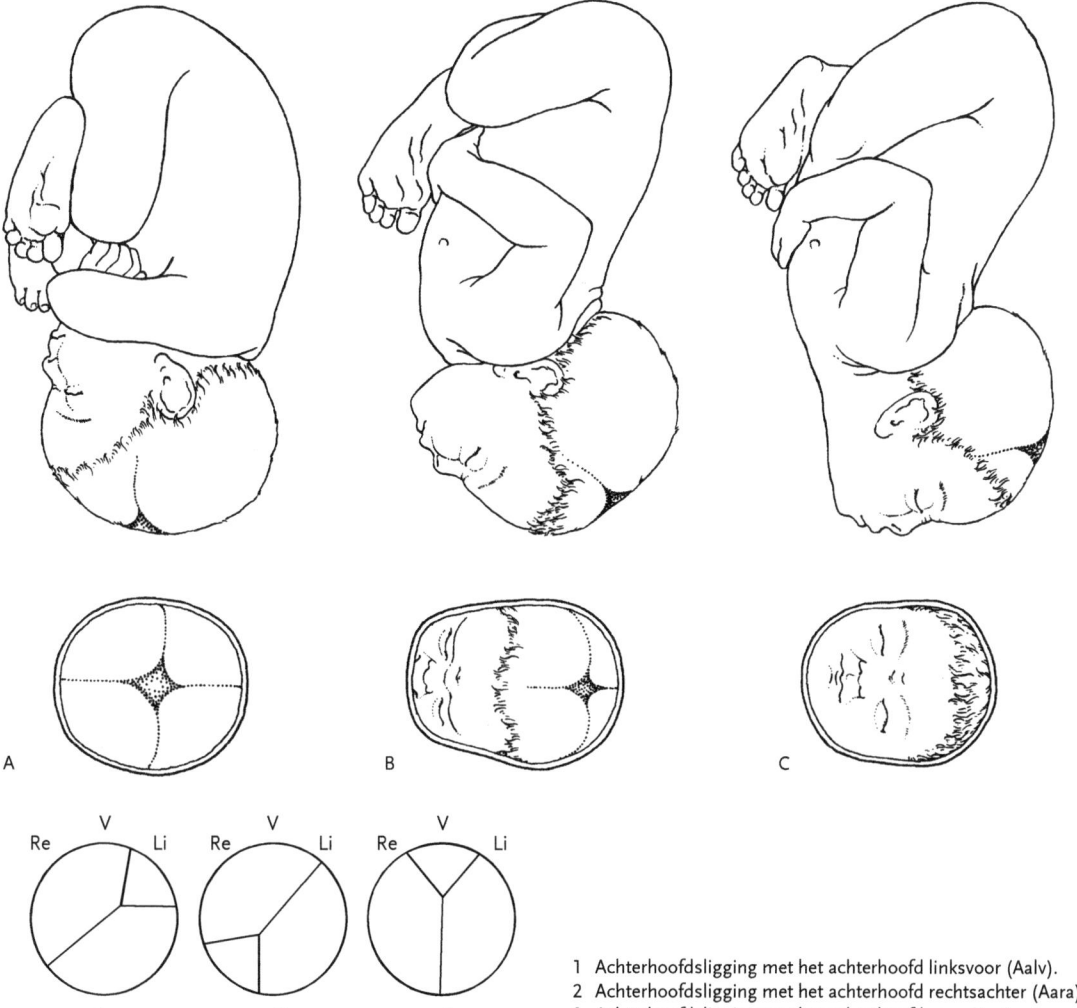

1 Achterhoofdsligging met het achterhoofd linksvoor (Aalv).
2 Achterhoofdsligging met het achterhoofd rechtsachter (Aara).
3 Achterhoofdsligging met het achterhoofd voor (Aav).

kan worden bereikt door de vrouw te vragen de benen uit elkaar te zetten en de knieën ontspannen naar buiten te laten vallen en eventueel de billen in bed te duwen. Het gebruik van toucheergel zal het VT makkelijker laten verlopen.

VITALE FUNCTIES
Bij opname is uiteraard het meten van de vitale functies bij de zwangere van groot belang. Bloeddrukmeting bij opname geeft een uitgangswaarde, waarbij men zich moet realiseren dat weeën bloeddrukverhogend kunnen werken. Bij een vrouw met hypertensie wordt in elk geval elke vier uur de tensie gemeten, maar zo nodig vaker. De pols van de zwangere wordt genoteerd; verder bij shockverschijnselen, of bij twijfel tussen maternale of foetale CTG-registratie. De temperatuur wordt gemeten; daarna zo vaak als nodig is, bijvoorbeeld elke zes uur bij langer dan 24 uur gebroken vliezen, bij koortssymptomen of bij foetale tachycardie.

BLAAS- EN DARMVULLING
Als de zwangere wordt uitgelegd dat een volle blaas de voortgang van de baring tegenwerkt, zal ze geregeld naar de wc willen gaan. Het is raadzaam haar elke drie à vier uur te laten plassen; zo nodig moet er gekatheteriseerd worden (afhankelijk van het lokale beleid, na overleg, door arts, verloskundige of verpleegkundige). Als een vrouw aangeeft voor ontlasting naar de wc te willen gaan, moet eerst worden vastgesteld of er niet sprake kan zijn van persdrang bij volledige ontsluiting. Wellicht kan een VT plaatsvinden voordat wc-bezoek wordt toegestaan. Het is verder aan te raden de wc-deur niet op slot te laten doen en in de buurt te blijven.

VOEDING
Het nuchter houden van de vrouw in partu is achterhaald en onnodig. Haar laten eten waar ze zin in heeft, is in principe het verstandigst. Kleine, energierijke hapjes als stukjes fruit, crackers en yoghurt zijn prima, zware kost is af te raden. Ze kan drinken naar wens. In sommige situaties schrijft de arts of verloskundige voor dat de patiënte nuchter blijft, bijvoorbeeld bij een hoog risico op een sectio caesarea. Braken komt frequent voor, als gevolg van de druk van het diafragma op de maag, of als gevolg van de pijn of de peritoneale prikkeling.

HYGIËNE
In het verleden gehanteerde praktijken als het standaard scheren van de schaamstreek en het laxeren worden niet meer toegepast. Normale hygiëne voldoet; door het scheren bestaat de kans op het ontstaan van microlaesies die een infectierisico inhouden, en laxeren biedt geen voordelen.

7.3 Pijnbestrijding

Baringspijn is van fysiologische aard en bestaat uit de volgende drie componenten:
- pijn verwekt door de uteruscontracties (weeën); deze pijn ontstaat door mechanische druk op de zenuwuiteinden en bloedvaten van de baarmoederspier;
- pijn verwekt door druk van het foetale caput op bekkenbodem en baringskanaal;
- pijn verwekt door het oprekken van cervix, baarmoederligamenten en van de bekkenbodem.

7.3.1 *Niet-farmacologische methoden*

Er zijn verschillende methoden beschreven voor de niet-farmacologische aanpak van pijn tijdens de bevalling. Een aantal daarvan kan door verpleegkundigen worden toegepast.

CURSUSSEN VÓÓR DE BEVALLING
Zwangerschapsgym
Deze vaak via de plaatselijke thuiszorgorganisatie gegeven cursussen bestaan uit een serie lessen in groepsverband, waarbij voorlichting wordt gegeven over de zwangerschap, bevalling, borstvoeding en kraamtijd. Educatie staat voorop;

Figuur 7.4 Opvangen van de weeën tijdens de baring.

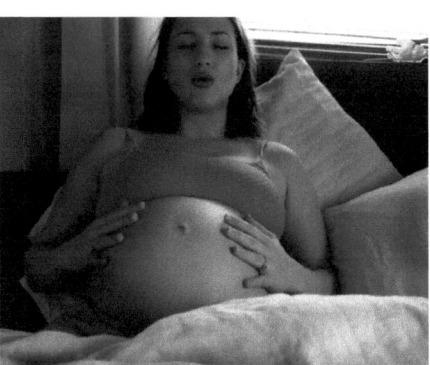

groepsgesprekken en oefeningen zijn hierbij de geijkte middelen. Een of twee bijeenkomsten worden ingevuld als partneravond, waarbij aandacht wordt besteed aan de rol van de partner, meestal toegespitst op de bevalling. De groepen bestaan in het algemeen uit vrouwen die rond dezelfde datum uitgerekend zijn. Vaak volgt enige tijd na een cursus een bijeenkomst met alle moeders en hun baby's.

Yoga
Yoga is een systeem van oefeningen om lichaam en geest met elkaar in evenwicht te brengen. De oefeningen zijn gericht op concentratie en processen in het eigen lichaam. Ademhalings- en ontspanningsoefeningen spelen een belangrijke rol. De aandacht gaat uit naar het prenatale contact dat de moeder heeft met het kind, en naar het contact tussen de partners en het groeien naar het ouderschap. Het doel is vertrouwd te raken met het eigen lichaam en te leren luisteren naar signalen die het lichaam geeft, zodat de zwangere vertrouwen in haar lichaam heeft. Door dat vertrouwen raakt ze niet in paniek als er iets anders loopt dan verwacht. Door ontspanning wordt angst minder, waardoor pijn vermindert. De bijeenkomsten zijn in groepsverband.

Haptonomie
Deze methode legt de nadruk op aanraken, contact maken, voelen. Het contact tussen het kind en de beide ouders, zowel tijdens de zwangerschap als tijdens de bevalling als daarna, staat voorop. De vrouw wordt voorbereid op de bevallingspijn door te leren de pijn te aanvaarden. Het leren meegaan met pijn in plaats van ertegenin gaan speelt een grote rol. Spanning in het lichaam zal zich namelijk vertalen in spanning in het baringskanaal, waardoor de pijn zal toenemen en de baring zal vertragen. De bijeenkomsten zijn in het algemeen individueel (met partner).

Samen bevallen
Als de vrouw leert hoe ze zich kan ontspannen en haar ademhaling onder controle kan houden, kunnen zij en haar partner positief omgaan met de pijn tijdens de bevalling. Bevallen is in de optiek van deze cursus een natuurlijke gebeurtenis die de vrouw samen met de partner beleeft; de lessen zijn dan ook meestal samen met de partner. De cursus bespreekt de verschillende bevallingshoudingen en wat van de partner verwacht mag worden tijdens de bevalling. De

vrouw leert verschillende ademhalingsoefeningen die haar kunnen afleiden van de pijn. Ze leert ook hoe ze tijdens de bevalling concentratie kan opbouwen.

Diversen
Andere cursussen zijn bijvoorbeeld zwemmen, psychoprofylaxe, hypnotherapie et cetera.

HOUDINGEN

Het is bekend dat vrouwen die verplicht op het bed moeten blijven liggen tijdens de bevalling, meer pijn ervaren dan vrouwen die vrij worden gelaten in hun houding. Afhankelijk van het stadium waarin de bevalling zich bevindt, luidt het advies dan ook: laat de vrouw wisselende houdingen ervaren. Ze kan uit bed komen, op een stoel gaan zitten, heen en weer lopen of een douche nemen. Het zou in dit kader handig zijn om een vrouw die aangeeft niet van bed te willen, even naar de wc te laten gaan voor mictie. Vaak gaat het na het wc-bezoek veel beter, niet alleen omdat de blaas leeg is, maar vooral omdat ze even van bed is geweest. Het uitvoeren van de 'weeëndans' – de vrouw staat en haar partner ondersteunt haar – kan een prettige, intieme methode zijn om de weeën op te vangen. Bovendien speelt de zwaartekracht dan een aanvullende rol bij het indalingsproces.

MASSAGE

Vaak ervaart de vrouw het als erg prettig als zij door de partner of de verpleegkundige wordt gemasseerd. Massage van de onderrug tijdens een wee verlicht rugpijn. Massage van de bovenrug of benen leidt echter af, doordat die massage eerder het signaal 'ik ben er' afgeeft.

Figuur 7.5   Barende wordt door doula gecoacht.

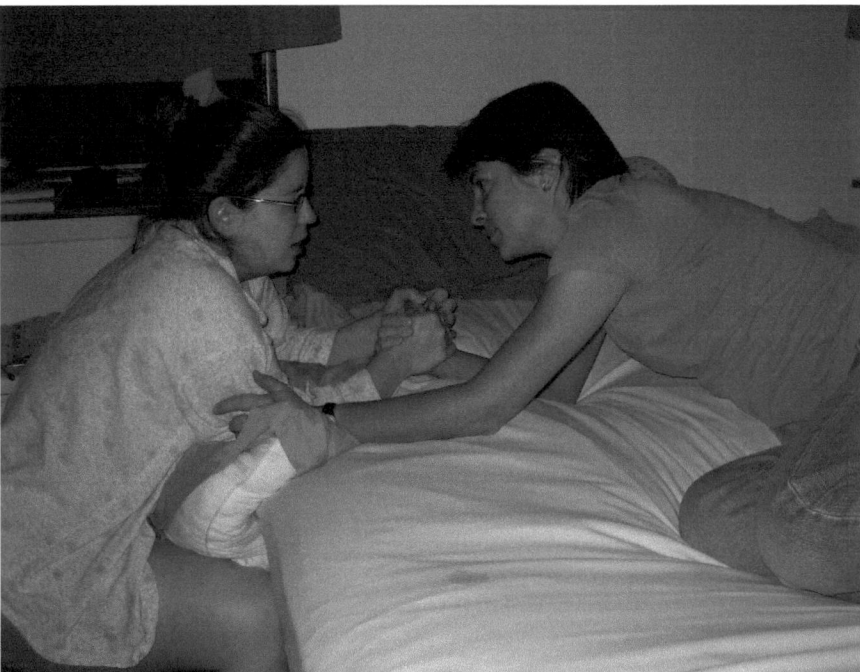

WARMTE EN KOUDE

Warmwaterzakken, warme kruiken of doeken kunnen verlichtend werken. Een goed warme washand op het perineum op het moment van het insnijden en gaan staan van het hoofd werkt pijnstillend; bovendien ontspant hierdoor de bekkenbodem en wordt het weefsel soepeler, zodat de kans op rupturen minder wordt.

Bij rugpijn kan kou prettig zijn, in de vorm van een coldpack op de onderrug.

HYDROTHERAPIE

Tijdens de baring wordt vaak het nemen van een bad of een douche aangeraden. Tegen een douche nemen zijn vrijwel nooit bezwaren, maar de vrouw mag geen bad meer nemen als sprake is van gebroken vliezen zonder weeën. Bij gebroken vliezen en goede weeën bestaat geen bezwaar tegen een bad. De watertemperatuur mag maximaal 38 °C zijn; boven 39 °C bestaat het gevaar van oververhitting van de zwangere, met als risico foetale tachycardie, koorts en zelfs sterfte. Met een waterdichte doptone kan de foetale conditie worden bewaakt. Water geeft ontspanning, pijnverlichting en vaak een toename van de (kracht van de) weeën.

TENS

Transcutane elektrische zenuwstimulatie of TENS (*transcutaneous electrical nerve stimulation*) bestaat uit het aanbrengen van vier elektroden op de rug van de vrouw. Deze zijn met draadjes verbonden aan een apparaat dat prikkels afgeeft. De prikkels genereren vermindering van het pijngevoel. Gerichte bediening van het apparaat regelt de intensiteit van de prikkels: meestal een hogere intensiteit tijdens een wee en een lagere tussen de weeën door. TENS kan storing geven op het CTG-apparaat.

INTRADERMAAL WATERBLOK (IWB)

Het IWB is een evidence-based techniek om lage rugpijn tijdens de baring te verminderen. Het effect wordt verkregen door middel van minimaal vier intradermale injecties met steriel water in de onderrug. Contra-indicaties zijn niet bekend. De plaats van de injecties wordt bepaald door:
- de vrouw zelf; zij geeft de pijnlijke plaatsen aan, die met balpen worden gemarkeerd;
- de ruit van Michaelis; men zoekt en markeert de spina iliaca posterior superior (uitsteeksel aan het achterste eind van de darmbeenkam), en twee punten die 3 cm lager en iets meer naar het midden liggen. Op deze plaatsen wordt per plek 0,1 ml steriel water geïnjecteerd. Er ontstaat een papel tijdens het inspuiten. Het inspuiten is pijnlijk, maar de pijn wordt binnen twee minuten minder. Het effect houdt zestig tot negentig minuten aan en kan zonder probleem worden herhaald.

7.3.2 Farmacologische methoden

De medicamenteuze methoden voor aanpak van pijn worden uitsluitend in het ziekenhuis toegepast; een O&G-verpleegkundige heeft daarom vaak met farmacologische pijnbestrijding te maken. Hieronder worden de verschillende methoden besproken, inclusief de observaties.

INTRAVENEUS (REMIFENTANIL)

Remifentanil is een modern, zeer kortwerkend opiaat dat een veelbelovend middel lijkt voor toepassing tijdens de baring. Inmiddels bestaat in verschillende klinieken in Nederland ruime ervaring met dit middel, dat via een infuuspomp intraveneus wordt toegediend, bij voorkeur in een gecombineerde perfusie-PCA-pomp (*patient controlled anesthesia*). Op deze manier ontvangt de vrouw een continue dosis remifentanil, en ze kan indien nodig zelf een extra dosis toedienen. De patiëntentevredenheid is hoger dan tijdens het gebruik van pethidine; bovendien veroorzaakt remifentanil minder neonatale ademdepressies. Wel is de mate van analgesie lager dan bij het gebruik van epiduraal analgesie. De bijwerkingen zijn hetzelfde als bij pethidine. Na het staken van toediening van remifentanil stoppen de bijwerkingen snel.

INTRAMUSCULAIR (PETHIDINE)

Pethidine is een morfineachtig middel dat men toedient via een intramusculaire injectie. Het heeft een centrale werking en komt transplacentair bij het kind. Het bereikt bij de zwangere pijnstilling of vermindering van pijn. Er kan een roestoestand optreden. Bij de foetus ontstaat een rusttoestand, die op het CTG is terug te vinden; het CTG wordt minder variabel en minder acceleratief. Als pethidine korter dan twee uur voor de geboorte is toegediend, bestaat het risico van ademdepressie bij het kind. Het kan dan nodig zijn een antidotum toe te dienen (Narcan, naloxon intramusculair bij het kind).

Het is verstandig aan de zwangere uit te leggen dat ze suf kan worden; het is beter haar niet zonder directe ondersteuning uit bed te laten gaan. Na enkele uren neemt het effect af.

EPIDURAAL

Deze vorm van pijnbestrijding wordt door een anesthesioloog toegepast. Afhankelijk van het lokale beleid komt de anesthesioloog op de verloskamer 'de epiduraal prikken' of moet de zwangere naar het operatiecomplex worden verplaatst. Bij epidurale anesthesie wordt een lokaal anestheticum in de epidurale ruimte gespoten, buiten de dura mater. Hierdoor worden de gevoelszenuwen verdoofd, samengaand met een sympathische en motorische blokkade.

Indicaties voor epidurale anesthesie kunnen zijn:
- slecht vorderende baring;
- pijnlijke baring;
- inleiding van de baring;
- intra-uteriene vruchtdood;
- risicobevalling, zoals bij cardiaal of respiratoir lijden.

Contra-indicaties zijn:
- infecties of huidaandoeningen in het punctiegebied;
- stollingsstoornissen, zoals HELLP-syndroom of gebruik van anticoagulantia;
- hypovolemie en hypotensie;
- allergie voor de te gebruiken medicatie;
- neurologische aandoeningen in het punctiegebied;
- vroegere operaties aan het ruggenmerg of misvormingen aan de wervelkolom.

Voordelen van epidurale anesthesie zijn effectieve pijnstilling en veiligheid. Nadelen zijn mogelijke vermindering van de contracties met risico van bijstimulatie, hypotensie en verhoogde incidentie van kunstverlossingen. Om hypotensie te voorkomen wordt vóór het prikken een vaatvulling gegeven door middel van bijvoorbeeld 500 ml plasma-expander (bijvoorbeeld Haes-steriel, Hemohes, Ringerlactaat) in vijftien minuten. Het is nodig om na het prikken regelmatig de bloeddruk te controleren; gedurende het eerste halfuur elke vijf minuten, daarna zo vaak als volgens het lokale protocol, bijvoorbeeld elk halfuur. Interne CTG-bewaking is verstandig.

Afhankelijk van het lokale gebruik blijft de verpleegkundige wel of niet bij de patiënt. Het is de taak van de O&G-verpleegkundige om instructie over de gewenste houding en uitleg van de procedure te geven. De vrouw ligt in linkerzijligging, met de rug bol: knieën richting de kin. Ook zitten (op een kruk) met een bolle rug is mogelijk. De huid wordt gedesinfecteerd en verdoofd, waarna de epidurale ruimte wordt aangeprikt, meestal ter hoogte van de lumbale wervels L2/L3, L3/L4 of L4/L5. Door de naald wordt een katheter opgeschoven en deze wordt afgedekt met een doorzichtige pleister. Op de katheter komt een bacteriefilter; door middel van een spuit en een pomp wordt continu een dosis anestheticum toegediend. De vrouw kan een warm gevoel in de benen en tintelingen ervaren. Controle op de hoogte van het blok gebeurt met een ijsblokje of een watje met ether: waar zij geen kou voelt, werkt het blok.

Bij 'een epiduraal' merkt de vrouw een volle blaas meestal niet op. Het is daarom verstandig katheterisatie van de blaas toe te passen: een verblijfskatheter, of (herhaald) eenmalige katheterisatie.

Omdat de weeën niet of nauwelijks worden gevoeld en omdat de perineumregio ook verdoofd kan zijn, is het mogelijk dat er geen persdrang optreedt bij volledige ontsluiting. Bij het vermoeden van volledige ontsluiting (tekenen, indalingsbradycardie, als de zwangere aangeeft steeds meer druk op de anus te ervaren) moet een arts of verloskundige gevraagd worden een VT (vaginaal toucher) uit te voeren. Zodra volledige ontsluiting wordt vastgesteld, kan het verstandig zijn de epiduraalpomp uit te schakelen, zodat de persreflex terug zal keren. Goede voorlichting en begeleiding zijn nu heel belangrijk. Als een vrouw goed de druk van een wee voelt en het voorliggende deel is voldoende ingedaald (Hodge 3 of dieper), kan worden begonnen met persen. Persen zonder persdrang en persreflex mondt helaas vaak uit in een kunstverlossing; geduld is een schone zaak! Vlak voor de uitdrijving moet een verblijfskatheter worden verwijderd, wegens het risico van urethraletsel.

Bij hypotensie moet de vrouw in linkerzijligging worden gelegd en moet het infuus openstaan; stijgt de tensie niet na deze maatregelen, dan dient de anesthesioloog geraadpleegd te worden.

Continu CTG is raadzaam bij een epiduraal, om de foetale conditie te beoordelen en te bewaken. Na de partus kan de epiduraalkatheter worden verwijderd; dit is een voorbehouden handeling die door verpleegkundigen aangeleerd kan worden. Na de partus blijft aandacht nodig voor de mictie: deze moet binnen zes uur spontaan op gang zijn gekomen. Kan een vrouw binnen die zes uur niet plassen, dan volgt katheteriseren of scannen van de blaas (*bladderscan*).

INHALATIEANESTHESIE
In Angelsaksische landen is inhalatieanesthesie gebruikelijk. De barende inhaleert via een masker een mengsel van lucht en een vluchtig anestheticum (lachgas of entonox: N_2O). Begin 2005 is in Nederland het gebruik van dit middel in

Figuur 7.6 Inhalatie van entonox om baringspijn draaglijk te maken.

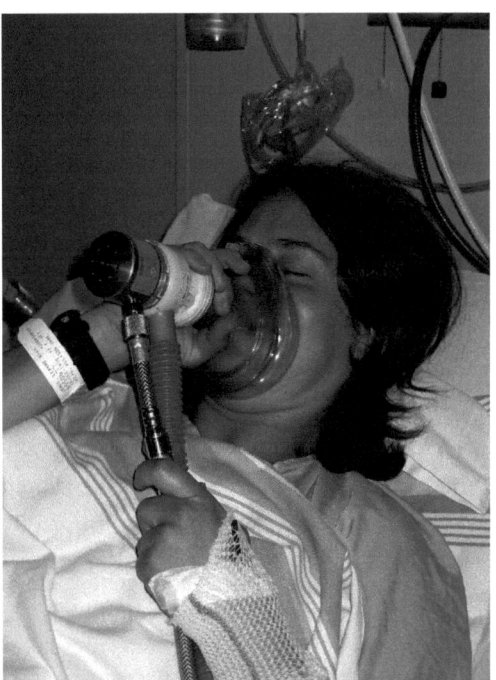

opspraak geraakt: het zou bij het personeel van verloskamers en ok-complexen een grote kans op nakomelingen met aangeboren afwijkingen met zich meebrengen. Op dit moment wordt het gebruik van lachgas dan ook afgeraden.

LOKALE ANESTHESIE
Lokale verdoving wordt vooral toegepast vóór het zetten van een episiotomie en bij het hechten van het perineum. Door infiltratie van het perineum met een lokaal anestheticum (bijvoorbeeld lidocaïne) wordt het perineum ongevoelig. Voor het hechten van oppervlakkige rupturen en labiarupturen kan lidocaïnespray worden toegepast.

7.4 De normale baring

Onder normale baring wordt hier verstaan: de baring in Aav (Achterhoofdsligging met het achterhoofd voor).

7.4.1 Voorbereiding

Als de bevalling dusdanig is gevorderd dat wordt verwacht dat de baby binnen afzienbare tijd wordt geboren, is de tijd aangebroken om materialen klaar te zetten. Bij nulliparae gebeurt dit meestal bij het beginnen met persen, bij multiparae soms al eerder.
De volgende zaken worden klaargezet:
- partusset, bestaande uit twee kochers en een navelstrengschaar en een epischaar;

- steriele gazen;
- navelklem;
- vliezenbreker als de vliezen nog staan;
- handschoenen;
- schorten;
- spatbrillen;
- warme doeken, bijvoorbeeld in een kruikenmoeder of onder een warmtelamp;
- reanimatietafel stand-by (de plek afhankelijk van het lokale beleid).

Op de verloskamer zijn verder in elk geval aanwezig:
- deppers;
- materiaal voor het infiltreren van het perineum: lidocaïne of ander lokaal anesthesticum, spuiten en naalden;
- oxytocineampullen;
- infuusmateriaal;
- zuurstof;
- blaaskatheters;
- slijmzuiger;
- hechtmateriaal.

Vóór het in gebruik nemen van een verloskamer is controle op compleetheid nodig. Meestal is dit een taak van de verpleegkundige.

7.4.2 Uitvoering

Normaal gesproken is een verpleegkundige aanwezig bij de partus, voor assistentie van de verloskundige of arts en voor ondersteuning van de aanstaande ouders. Bij drukte of door andere omstandigheden kan het echter gebeuren dat de verpleegkundige een deel van de uitdrijving begeleidt; dit is natuurlijk niet de ideale situatie.

Elke verpleegkundige zou moeten weten hoe een bevalling in Aav te begeleiden, om de eenvoudige reden dat er altijd wel een vrouw is die zo snel bevalt, dat er geen tijd is voor het inschakelen van de arts of verloskundige. Verpleegkundigen die in ziekenhuizen werken waar de gynaecologen zelf de partus doen, 'vangen' maar al te vaak een kind. Het uitvoeren van een bevalling is een voorbehouden handeling: het is daarom van groot belang dat verpleegkundigen zich realiseren dat ze van tevoren moeten weten hoe te handelen in geval van nood!

Zodra een vrouw reflectoire persdrang heeft, heeft zij in het algemeen ook volledige ontsluiting (VO) en staat het hoofd van de baby op H3 of lager. Hoewel op het hoogtepunt van een wee meepersen meestal geen kwaad kan bij persdrang, is het verstandig haar te laten wachten met actief persen tot volledige ontsluiting is vastgesteld met een inwendig onderzoek. Een kind in Aaa-ligging geeft vaak aanleiding tot persdrang zonder volledige ontsluiting; meepersen zorgt dan voor een oedemateuze rand, wat de bevalling uiteraard vertraagt.

Als is vastgesteld dat de vrouw volledige ontsluiting heeft en het startsein tot persen is gegeven, is het verstandig een vrouw te laten doen wat ze zelf intuïtief wil. Als zij matig perst, kan het verstandig zijn nog even geduld op te brengen tot er onhoudbare persdrang is. Er is meestal geen medisch bezwaar tegen langer zuchten, wél tegen te vroeg starten met actief persen!

> *'Zodra er een wee komt, neem je een diepe hap lucht en pers je zo hard je kunt, alsof je moet poepen, en houd dit minstens tien tellen vast. Dan adem je uit en neem je weer een hap lucht, enzovoort. Je perst zo drie keer op een wee.'*

Het laten persen door middel van deze overbekende valsalvamanoeuvre kent een aantal nadelen, zo is uit onderzoek gebleken. Bij de moeder gaat de bloeddruk omhoog en de doorbloeding naar de placenta vermindert. Het zuurstofniveau van de moeder daalt. De CO_2-stijging bij het happen naar adem in combinatie met het stijgen van de bloeddruk zorgt voor het knappen van kleine vaatjes in het gezicht, de nek en de ogen. De baby krijgt minder zuurstofrijk bloed door vermindering van de placentacirculatie, met als gevolg foetale hypoxemie.

Beter is de vrouw in eerste instantie op haar gevoel te laten persen. Laat haar naar beneden kijken, help haar eraan te denken dat ze haar baby eruit perst, dat ze haar gevoel bij de persdrang naar beneden toe (op haar buik) richt en niet naar boven toe (haar hoofd) en laat haar de ogen openhouden. Op het gevoel persen veel vrouwen kort, vijf tot zeven seconden achter elkaar, vaak meerdere malen per wee, waarbij verschillende keren adem wordt gehaald en soms geluid wordt gemaakt. Dit spontane persen kan zeer effectief zijn. Na twintig tot dertig minuten (spontaan) persen wordt doorgaans gekeken of er vooruitgang is. Is dit het geval, dan wordt doorgegaan met persen. Is er weinig tot geen vooruitgang, dan kan een zwaartekrachtbevorderende houding worden gezocht, bijvoorbeeld persen op de baarkruk of staand persen. Elk ziekenhuis moet beschikken over een baarkruk. Als de uitdrijving vordert en de baby verder indaalt, wordt de persdrang heftiger en zullen de weeën frequenter komen. Vordert de uitdrijving niet of is de perstechniek matig, dan kan de valsalvamanoeuvre op zulke momenten uitkomst bieden.

De verpleegkundige moedigt de vrouw tijdens de uitdrijving aan, ze kan ook helpen bij het aanpakken van de benen en het geven van slokjes water. Steeds een schone ondergrond is prettig voor de barende. Vrouwen lozen vaak ontlasting bij het persen, waar velen zich voor generen. Het lozen van ontlasting duidt op effectief persen! Door dit aan de vrouw uit te leggen én door steeds de ontlasting te verwijderen en schone celstofmatjes neer te leggen, zal ze waarschijnlijk met grotere bereidheid verder willen persen. Vaak lozen vrouwen ook urine tijdens het persen; eventueel kan haar gevraagd worden te plassen op het matje of kan katheterisatie worden overwogen. Wegens het risico van urethraletsel moet een verblijfskatheter worden verwijderd tijdens de uitdrijving.

Belangrijk tijdens (het laatste deel van) de uitdrijving is dat één persoon de leiding neemt over de partus, in het algemeen de verloskundige/arts. Deze instrueert de vrouw tijdens de geboorte van het hoofd om afwisselend te zuchten en te persen, zodat het hoofd geleidelijk geboren kan worden en schade aan het perineum beperkt blijft. Door steeds uitleg aan de vrouw te geven wat er gebeurt en hoe ver de bevalling is gevorderd, zal ze meewerken aan wat haar wordt gevraagd. Na de geboorte van het hoofd wordt er gecontroleerd op navelstrengomstrengeling door met de vingers langs het halsje te voelen. Is er een omstrengeling, dan wordt deze voorzichtig over het hoofd geschoven. Soms is de baby zó strak omstrengeld, dat dit niet lukt. Dan kan de baby door de omstrengeling worden geboren, of in vulva worden afgenaveld: twee kochers worden op de navelstreng gezet, 1 cm van elkaar af, waarna de navelstreng met de navelstrengschaar wordt doorgeknipt. De kochers worden van elkaar weggehouden en de hals van de baby

Figuur 7.7 Indaling, spildraai en geboorte bij normale baring (Aav).

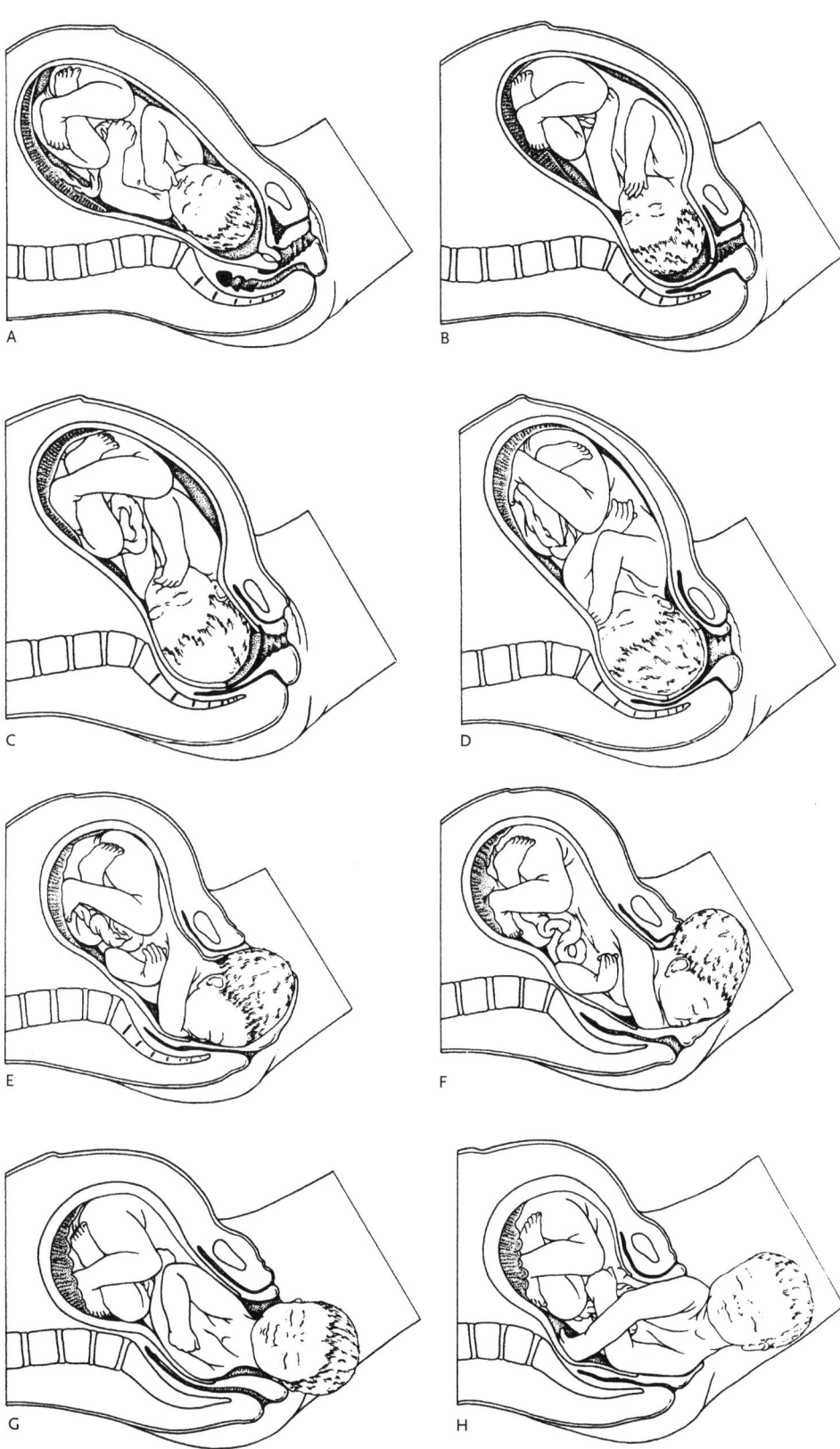

Figuur 7.7 Vervolg

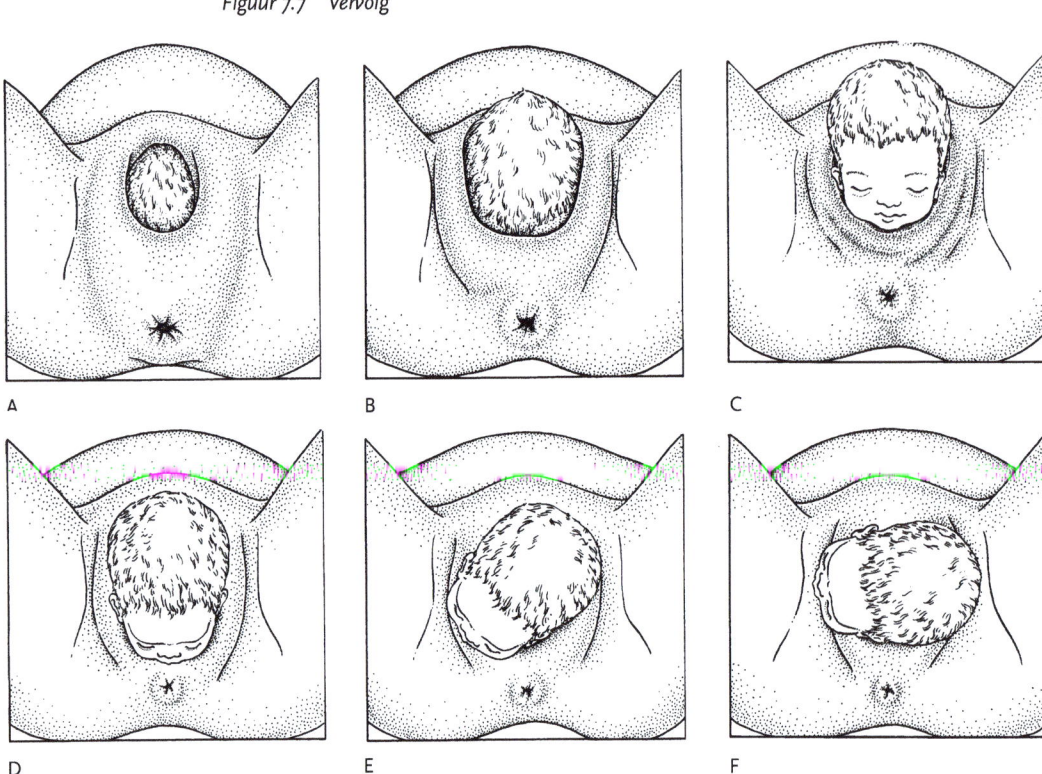

kan nu verder bevrijd worden van de navelstreng: dit gebeurt door de baby te laten spildraaien. Het hoofd wordt met beide handen bipariëtaal omvat en richting het sacrum van de barende bewogen. De voorste schouder wordt nu onder meepersen geboren, waarna het hoofd richting het schaambeen wordt bewogen en daarna voorzichtig, onder zuchten, de achterste schouder wordt geboren. Na de schouders volgt meestal het hele kind in één keer, dat daarbij richting de buik van moeder wordt gehouden. Het wordt op de blote borst van moeder gelegd, tenzij anders is afgesproken.

7.4.3 Na de geboorte

De baby wordt direct afgedroogd, want natte baby's koelen enorm snel en veel af. De baby wordt vluchtig nagekeken en lekker warm toegedekt. Als een baby goed ademt of huilt, is het niet nodig uit te zuigen, integendeel, uitzuigen is gevaarlijk: de kans bestaat op beschadiging van de bovenste luchtwegen of het veroorzaken van een reflex-bradycardie. Als de baby niet goed doorhuilt, wordt het mondje met een gaasje uitgeveegd. Ook kan de baby worden geprikkeld door hem goed af te drogen. Vaak gaat een baby spontaan huilen of ademen.

Afhankelijk van de afspraken wordt de vrouw direct na de geboorte oxytocine toegediend, intraveneus bij een infuus, anders intramusculair. Oxytocine zorgt voor het contraheren van de uterus, zodat het bloedverlies beperkt blijft. De uterus wordt direct na de geboorte gepalpeerd: hoe hoog, en goed gecontraheerd? Het vloeien wordt nauwkeurig bijgehouden.

Figuur 7.8 Pasgeborene direct post partum.

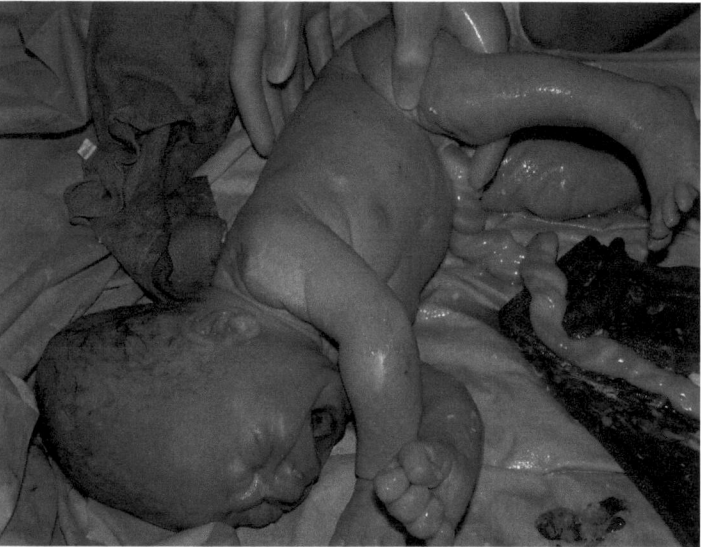

AFNAVELEN

Het afnavelen van de baby is een emotioneel moment. De baby wordt gescheiden van de moeder en zal nu zelf voor zuurstof en voedsel moeten zorgen. Meestal wordt met afnavelen gewacht tot in de navelstreng geen pulsaties meer voelbaar zijn, in het algemeen na enkele minuten. Te dicht bij de baby voelen heeft geen zin, want daar blijft de navelstreng steeds pulseren! Er komt een navelklem op de navelstreng, ongeveer 3-5 cm vanaf de buikwand van de baby. De navelstreng wordt leeggestreken richting placenta. Er komt een kocher 2 cm vanaf de navelklem (dus op 5-7 cm van de baby af). De navelstreng kan nu door de vader (of iemand anders) tussen de klemmen worden doorgeknipt.

Als er navelstrengbloed moet worden afgenomen, is dat nu het goede moment. Er zijn twee methoden voor afname: met een spuit met naald, of door het uiteinde van de navelstreng in een bloedbuisje te hangen. Door de kocher voorzichtig los te halen loopt het bloed in het buisje. Voor bepalingen als de resusfactor is 2 cm in het buisje al voldoende. Het afnemen van bloedgassen uit de navelstreng gebeurt met arteriespuitjes, waarmee uit de navelarterie, of ook uit de navelvene, bloed wordt afgenomen.

PLACENTA

De placenta wordt na het toedienen van oxytocine meestal binnen vijf minuten geboren. Zonder oxytocine kan dit aanzienlijk langer duren; na een halfuur wachten is het aan te raden in elk geval oxytocine te spuiten. Vloeit een vrouw ruim, dan kan dit erop wijzen dat de placenta losligt, vast te stellen door middel van de handgreep van Küstner. Zit de placenta nog vast en is er sprake van ruim vloeien, dan is het raadzaam de blaas te legen met katheterisatie. Een volle blaas verhindert contractie van de uterus. Bij twijfel over de mate van bloedverlies, kan de hoeveelheid worden geobjectiveerd door de celstofmatjes en verbanden te wegen. Ook na de geboorte van de placenta is het nodig het bloedverlies te blijven controleren, tot minimaal zes uur post partum. De placenta wordt gecontroleerd op compleetheid. Het aantal vaten in de navelstreng wordt genoteerd, normaal 2 arteriën, 1 vene.

PERINEUM

Na de geboorte van de placenta wordt het perineum nauwkeurig geïnspecteerd op rupturen. Ook als een episiotomie is gezet, moet op rupturen worden gescreend. Afhankelijk van de mate van inscheuring zijn er drie graden van rupturen.
Eerstegraads: alleen de huid is ingescheurd. De rupturen bloeden weinig en zijn niet erg pijnlijk. Als de ruptuur veel bloedt en/of als het anatomisch beter is, wordt deze gehecht.
Tweedegraads: de huid en de bekkenbodemspieren zijn gescheurd. Deze rupturen worden altijd gehecht.
Derdegraads: ook de sphincter ani is gescheurd. Bij de derdegraads ruptuur worden subtotaalruptuur en totaalruptuur onderscheiden. Het rectumslijmvlies is bij de subtotaalruptuur intact, bij de totaalruptuur is dit beschadigd. De derdegraads ruptuur heeft nauwkeurig hechting nodig teneinde incontinentie te voorkomen. Vaak gebeurt dit onder algehele narcose, zodat het lichaam van de vrouw ontspannen is.

Voor het hechten wordt het volgende klaargezet:
- hechtset (naaldvoerder, chirurgisch pincet en schaar);
- hechtdraden (bij voorkeur resorbeerbaar materiaal);
- hechtnaalden (deze zitten vaak aan de draad bevestigd);
- tampon (een gaastampon met een touwtje eraan);
- deppers of gaasjes;
- lichtbron;
- verdovingsvloeistof en spuit en naald.

De vrouw wordt op een schone onderlaag gelegd. De wond wordt verdoofd. Bij oppervlakkige rupturen voldoet lidocaïnespray. Eventueel wordt de tampon ingebracht tegen lekkage vanuit de uterus. De arts of verloskundige hecht de wond. Afhankelijk van de toestand en de wens van de vrouw wordt de baby wel of niet op haar buik gelegd tijdens het hechten. Na het hechten wordt – als ze daarom heeft gevraagd – de wond aan de vrouw getoond, in een spiegel. De eventuele tampon wordt verwijderd en de uterus gepalpeerd: is deze nog goed gecontraheerd? De vrouw wordt verteld dat de hechtingen vanzelf oplossen.

AANLEGGEN

Als de moeder borstvoeding wil geven, kan de baby snel na de bevalling worden aangelegd, in elk geval binnen een uur na de geboorte. Veel baby's moeten het eerste kwartier bijkomen en zijn nog niet in de stemming om aan de borst te gaan. Vaak worden ze daarna echter heel actief en zijn ze in staat goed aan de borst te drinken. Aanleggen genereert oxytocineproductie en dus uteruscontracties, zodat sprake is van heel zinvolle naweeën.

BABY

Direct na de geboorte wordt de baby door de arts of verloskundige nagekeken op aangeboren afwijkingen. Het gewicht, de lengte en de schedelomtrek worden bepaald. Vanwege het gevaar van beschadiging van de heupjes is het af te raden de baby te veel te strekken, maar vaak strekken baby's zich spontaan en dan is het makkelijk meten. De lengte van een baby is belangrijk om latere groeivertraging te kunnen opsporen, en ouders stellen het enorm op prijs te horen hoe lang hun kind ongeveer is. Ook is het belangrijk om de schedelomtrek nauwkeurig te meten. Deze is gemiddeld 34 cm en wordt gemeten om de achterhoofdsknobbel

Figuur 7.9   Pasgeborene direct post partum aan de borst.

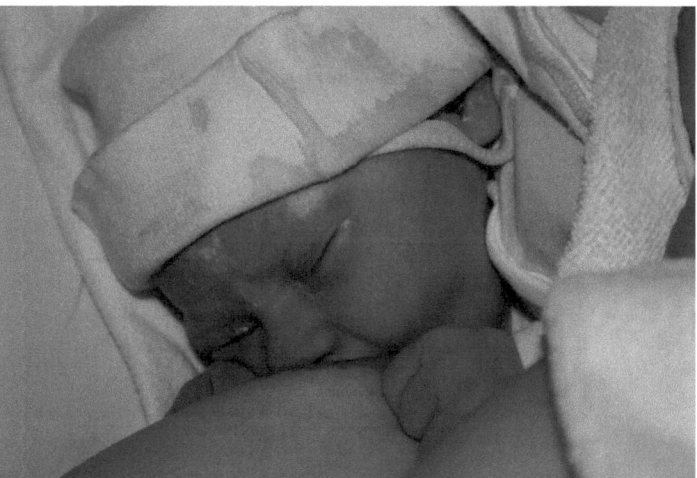

heen en boven de ogen en de oren. Bij eventuele intracraniële problemen zal de schedelomtrek toenemen; een uitgangswaarde is dan handig.

Nadat de baby is nagekeken, is het in het ziekenhuis verstandig de baby even in een badje te houden, om zo eventueel bloed en verontreiniging af te spoelen. Wordt een baby niet in bad gedaan, dan moet hij tot aan de eerste badbeurt met handschoenen aan worden verzorgd, om het risico van bloedoverdraagbare aandoeningen zo laag mogelijk te houden. Als het badje snel en deskundig wordt gedaan, zal de baby niet afkoelen. Na het badje wordt de baby aangekleed, bij voorkeur met kleertjes die de ouders hebben meegebracht. Dit vergroot de herkenbaarheid en zal de binding bevorderen.

Elke baby krijgt 1 mg vitamine K toegediend na de geboorte, ter voorkoming van bloedingen. Vitamine K kan oraal worden gegeven door het in het mondje te druppelen. Alleen bij baby's die niets per os binnen mogen krijgen, of als het lokale protocol dit zo vermeldt bij bijvoorbeeld kunstverlossingen, wordt vitamine K intramusculair gespoten.

Figuur 7.10   Gewichtsbepaling op digitale weegschaal.

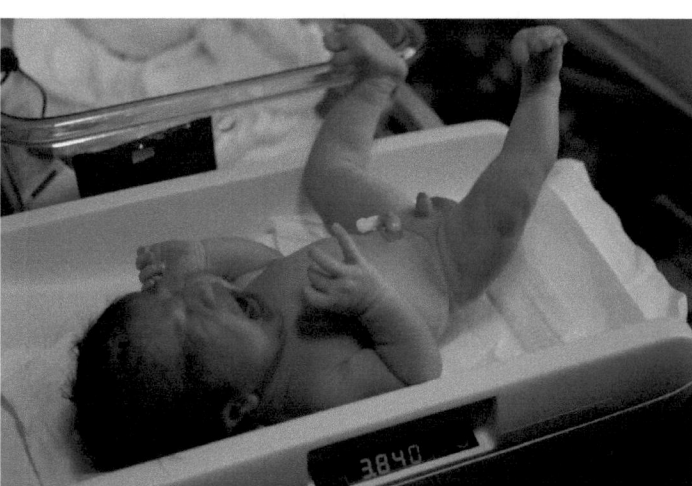

Als de belangrijkste handelingen zijn gedaan, is het tijd om de ouders te feliciteren met hun kind. De ouders krijgen wat te drinken en/of te eten. Daarna worden ze in de gelegenheid gesteld een tijdje alleen te zijn om rustig kennis te maken met hun kind.

MOEDER
Als de kersverse moeder zich goed voelt en niet veel heeft gevloeid, mag ze douchen na de partus – onder begeleiding! Vrouwen met meer dan 1000 ml bloedverlies, met pre-eclampsie of met veel bekkenklachten wordt aangeraden zich op het bed te laten wassen. Tijdens het douchen moet alertheid op nabloeden blijven bestaan. Ze mag proberen te urineren onder de douche. Kort of iets langer douchen is prima; bij te lang douchen neemt de kans op collaberen toe. Na het douchen moet de moeder op haar bed gaan liggen. De eerste paar dagen moet worden voorkomen dat een pasbevallen moeder te veel rondloopt en al de hele dag rechtop wil zitten. Haar bekkenbodem heeft tijd nodig te herstellen van de uitgerekte toestand tijdens de partus. Ook is haar bekken verweekt tijdens de laatste weken van de zwangerschap. Haar hele lichaam heeft tijd nodig om te herstellen. Wegens trombosegevaar in het kraambed is het juist wel aan te raden de vrouw naar de wc heen en weer te laten lopen.

Elke vrouw moet binnen twaalf uur na de partus urineren; nog beter is een limiet van zes uur aan te houden. Door zwelling, pijn en vermoeidheid kan de mictie worden belemmerd. Vrouwen moet worden aangemoedigd zelf naar de wc te gaan, omdat op de wc de mictie het best verloopt en het beste wordt uitgeplast. Urineren op een po op bed is onverstandig: het is dan niet mogelijk om goed uit te plassen. Bij vermoeden op een overloopblaas wordt eenmalig gekatheteriseerd. Bij een residu van meer dan 500 ml wordt een verblijfskatheter aangebracht voor minimaal 24 uur, om blaasschade door overrekking te voorkomen. Na de mictie is het raadzaam de vulva te reinigen met kraanwater, bijvoorbeeld met een spoelfles of een douchekop. Daarna wordt de vulva voorzichtig drooggedept en krijgt de vrouw een schoon kraamverband.

Na de partus mag de vrouw naar behoefte eten en drinken. Veel drinken is aan te raden, omdat daardoor de mictie vlot op gang komt. Ook raakt de urine meer verdund, zodat deze minder zal branden. De ontlasting komt vaak pas na enkele dagen op gang. Vezelrijk eten, goed drinken en naar de wc gaan zodra de vrouw aandrang voelt, zijn verstandige maatregelen voor een goede stoelgang in de kraamperiode.

8 Fysiologie en verpleegkundige zorg in de kraamperiode

B.S.H.C. Bosman

8.1 Inleiding

Onder de kraamperiode of het puerperium wordt in de praktijk de eerste tien dagen post partum verstaan. In die periode herstelt het lichaam van de bevalling. De totale ontzwangering duurt echter veel langer: de uterus is doorgaans na 42 dagen volledig geïnvolueerd. De weefsels in het kleine bekken en de bekkenbodem hebben na drie tot zes maanden hun normale consistentie. Veel vrouwen voelen zich een jaar na de bevalling pas weer volledig hersteld.
Snelle mobilisatie van de kraamvrouw wordt algemeen als gunstig beschouwd: niet alleen ter voorkoming van trombose, maar ook ter bevordering van mictie en defecatie.
In de kraamperiode staan centraal:
- herstel van het lichaam naar de niet-zwangere status;
- het op gang komen van de lactatie;
- aanpassing van de pasgeborene aan het extra-uteriene leven;
- aanpassing van de ouders aan de nieuwe situatie.

8.2 Fysieke veranderingen en involutie van de uterus

Na de bevalling staat de fundus uteri even onder de navel. Mede door de snelle daling van de concentraties van oestrogenen en progesteron in het bloed involueert de uterus zeer snel. In de kraamperiode wordt de involutie van de uterus

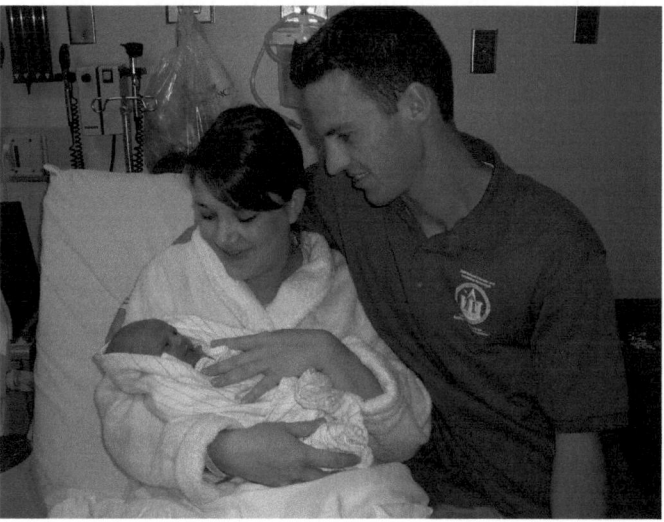

Figuur 8.1 *De kraamperiode, start van het nieuwe gezin.*

Figuur 8.2 De involutie van de uterus in de eerste tien dagen post partum.

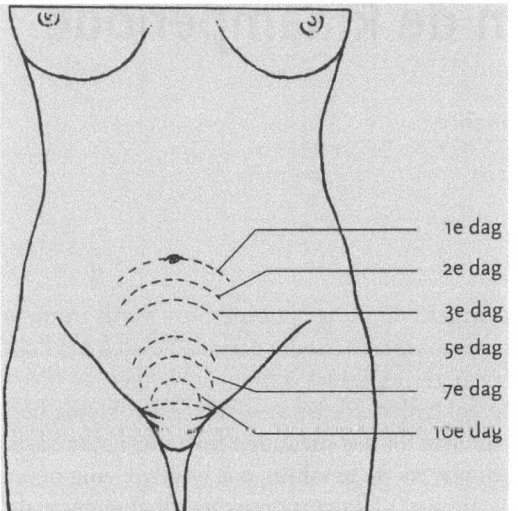

gecontroleerd en benoemd in aantal vingers onder de navel (fundus N-1). In het algemeen is de fundus omstreeks de tiende tot de veertiende dag nog net boven de symfyse te voelen. Door een volle blaas en gevulde darmen kan de fundus uteri stijgen en afwijken, meestal naar rechts. De kraamvrouw, en in het bijzonder de multipara, voelt de uterus samentrekken als 'naweeën', die vooral tijdens de borstvoeding optreden, onder invloed van oxytocine. Na vier tot vijf dagen neemt de intensiteit van de naweeën af. Soms zijn de naweeën zo sterk dat een pijnstiller noodzakelijk is, bij voorkeur paracetamol.

Na zes weken is de uterus normaal van grootte, dat wil zeggen iets groter dan voor de zwangerschap. Van een gewicht van 1 kg en een lengte van 30 cm op het hoogtepunt van de zwangerschap, involueert de uterus naar een gewicht van 100 gram en een lengte van 9 cm. Vochtverlies en een forse verkleining van de spiercellen doen het gewicht dalen. Het vaatstelsel verandert, tot aan de behoefte van de weer gekrompen uterus is voldaan, maar blijft uitgebreider dan voor de zwangerschap; wellicht is dat een oorzaak van het toenemende gemiddelde kindsgewicht bij volgende zwangerschappen. Wanneer er borstvoeding wordt gegeven, involueert de uterus sterker dan wanneer het kind flesvoeding krijgt. Dit is een gevolg van de geringe productie van oestrogenen tijdens de lactatie.

De hoogte van de uterus wordt de eerste dagen post partum dagelijks gecontroleerd. Een afwijkende (te langzame) involutie van de uterus kan duiden op stolselvorming of een placentarest; een gestegen fundushoogte kan op een volle blaas duiden.

8.3 Lochia en regeneratie van het endometrium

Het placentabed is een wondvlakte met slijmvliesresten van de decidua, necrotische weefselresten en bloed. Door de uteruscontracties wordt de oppervlakkige laag van de decidua uitgestoten: de zogenoemde lochia (of kraamzuivering, of kraamvloed). De decidua basalis blijft achter in de uterus. De eerste dagen zijn de lochia bloederig: lochia rubra. Daarna worden ze meer sereus en bruinig van kleur: lochia serosa. Na een dag of tien is de afscheiding witgelig, met veel leukocyten: lochia alba. Vier tot zes weken na de bevalling kan er sprake zijn van (bloederige) afscheiding. Het cavum uteri is de derde dag vol micro-organismen, evenals de lochia, maar dit heeft geen betekenis als het geen pathogene micro-organismen zijn. De geur van lochia is weeïg, maar kan soms erg scherp zijn (foetide lochia).

Het endometrium regenereert vanuit de basale resten van de klierbuizen, en op de vijftiende dag post partum is de oppervlakte weer met een epitheellaag bedekt. Wanneer er geen borstvoeding wordt gegeven, zal onder invloed van oestrogenen uit het ovarium het slijmvlies zich ontwikkelen tot de proliferatiefase, en nadat de eerste ovulatie is opgetreden komt het endometrium in de secretiefase. De flesvoedende moeder moet nu rekening houden met spoedig cyclusherstel, en daarmee met vruchtbaarheid. Bij een vrouw die borstvoeding geeft, blijft het endometrium als gevolg van lage oestrogeenspiegels vaak nog lang atrofisch.

De cervix uteri involueert ook; na ruim een week is het ostium internum gesloten. Het ostium externum blijft vaak voor een vinger toegankelijk. Na zes weken heeft de cervix weer zijn oorspronkelijke consistentie en diameter.

De vrouw wordt dagelijks gevraagd naar de aard van de lochia. Bij twijfel zal de verpleegkundige dit willen objectiveren, waarbij zij kijkt naar kleur, hoeveelheid en geur van de lochia. In combinatie met temperatuurcontrole kan door alertheid van de verpleegkundige een endometritis post partum vroegtijdig worden herkend en behandeld.

8.4 Bekkenbodem, vagina en buikwand

De bekkenbodem heeft na de verslapping tijdens de zwangerschap en de rek tijdens de baring drie tot zes maanden nodig voor herstel en terugkeer tot normale consistentie. De eerste maanden na de bevalling doen zich frequent verschijnselen van stressincontinentie voor urine voor, en ook wel van flatulentie die minder goed kan worden beheerst. Trainen van de bekkenbodemspieren helpt de bekkenbodem te verstevigen en vermindert de incontinentieklachten; daarom begint het oefenen bij voorkeur al in het kraambed.

De vaginawand was tijdens de zwangerschap en de baring gezwollen en succulent; post partum treedt snel involutie op en na ongeveer zes weken is de normale consistentie grotendeels weer bereikt.

De buikwand is de eerste tijd na de bevalling slap door de rek van het weefsel van buikhuid, fascie en spieren. Er bestaat nogal eens diastase van de musculus rectus abdominis, dat wil zeggen dat de beide rechte buikspieren uiteenwijken, maar wel verbonden blijven door de gerekte fascie. Het is verstandig om de buikspieren te oefenen nadat de rectusdiastase is verdwenen. Het herstel van de buikmusculatuur duurt een aantal maanden. Als tijdens de zwangerschap striae zijn ontstaan, blijven die altijd aanwezig; alleen de kleur verandert van roze naar wit. De pigmentatie van de linea alba die in de zwangerschap was ontstaan verdwijnt meestal geleidelijk.

8.5 Circulatie

Direct na de bevalling wordt de veneuze toevoer naar het hart vergroot, doordat de druk van de grote uterus op de vena cava inferior is weggevallen. Door de snelle daling van de placentasteroïden wordt het extracellulaire vocht (oedeem) weer in de bloedbaan opgenomen. Daardoor stijgt het hartminuutvolume de eerste dagen post partum. De urineproductie blijft de eerste dagen meestal gelijk, maar neemt daarna toe. Vooral wanneer tijdens de zwangerschap uitgebreid oedeem aanwezig was, kan het lichaamsgewicht flink afnemen. Het is niet uitzonderlijk dat een vrouw in de kraamperiode drie liter urine (of meer) per 24 uur produceert.

8.6 Voeding en ijzer

Het hemoglobinegehalte en het hematocriet worden in de eerste week post partum beïnvloed door het bloedverlies tijdens de baring, de mate van hemodilutie en de terugkeer van extracellulair vocht in de bloedbaan. Het hemoglobinegehalte wordt op indicatie bepaald, bijvoorbeeld bij veel bloedverlies durante partu of bij ijzergebreksanemie in de zwangerschap. Bij ijzergebreksanemie wordt ferrofumaraat voorgeschreven, waarmee de moeder na de eerste defecatie kan beginnen (wegens het mogelijk stoppend effect van ijzerpreparaten). Ook via voedingsadviezen kan ijzergebrek worden aangevuld: zo hebben groene groenten, vlees, abrikozen en volkorenproducten een relatief hoog ijzergehalte. IJzer uit vlees wordt het makkelijkst opgenomen. De combinatie van ijzerrijke producten tegelijk met melkproducten remt juist de opname van ijzer. Daarom is het beter als de vrouw melk drinkt tussen de maaltijden door. Er zijn ook natuurlijke ijzerpreparaten, zoals Floradix®.

9 Voeding van de pasgeborene

G. Boogaard en B.S.H.C. Bosman

9.1 Inleiding

Eerst komen in dit hoofdstuk de anatomie van de borst en de fysiologie van de lactatie aan de orde. Daarna worden borstvoeding en kunstvoeding besproken.

9.2 Anatomie van de borst

De borst is een melkklier. In de eerste weken van de zwangerschap wordt de borst al in dat opzicht ontwikkeld, maar pas bij het geven van borstvoeding komt de borst tot volledig functioneren. Gevoelige borsten kunnen voor een vrouw een eerste kenmerk zijn dat zij zwanger is.

9.2.1 Het borstweefsel

De borst bestaat uit:
- klierweefsel, dat de melk maakt en transporteert;
- bindweefsel, dat de borst ondersteunt;
- bloed, dat het borstweefsel voedt en de voedingsstoffen levert die nodig zijn voor de melkaanmaak;
- lymfeweefsel;
- zenuwen die de borst gevoelig maken voor het zuigen van de baby; hierdoor komen hormonen vrij die zorgen voor het toeschieten en aanmaken van melk;
- vetweefsel.

De grootte van een borst heeft geen invloed op de productie en kwaliteit van de melk.
Tijdens de zwangerschap worden de borsten groter door de toename van melkklierweefsel. Bloedvaten worden duidelijker zichtbaar. In de zwangerschap neemt de pigmentatie van de tepel en tepelhof toe onder invloed van de zwangerschapshormonen. Op de tepelhof bevinden zich de montgomeryklieren, vet producerende kliertjes die tepel en tepelhof soepel houden en ze beschermen tegen beschadiging. Het is voldoende om de borst eenmaal daags te wassen, alleen met lauwwarm water. Zeep en crèmes maken de huid juist kwetsbaar.

9.2.2 Alveoli (melkklieren)

Alveoli zijn melkklieren. In de alveoli wordt uit bloed – onder invloed van prolactine – de melk aangemaakt. De alveoli liggen als trossen bij elkaar, elk omgeven door spiercellen die onder invloed van het hormoon oxytocine samentrekken en de melk via de ductuli (kleine melkkanaaltjes) naar de ducti (grote melkkanalen)

Figuur 9.1 Dwarsdoorsnede van de borst.

1 huid en subcutis
2 tepel met afvoergangen
3 melkgang
4 melkklierkwabje
5 borstspier
6 rib (thorax)
7 longweefsel

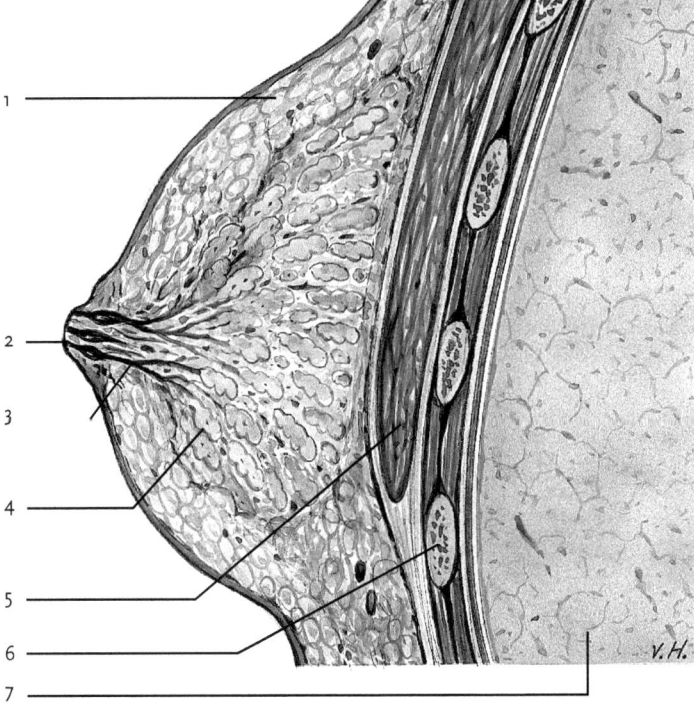

stuwen. Deze melkkanalen monden uit in de tepel. Iedere borst produceert gemiddeld bijna 400 g melk per 24 uur. De opslagcapaciteit per borst is ruim 170 g. Uit recent echoscopisch onderzoek van de lacterende borst is ontdekt dat het aantal melkbuisjes bij de tepel een stuk lager is dan altijd werd gedacht: gemiddeld brengen negen buisjes de melk naar de tepel. Eerder dacht men dat dit er vijftien tot twintig waren. Ook in andere onderzoeken is inmiddels een lager aantal melkbuisjes ontdekt, variërend van vijf tot negen. Deze buisjes liggen niet netjes rondom de tepel gerangschikt, maar door elkaar heen.

De tepel en tepelhof zijn voorzien van zenuwen die signalen aan de hersenen afgeven om melk aan te maken en toe te laten schieten.

9.3 Fysiologie van de lactatie

Vier belangrijke hormonen zijn actief tijdens de zwangerschap en de lactatieperiode. Zij zijn essentieel om borstvoeding te kunnen geven. Emoties als pijn, verdriet en bezorgdheid kunnen een nadelig effect hebben op de werking van deze hormonen, en dus op de borstvoeding en de melkproductie. Verpleegkundigen moeten op dit effect bedacht zijn. Het is in zulke gevallen hun taak ondersteuning te bieden en de kraamvrouw te helpen een evenwicht te bereiken in het hanteren van de emoties en het behoud van borstvoeding. Positieve effecten door emoties zijn er ook, zo zal het horen of denken aan de baby al een toeschietreflex kunnen geven. Huidcontact met de baby en 'bij elkaar in de buurt zijn' heeft positieve effecten op de hormonale spiegels.

- **Oestrogeen** Dit hormoon zorgt tijdens de zwangerschap voor het groeien en de werking van de melkgangen. Na de partus dalen de oestrogeenspiegels.

- **Progesteron** De alveoli en de lobi zullen onder invloed van dit hormoon groeien en toenemen in aantal.
- **Prolactine** Dit hormoon wordt aangemaakt in de hypofysevoorkwab en zorgt in de zwangerschap voor de versnelde toename van borstweefsel. Ook zorgt het voor de aanmaak van melk vanuit het bloed. In de zwangerschap stijgen de spiegels van prolactine. Als een vrouw besluit geen borstvoeding te geven dalen deze spiegels na de bevalling weer naar hun normale waarde. Tijdens het drinken aan de borst stijgen de prolactinespiegels en wordt de melk voor de volgende voeding aangemaakt. Borstvoeding geven gaat volgens het principe van vraag en aanbod, hoe vaker er melk aan de borst wordt onttrokken, hoe meer melk er wordt gemaakt. Als de vraag afneemt, zal de productie dalen en zal de hoeveelheid melk afnemen. Door (onder andere) het hormoon prolactine wordt de rijping van eicellen onderdrukt, waardoor vrouwen die volledige borstvoeding geven minder snel vruchtbaar zijn.
- **Oxytocine** Door het drinken aan de borst vindt er via de zenuwbanen een prikkelgeleiding plaats naar de hypofyseachterkwab waar het hormoon oxytocine wordt afgegeven. Hierdoor trekken de spiertjes rond de alveoli zich samen waardoor de melk naar de uitgang van de borst wordt gestuwd (de toeschietreflex). Tijdens de partus zorgt oxytocine voor de weeën en na de partus voor de naweeën. Onder invloed van de toeschietreflex wordt de melk vetter (achtermelk), deze zorgt voor de groei van de baby. Tijdens het drinken komt eerst de voormelk. Het vetpercentage van de voormelk is lager, dit heeft een dorstlessend effect.

9.4 Borstvoeding

> **Casus**
> Mevrouw V komt op de polikliniek verloskunde voor haar eerste zwangerschapscontrole. Ze is dertien weken zwanger van haar eerste kindje.
> Tijdens dit eerste bezoek krijgt mevrouw V een kennismakingsgesprek met de verpleegkundige van de polikliniek. Mevrouw V ontvangt een map met informatie over zwangerschap en bevallen. De verpleegkundige vraagt haar of ze al een keus heeft gemaakt om borstvoeding of flesvoeding te gaan geven. Mevrouw V antwoordt: 'Als het lukt, wil ik borstvoeding proberen'. De verpleegkundige geeft haar een uitnodiging voor de bijeenkomst De kunst van Borstvoeding. De bijeenkomst wordt in het ziekenhuis gegeven door een lactatiekundige (borstvoedingsspecialist).
> Als mevrouw V na haar bezoek aan de polikliniek weer naar de tram loopt, schieten er allerlei verhalen door haar hoofd... Het verhaal van haar schoonmoeder die alleen maar water in haar borsten had. Haar vriendin die vreselijke tepelkloven had. En haar eigen moeder die vindt dat borstvoeding zo natuurlijk is. Als mevrouw V in de tram zit, denkt ze: 'Wat wil ik eigenlijk zelf'?

Aanstaande ouders moeten voldoende informatie krijgen over borstvoeding en kunstvoeding om een weloverwogen keus te kunnen maken. Voor het welslagen van borstvoeding is het belangrijk dat de zwangere en haar eventuele partner goede begeleiding krijgen; deze bestaat uit het geven van gerichte informatie en het bieden van steun bij zorgen en problemen.

Verpleegkundigen moeten de eigen gevoelens professioneel kunnen hanteren. Het is verder opvallend te noemen dat met name in Nederland bij zwangeren veel onzekerheid bestaat over allerlei aspecten van borstvoeding.

9.4.1 De voordelen van moedermelk

Moedermelk is een levend product, aangepast aan de ontwikkeling van het kind. Als de baby bijvoorbeeld prematuur wordt geboren, is de melk aangepast aan de behoefte van de baby op dat moment. Borstvoeding is een volledige voeding; de eerste zes maanden na de geboorte heeft een baby in principe niets anders nodig om te kunnen overleven.

Moedermelk bevat antistoffen tegen ziekten en tegen infecties die het middenoor, de luchtwegen, het maag-darmkanaal, de urinewegen en de hersenvliezen kunnen treffen. Bij baby's die moedermelk dronken, komen allergieën minder vaak en minder heftig voor. Borstgevoede kinderen worden in het eerste levensjaar vijfmaal minder vaak opgenomen in het ziekenhuis.

Het colostrum (de melk in de eerste dagen) legt een beschermend laagje in het maag-darmkanaal en zorgt voor een gunstige darmflora bij de baby. Moedermelk is een lichaamseigen voeding, is lichtverteerbaar en wordt grotendeels opgenomen door het babylichaam; daardoor komen obstipatie en spugen relatief minder voor.

Het drinken aan de borst bevordert een goede kaakontwikkeling. Borstvoeding beschermt tegen overgewicht op kinderleeftijd en bij jongvolwassenen. Het drinken aan de borst biedt de baby bovendien een bijzondere vorm van lichaamscontact, die bevorderend kan werken op de binding tussen moeder en kind.

Het zuigen van de baby aan de borst zorgt voor een samentrekkende reflex op de baarmoeder; dit heeft een gunstig effect op het bloedverlies.

Verder is moedermelk altijd op de juiste temperatuur en het is altijd en overal beschikbaar. Het is milieuvriendelijk en het kost niets. Het geven van borstvoeding vertraagt de terugkeer van de menstruatie.

9.4.2 Het beleid

Uitgangspunt voor een goed borstvoedingsbeleid is de WHO-gedragscode. De WHO en UNICEF hebben deze opgesteld om borstvoeding wereldwijd te beschermen, te bevorderen en te ondersteunen. Dit komt samen in de tien vuistregels voor het welslagen van borstvoeding.

Instellingen die werken volgens deze vuistregels komen in aanmerking om het certificaat Babyvriendelijk Ziekenhuis te behalen. De stichting Zorg voor Borstvoeding organiseert deze certificering.

De tien vuistregels luiden als volgt. Alle instellingen voor moeder-en-kindzorg dienen er zorg voor te dragen:

1 dat zij een beleid ten aanzien van borstvoeding op papier hebben staan en dit uitdelen aan alle betrokken medewerkers;
2 dat alle betrokken medewerkers de vaardigheden aanleren die noodzakelijk zijn voor het uitvoeren van dit beleid;
3 dat alle zwangere vrouwen voorgelicht worden over de voordelen en de praktijk van borstvoeding geven;
4 dat moeders binnen een uur post partum geholpen worden met borstvoeding geven;

5 dat aan vrouwen wordt uitgelegd hoe ze hun baby moeten aanleggen en hoe zij de melkproductie in stand kunnen houden, zelfs als de baby (tijdelijk) van de moeder gescheiden moet worden;
6 dat de baby geen andere voeding dan borstvoeding krijgt, noch extra vocht, tenzij op medische indicatie;
7 dat moeder en kind dag en nacht bij elkaar op de kamer mogen blijven;
8 dat borstvoeding op verzoek wordt nagestreefd;
9 dat aan de pasgeborene die borstvoeding krijgt geen speen of fopspeen wordt gegeven;
10 dat er borstvoedingsbegeleidingsgroepen gevormd kunnen worden en dat vrouwen bij het beëindigen van de kraamzorg naar deze groepen worden verwezen.

9.4.3 De praktijk

Goed leren aanleggen kost tijd en geduld voor zowel de moeder, de baby als de zorgverlener. Hoe eerder een moeder in staat is om haar baby zelfstandig aan te leggen, hoe zelfverzekerder ze zich zal voelen. Belangrijk voor de zorgverlener is dat zij de moeder en haar baby de gelegenheid geeft om het aanleggen te leren onder begeleiding van de zorgverlener zonder dat deze het overneemt.
De basis van de voedingstechniek houdt het volgende in.
- De baby voeden tot de melk goed op gang is 8-10 keer per 24 uur. Het maagje van een pasgeboren baby is zo klein dat er ook maar kleine beetjes voeding in passen. Om die reden heeft de baby wel regelmatig voeding nodig.
- Per voeding twee borsten geven, zonder tijdsbelemmering.
- Het gebruik van fopspenen en spenen vermijden, evenals (glucose)water en kunstvoeding indien deze niet medisch geïndiceerd zijn.
- Leer de moeder hoe zij aan verschillende tekenen kan herkennen dat de baby voldoende voeding krijgt (het aantal natte luiers, het aantal luiers met ontlasting, de manier van drinken, tevredenheid na de voeding, zich melden voor de volgende voeding).

DE EERSTE KEER AANLEGGEN

Vuistregel 4 zegt de baby in het eerste uur na de bevalling aan te leggen. Na de bevalling zijn baby's wakker en alert. Door het maken van smakkende geluidjes en sabbelen op hun handjes geven ze aan gevoed te willen worden. Dit is het moment om aan te gaan leggen: help de moeder daarbij. Er is een sterke zoek- en zuigreflex aanwezig bij de baby. Door hieraan gehoor te geven blijven deze reflexen in stand. Mocht om welke reden dan ook de baby niet meteen willen drinken, dan wil dit zeker niet zeggen dat de borstvoeding zal mislukken. Soms willen baby's alleen maar even snuffelen aan de borst. Laat de moeder het na een klein poosje nog eens proberen.
De baby wordt direct na de bevalling bij voorkeur op de buik van de moeder gelegd. Dek de baby goed toe zodat hij op temperatuur blijft. Zorg ervoor dat de moeder en de baby zo min mogelijk worden gestoord in hun eerste kennismaking. Onrust en spanning kunnen de reflexen van de baby verstoren en bij de moeder het toeschieten van het eerste colostrum remmen. Als het aanleggen plaatsvindt voordat de placenta is geboren kan dit de geboorte van de placenta bevorderen en het bloedverlies beperken; door het drinken aan de borst trekt namelijk de baarmoeder samen. De baby mag zolang aan de borst drinken als hij

wil. Let erop dat de baby de borst op de juiste manier pakt. Het bij elkaar blijven van moeder en kind bevordert hun binding en geeft een verhoging in de hormoonspiegels, wat het aanmaken en toeschieten van melk bevordert.

Voor de moeder is het belangrijk dat zij ontspannen ligt of zit – alleen dan kan de melk goed toeschieten. Houd dit in de gaten, want kersverse moeders zijn geneigd om vooral op de baby te letten en niet op hun eigen houding. De baby ligt goed gesteund, dicht tegen de moeder aan. Hij heeft de ruimte om met zijn hoofd te bewegen om de borst te zoeken. Zijn hoofd en lijf liggen in een rechte lijn naar de moeder toe, dus buik tegen buik. De baby hoeft zijn hoofd geen kwartslag te draaien om de borst te vinden. De baby ligt met zijn neus ter hoogte van de tepel, zodat zijn tong goed de onderkant van de tepelhof kan pakken. Voor het aanhappen van de borst gaat zijn hoofd iets naar achteren. Het hoofd wordt niet naar de borst geduwd, om de volgende redenen:
- de baby kan vrij ademen, zijn neusje verdwijnt niet in de borst;
- de onderkaak ligt tegen de borst aan, zodat de tong goed onder de tepelhof kan komen;
- de tepel ligt ver genoeg in de mond; hierdoor wordt de drinkreflex geactiveerd en ligt de tepel veilig bij het zachte gehemelte;
- de baby moet het hoofd iets naar achteren houden om goed te kunnen slikken;
- de baby zal in een reflex naar achteren reageren wanneer het hoofd naar voren wordt geduwd.

De moeder wacht tot de mond van de baby wijd opengaat. Zij kan dit bevorderen door met de tepel over zijn lippen te strijken. In het begin kan het even duren voordat de baby daadwerkelijk zijn mond opendoet. Zodra de mond wijd open is, trekt de moeder de baby dichter naar zich toe – niet andersom. Als de neus toch iets te dicht bij de borst ligt, kan de moeder dit corrigeren door de billen van de baby dichter naar zich toe te trekken.

Het mondje van de baby blijft wijd open en moet niet op en neer over de tepelhof glijden. De kin en neus raken de borst. De lippen liggen naar buiten gekruld en losjes om de tepel. De tong blijft tijdens het drinken over de onderkaak liggen en vormt zo een gootje. De mond is vol met borstweefsel, de wangen zijn vol en rond. De tong maakt een peristaltische golfbeweging onder de tepel en tepelhof. Hierdoor worden de voorraadholtes steeds geleegd: zodra de mond met melk is gevuld slikt de baby, en hij haalt daarna adem. Dit herhaalt zich na het toeschieten ongeveer eens per seconde. De beweging van de kaken is duidelijk zichtbaar.

Als de baby gaat drinken begint hij met een paar korte zuigbewegingen; daarna neemt hij flinke teugen, met een ritmisch zuigen-slikken-zuigen-slikken. Op gezette tijden last hij een pauze in. Het vrijhouden van de neus door met de vinger de borst in te drukken is niet verstandig, want hiermee kunnen melkkanalen worden dichtgedrukt, met eventueel een verstopt melkkanaal als gevolg. Ook kan de positie van de tepel en tepelhof in de mond veranderen, met mogelijk beschadiging van de tepel als gevolg.

Het aanzuigen van de borst kan wat pijnlijk zijn, maar deze pijn moet binnen enkele seconden afzakken. Als de pijn blijft aanhouden ligt de baby niet goed aan de borst. De baby moet dan van de borst worden gehaald en opnieuw worden aangelegd.

Tijdens het aanleggen is het prettig de moeder de borst te laten ondersteunen naar de stand van het mondje door met haar duim en vingers de borst te pakken.

Let erop dat duim en vingers ver genoeg buiten de tepelhof liggen, want anders kan de baby niet effectief drinken; ook mag de borst niet te hard worden ingedrukt.

Een voeding duurt ongeveer twintig tot veertig minuten. Wanneer de moeder de baby van de borst wil nemen en de baby laat niet vanzelf los, dan steekt ze de punt van een vinger in de mondhoek van de baby: zo verbreekt ze het vacuüm. Als de baby niet goed is aangelegd, is dat als volgt te merken:
- hoofd en lijf van de baby liggen niet in één lijn, de baby 'hangt' aan de borst; hierdoor kunnen problemen met ademhalen ontstaan;
- de baby drinkt met een tuitmondje, zijn onderlip raakt de basis van de tepel; hij heeft niet voldoende borstweefsel in de mond, zodat legen van de borst moeilijk wordt;
- het hoofd van de baby is naar beneden toe gebogen, hij houdt de kin op de borst en ligt met zijn lijf niet dicht tegen de moeder aan; hierdoor heeft hij te weinig houvast en komt zijn neusje in de borst;
- de mond van de baby glijdt op en neer over de tepelhof;
- de baby blijft oppervlakkig zuigen, de wangen worden naar binnen gezogen en/of hij laat een klikkend smakgeluid horen;
- het voeden is pijnlijk;
- na de voeding blijkt de tepel beschadigd: er is een blaar of roodheid zichtbaar, of een witte huid door slechte doorbloeding.

VOEDINGSHOUDINGEN
Madonnahouding
De moeder moet ontspannen zitten en rechtop, met haar rug tegen de stoelleuning of tegen een stevig kussen. Het hoofd van de baby ligt op de arm van de moeder, bijna in het holletje van haar elleboog. Het hoofd ligt iets naar achter, zodat de mond een grote hap kan nemen. Met de hand van dezelfde arm ondersteunt zij het lijf. Haar hand ligt goed ondersteund – bijvoorbeeld op een kussen dat op haar schoot ligt – zodat het geen inspanning kost haar hand zo te houden. De baby moet op de juiste hoogte bij de borst liggen, niet 'hangend'. De baby ligt buik tegen buik met de moeder en zijn arm ligt achter de rug van de moeder langs.

Figuur 9.2   Niet goed aangelegd; baby pakt onvoldoende borstweefsel en drinkt met tuitmondje.

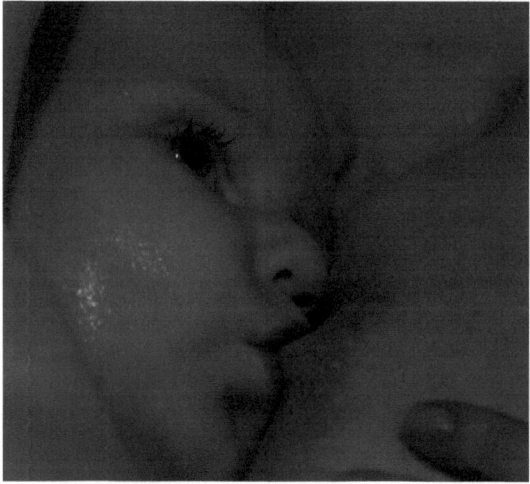

Figuur 9.3   Madonnahouding.

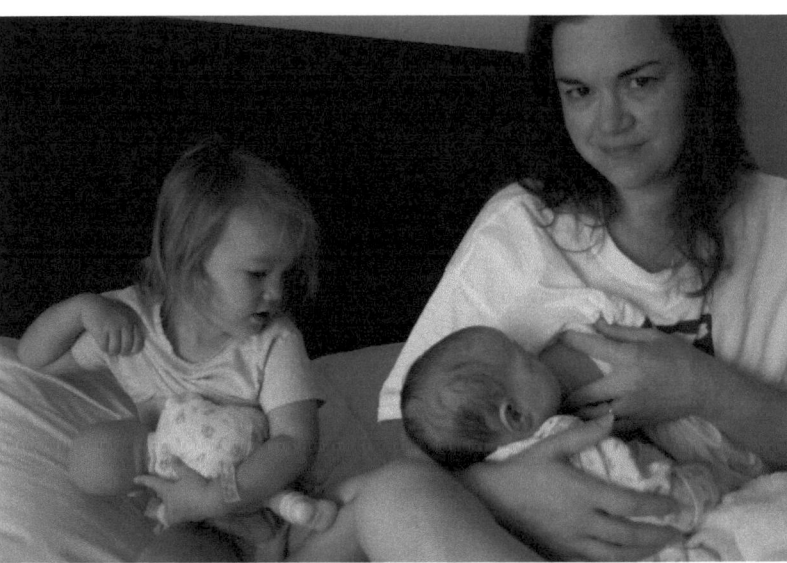

Transitional hold (doorgeschoven rugbyhouding)
Bij de linkerborst ligt het hoofd van de baby in de rechterhand van de moeder; met de rechterarm ondersteunt zij het lijf. De buik van de baby is naar de buik van de moeder gekeerd. Met de linkerhand ondersteunt zij haar borst. Met deze houding is de moeder wat flexibeler in het sturen van de baby.

Rugbyhouding of bakerhouding
Deze houding is geschikt bij premature baby's, baby met het syndroom van Down of een tweeling. Ook vrouwen met grote borsten, tepelkloven, veel stuwing of die een keizersnede hebben ondergaan, ervaren deze houding als prettig en overzichtelijk.
De moeder zit en er ligt een kussen tegen haar aan. De baby wordt met haar onderarm gesteund, het hoofd rust in haar hand, terwijl de benen van de baby onder de arm van de moeder richting de leuning van de bank of stoel wijzen. De

Figuur 9.4   Rugbyhouding of bakerhouding.

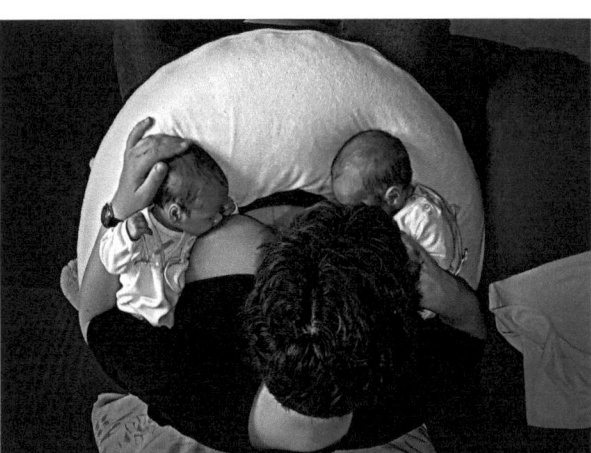

Figuur 9.5   Zijligging.

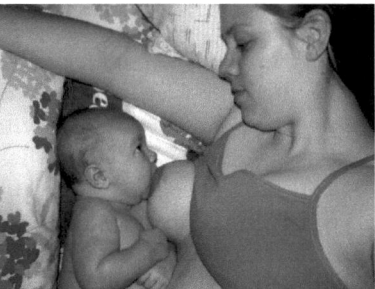

baby mag zich niet kunnen afzetten (daarom is deze houding minder geschikt bij grote baby's).
De baby moet op voldoende en prettige hoogte liggen. De baby ligt niet goed als hij zijn rug en hoofd moet krommen om bij de borst te komen; hij kan dan niet goed happen.

Zijligging
Bij de zijligging liggen moeder en kind buik tegen buik. De moeder kan de arm aan de kant van het bed gedeeltelijk onder het kussen houden. Het kussen komt tot haar schouders, zodat ze haar hoofd en nek ontspannen kan houden. Haar rug wordt gesteund door een stevig kussen en eventueel ligt er een plat kussen tussen haar benen.
Afhankelijk van de grootte van haar borst kan de moeder de baby met haar onderliggende arm (die de baby steunt) of met haar bovenliggende arm naar de borst toe bewegen.
Soms is het handig om de baby op een stevig kussen te leggen, zodat de moeder zonder zich om te hoeven draaien de andere borst kan geven als de eerste leeg is. Het is belangrijk dat de tepel steeds ter hoogte van de mond van de baby ligt. Een opgerolde handdoek tegen het ruggetje van de baby zorgt ervoor dat hij goed op zijn zij blijft liggen.

Rugligging
Bij deze houding kan de baby tegen de stroom in drinken bij te veel voeding of bij een (te) sterke toeschietreflex. De moeder ligt op haar rug, met een kussen onder haar hoofd en eventueel ook onder haar schouders. De baby ligt met zijn buik op de buik van de moeder, of met een deel van zijn lijf op een kussen naast de moeder. Zij ondersteunt zijn voorhoofd met haar hand, zodat zijn neus niet in de borst zakt. Zijn kin ligt vlak tegen de borst aan, waardoor zijn onderkaak voldoende houvast heeft.

9.4.4   Kolven en bewaren van moedermelk

Er zijn verschillende redenen om te gaan kolven. Deze paragraaf beperkt zich tot het afkolven in de ziekenhuissituatie, en advisering voor ontslag. Situaties die aanleiding geven om voor kolven te kiezen, kunnen zijn:
- de baby mag of kan niet aan de borst drinken, door prematuriteit, ziekte of handicap;
- de moeder gebruikt (tijdelijk) medicijnen of is ziek;

- soms is kolven nuttig om de borsten extra te stimuleren, of om kort voor een voeding de vorm van de tepels te verbeteren.

De vrouw kan op verschillende manieren kolven: met de hand, of met een handmatige of elektrische kolf. Elektrische kolven zijn makkelijk en eenvoudig in gebruik; in de meeste instellingen wordt dan ook elektrisch gekolfd. Een volautomatische elektrische dubbele kolf is het meest effectief. Belangrijk is om met de moeder te bespreken welke voorkeur zij heeft. Het is overigens niet aan te raden om al in de zwangerschap een kolf aan te schaffen, omdat de situatie na de geboorte om een andere kolf kan vragen dan van tevoren gedacht.

Als een baby niet aan de borst drinkt, is de moeder aangewezen op het kolven om de melkproductie op gang te brengen en te houden. Afkolven is een aangeleerde vaardigheid. Oefening baart kunst. Afkolven voor een premature of zieke baby is moeilijk, gezien de omstandigheden waarin de moeder verkeert. Begeleiding door middel van goede uitleg en ondersteuning is erg belangrijk in deze periode. De moeder moet uitleg krijgen over de werking van de kolf, en daarbij is het aan te raden haar te vragen welk idee ze over kolven heeft, zodat ondersteuning daarop gericht kan zijn. Het is belangrijk dat de moeder realistische verwachtingen heeft of krijgt. Moeders zien graag volle flessen, maar het begint met slechts enkele druppels.

Bij ontslag adviseert de verpleegkundige over de kolf die in de thuissituatie het beste gebruikt kan worden. Als de baby in het ziekenhuis blijft en de moeder gaat alleen naar huis, is de moeder ook aangewezen op een volautomatische elektrische kolf. Over het algemeen heeft een dubbele afkolfset de voorkeur. Dit scheelt veel tijd en geeft een goede toeschietreflex. Uit kostenoverweging wordt nog wel eens voor een eenvoudiger kolf gekozen, maar het is de vraag of dat op den duur verstandig is.

KOLFTECHNIEK

Kolven moet worden geleerd en dat heeft tijd nodig. Vooral in het begin is het belangrijk dat een moeder kolft in een situatie waarbij zij zich het prettigst voelt. Privacy, een gemakkelijke stoel, een aangename omgevingstemperatuur en wat te drinken zijn belangrijke voorwaarden. Moeders die plat op bed moeten liggen, kort na een sectio bijvoorbeeld, kunnen problemen hebben met het plaatsen van de kolf op de borst. De verpleegkundige kan ondersteunen bij het vinden van de juiste houding en kan daarin adviseren. Ook kan zij de partner hierbij betrekken; partners moeten in het begin hun weg zoeken in de nieuwe rol als 'ouder'. Meestal vinden ze het prettig ook op die manier bij te dragen aan het gezin.

Om de toeschietreflex te bevorderen kunnen moeders hun borsten masseren op een manier die zij zelf prettig vinden, maar altijd richting de tepel. Warme kompressen en massage van de rug en schouders werken gunstig, evenals het masseren van de tepels. Rustige muziek, een foto van de baby, 'telebaby' en de geur van de babykleertjes helpen mee om de toeschietreflex te bevorderen. Soms kan een oxytocineneusspray uitkomst bieden wanneer het toeschieten van de voeding een probleem vormt.

Gedurende een lange periode kolven is voor de moeder erg zwaar. Vaak neemt na verloop van tijd de melkproductie wat af, of er is niet genoeg (meer) voor de behoefte van de baby. In zulke situaties zal de moeder behoefte hebben aan 'een luisterend oor', motiverende ondersteuning en natuurlijk voldoende rust. Als de baby na verloop van tijd zelf aan de borst kan of wil drinken, is het soms eenvoudig om de melkproductie weer te verhogen. Vraag aan de moeder op welke manier ze geholpen wil worden.

Een aantal punten bij het kolven is belangrijk:
- het kolven mag geen pijn doen. De kolf moet correct op de borst zijn geplaatst en moet de juiste maat hebben; kolfsetjes zijn in verschillende maten verkrijgbaar;
- de zuigkracht (het vacuüm) van de pomp moet langzaam worden opgevoerd (direct op een hoge zuigkracht zetten kan de toeschietreflex juist tegenwerken);
- vier tot zes uur na de bevalling kan met kolven worden begonnen. Ook bij kolven geldt het principe van vraag en aanbod: uitgangspunt is minimaal zesmaal kolven per 24 uur. Er mogen geen grote gaten vallen tussen de kolfsessies, want dit remt de aanmaak van melk. Vroeg beginnen met kolven en vaak kolven bevorderen de melkproductie.

In het begin is tien minuten per keer per borst bij een enkel afkolfsysteem voldoende; bij een dubbel afkolfsysteem is dat tien minuten in totaal. Als na het inschakelen van het apparaat de melkproductie op gang is, is het belangrijk tussentijds steeds naar de melkstroom te kijken: neemt deze af en druppelt de melk alleen nog maar, dan kolft de moeder nog een tot twee minuten door zodat ook de vettere achtermelk wordt afgekolfd.

Een andere mogelijkheid bij enkelzijdig kolven is het intermitterend kolven. Dit neemt twintig tot dertig minuten in beslag en gaat als volgt:
- kolf elke borst vijf tot zeven minuten af;
- kolf elke borst drie tot vijf minuten af;
- kolf elke borst twee tot drie minuten af.

Ook hierbij geldt dat als de melkproductie op gang is, naar de melkstroom gekeken moet worden: deze neemt steeds sneller af.

Help de moeder een afkolfschema te maken, zodat ze aan zesmaal kolven per dag toekomt. Vraag haar hoe zij tegen 's nachts kolven aankijkt. Sommige moeders worden 's nachts of in de vroege ochtend wakker doordat hun borsten onaangenaam aanvoelen en willen dan kolven. Anderen vinden doorslapen toch belangrijker. Moedig kraamvrouwen aan de situatie te zoeken waar zij zich het prettigst bij voelen.

Het kolven met de hand wordt in ziekenhuizen niet altijd aangeleerd. Het kan echter juist heel handig zijn om deze manier van kolven te beheersen, al is het alleen maar om soms wat gespannenheid van de borsten weg te kunnen halen. Afkolven met de hand gaat als volgt:
- eerst de handen wassen;
- de moeder laat de borst in haar hand rusten met haar vingers aan de onderzijde en de duim op de bovenkant, ongeveer op de rand van de tepelhof;
- ze kan de juiste plek bepalen door de voorraadholtes te voelen; haar vingers liggen er net op of er net iets achter;
- ze duwt de borst richting haar ribben; een zware borst wordt eerst iets opgetild;
- ze knijpt duim en vingers naar elkaar toe, in een ritmische beweging, zodat de voorraadholtes worden leeggedrukt. Het kan even duren voordat de melk begint te druppelen of te stromen. Ze vangt de melk op in een schoon kopje of bakje;
- ze verplaatst haar vingers regelmatig rond de borst en pauzeert even als er niet veel melk meer komt.

Figuur 9.6 Afkolven met de hand.
Bron: A. de Reede, Begeleiding bij Borstvoeding, 2003.

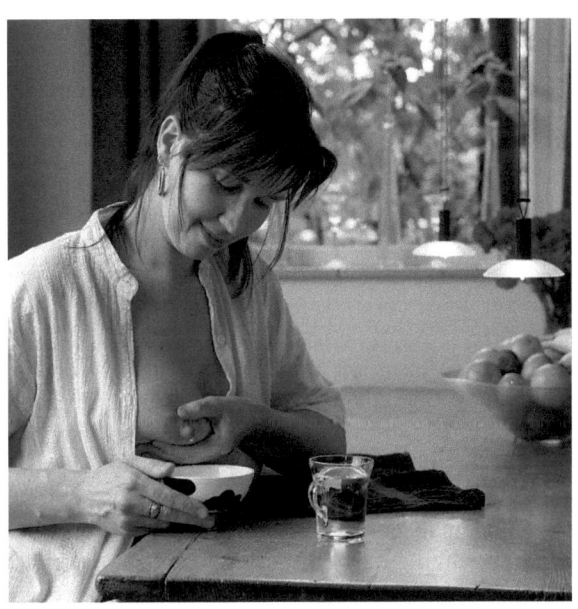

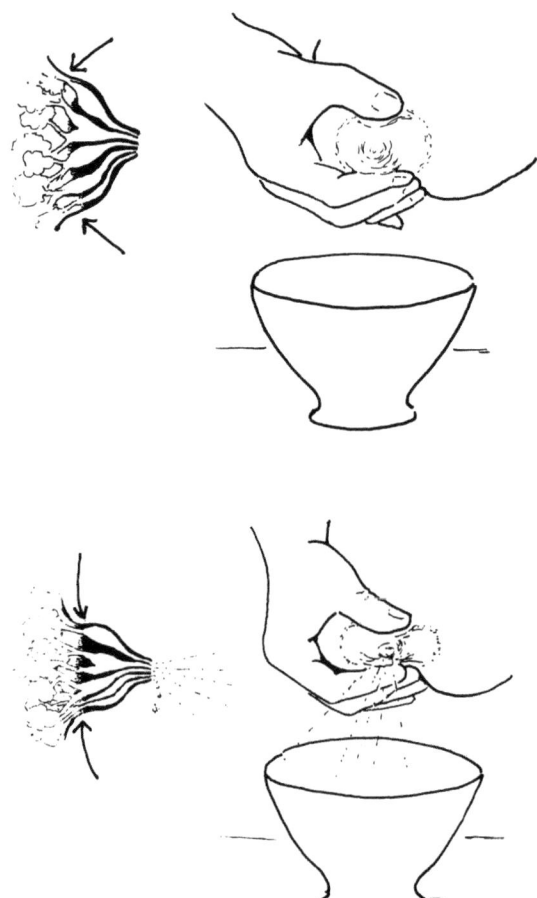

Afkolven met de hand mag niet hardhandig gebeuren om beschadiging van het weefsel in de borst te voorkomen. De vingers mogen ook niet over de huid glijden. Er zijn aanwijzingen dat het prolactinegehalte bij het met de hand kolven hoger is dan bij het elektrisch kolven.

BEWAREN EN BEHANDELEN VAN MOEDERMELK

Elk ziekenhuis heeft eigen voorschriften wat betreft bewaren en behandelen van moedermelk. Overleg daarom tijdig met de ziekenhuishygiënisten. Enkele algemene richtlijnen zijn:

- moedermelk wordt bewaard in steriele kunststof of glazen flesjes. Op het flesje is een sticker geplakt met de datum, het tijdstip van afkolven en de voor- en achternaam van de baby. Zo kan de melk correct worden gebruikt in volgorde van afkolven;
- moedermelk is 48 uur in de koelkast houdbaar, maar niet in de deur van de koelkast omdat deze het minst koud is. Andere literatuur geeft voor gezonde kinderen in de thuissituatie ook wel vijf dagen aan. De melk is twee weken in een vriesvakje van de koelkast houdbaar, drie tot vier maanden in een apart diepvriesgedeelte van een koel/vrieskast en zes maanden in een aparte diepvrieskast of -kist met een constante temperatuur van –18 °C.
- versgekolfde melk kan, binnen 24 uur na het kolven, bij eerder gekolfde gekoelde melk worden gegoten; maar eerst moet de nieuwe melk goed koel zijn. Kleine hoeveelheden gekoelde melk mogen ook bij bevroren melk worden gegoten. Melk in kleinere porties invriezen gaat verspilling tegen;
- bevroren melk moet langzaam worden ontdooid, bij voorkeur in de koelkast en niet gedurende lange tijd bij kamertemperatuur. Ontdooien kan ook onder stromend water uit de kraan gebeuren, waarbij de kraan langzaam van lauw naar warmer wordt gezet. Moedermelk die eenmaal is ontdooid mag niet meer worden ingevroren. Voeding mag maar éénmaal worden verwarmd. Ontdooide melk is 24 uur houdbaar in de koelkast;
- voor het verwarmen van moedermelk is de magnetron alleen geschikt als deze in de laagste stand staat en als de melk geregeld wordt geschud. De reden daarvoor is dat belangrijke componenten verloren gaan als ze boven de 55 °C komen – vette deeltjes in de melk kunnen namelijk sneller heet worden dan de waterige delen. Het is aan te raden de melk au bain-marie te verwarmen in een flessenwarmer of in een warmtestoof op warme lucht. Een flessenwarmer met water is niet hygiënisch;
- een baby heeft in verhouding minder moedermelk nodig dan kunstvoeding. Moedermelk wordt vollediger opgenomen en geeft minder afvalstoffen. Dit is ook terug te zien in het ontlastingpatroon van de baby. Dit kan wisselend zijn en soms een dag of meer uitblijven. Dit hoeft in principe geen probleem te betekenen.

9.4.5 *Problemen bij het geven van borstvoeding*

In deze paragraaf komen de meest voorkomende problemen bij borstvoeding aan de orde:
- tepelkloven;
- stuwing;
- verstopte melkkanaaltjes en mastitis.

TEPELKLOVEN

Tepelkloven zijn wondjes aan de tepel of tepelhof die erg pijnlijk zijn. Deze kunnen ontstaan als de baby niet goed aan de borst ligt, bijvoorbeeld doordat de baby de borst niet goed in zijn mond neemt of doordat de voedingshouding van de moeder en de baby ten opzichte van elkaar niet goed is. Spanning door het 'hangen' aan of het 'kauwen' op de tepel kan bijdragen aan het ontstaan van tepelkloven. Andere oorzaken zijn: een candida-infectie, overgevoeligheid voor wasmiddel, voor de stofsoort van kleding of bh of voor crèmes, en ingetrokken tepels.
Het volgende helpt om de pijn te verlichten:
- controleer en verbeter zo nodig het aanleggen of de voedingshouding;
- laat de moeder aan de minst pijnlijke borst beginnen met voeden;
- laat de moeder wisselende voedingshoudingen toepassen;
- het is in dit geval beter vaak en kort te voeden dan minder vaak en langer;
- de moeder moet de tepels aan de lucht laten drogen voordat zij de bh sluit, met een druppel moedermelk erop; dit laatste niet als er sprake is van een candida-infectie;
- in principe geen crème op de tepels doen, en deze moet ongevaarlijk zijn voor de baby;
- de moeder moet vaak de zoogkompressen verwisselen;
- het is goed als de moeder haar bh dagelijks op gezette tijden uit laat.

Het kan geen kwaad als de baby door de kloofjes wat bloed binnenkrijgt. Als het voeden echt te pijnlijk is, kan de moeder 24-48 uur kolven voordat zij de baby weer aanlegt.

STUWING

Stuwing ontstaat rond de derde of vierde dag. De melkproductie begint goed op gang te komen en er is een grote toename van bloed en lymfevocht naar de borsten. Er bestaat nog geen evenwicht in vraag aan aanbod; meestal verloopt dit fysiologisch. De borsten zijn wat gespannen, de aderen zijn goed te zien, de borsten voelen warm aan, er is geen temperatuurverhoging, de borst is niet pijnlijk en na de voeding voelt de borst weer soepel aan. Vanaf het begin goed, vaak en lang genoeg aanleggen voorkomt de meeste problemen.
Men spreekt van pathologische stuwing als de borsten pijnlijk en hard zijn, als de tepel is verstreken en als de moeder temperatuurverhoging heeft. Deze verhoging komt doordat de melk gaat lekken in het omliggende borstweefsel, waardoor het immuunsysteem wordt geactiveerd. Om dit probleem te verzachten kan het helpen de borsten, en met name de tepelhof, zachtjes te masseren, het liefst met warme kompressen. Als de tepelhof weer soepel is, kan de moeder de baby aanleggen. Mocht er veel melk in de borsten achterblijven (melkstuwing), dan kan het helpen om een paar keer de borsten zo veel mogelijk leeg te kolven met een volautomatische elektrische kolf op de laagste stand. Voorzichtigheid is erg belangrijk om beschadiging aan het borstweefsel te voorkomen. Kolven die geen regelbare zuigkracht hebben, zijn daarom af te raden. Als er melkstuwing is, kan oxytocineneusspray uitkomst bieden, omdat door de stuwing de toeschietreflex vaak minder goed werkt. Bied de moeder pijnstilling aan en adviseer haar over een andere of beter steunende bh.

VERSTOPTE MELKKANAALTJES EN MASTITIS

Deze worden meestal veroorzaakt door het niet goed doorstromen van de melk. De klachten bij een verstopt melkkanaaltje zijn:

- de pijn ontstaat geleidelijk;
- de plek waar de verstopping zit, is niet of nauwelijks warm en niet echt pijnlijk;
- de moeder voelt zich over het algemeen goed en zal geen koorts hebben.

De klachten bij mastitis zijn:
- de pijn kan plotseling optreden;
- de verstopping blijft op dezelfde plek zitten;
- er is sprake van een warme, gezwollen en pijnlijke plek;
- de moeder voelt zich ziek of grieperig, ze heeft hoofdpijn en (meestal hoge) koorts.

Adviezen voor vermindering en verzachting van de klachten zijn:
- bedrust;
- pijnstilling;
- niet stoppen met borstvoeding geven;
- warmte en zachte massage;
- voeden in wisselende houdingen; de aangedane zijde wordt het eerst aangeboden;
- bij voorkeur elke twee uur voeden; als dit niet gaat, dan elke twee uur kolven;
- geen knellende kleding dragen;
- na het voeden koude kompressen op de borsten leggen; ten minste twintig minuten voor de volgende voeding weer warmte aan de borsten bieden zodat de melk makkelijk komt;
- de moeder moet voldoende drinken;
- het gebruik van tepelhoedjes vermijden.

Als de koorts niet binnen 24 uur zakt, wordt meestal antibiotica voorgeschreven.

9.5 Kunstvoeding

Als de moeder geen borstvoeding kan of wil geven is ze aangewezen op kunstvoeding, ook wel flesvoeding genoemd. Kunstvoeding bestaat in verschillende soorten en samenstellingen. Het is verstandig de ouders te adviseren niet te vaak van voedingssoort te wisselen, omdat de darmen van de baby daardoor van slag kunnen raken. De meeste pasgeboren baby's hebben de eerste zes weken last van krampjes. Als de baby de kans krijgt om te wennen aan één soort voeding, zijn krampjes in het algemeen eerder over.

9.5.1 Het klaarmaken van kunstvoeding

Voeding moet per fles worden klaargemaakt. Het klaarmaken voor de hele dag tegelijk is af te raden wegens de verhoogde kans op besmetting van de melk met listeria. Klaargemaakte voeding mag volgens de adviezen van het Voedingscentrum maximaal acht uur in de koelkast worden bewaard, bij een temperatuur van maximaal 4 °C. De voeding kan worden klaargemaakt met leidingwater. Als er loden leidingen in huis zijn, is het beter om mineraalwater uit flessen te

Figuur 9.7 Flesvoeding.

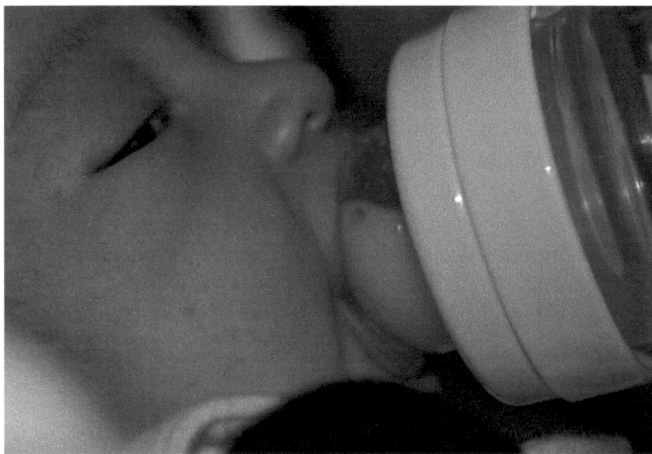

gebruiken. Bij volledige kunstvoeding heeft de baby geen extra vitamine D en K nodig, deze vitaminen zijn al aan het melkpoeder toegevoegd.

In flessen en spenen blijven altijd restjes voeding achter. Daarom moeten ze elke dag drie minuten worden uitgekookt. Tussendoor kunnen ze met heet water worden omgespoeld. De fles wordt omgekeerd gedroogd zodat er geen bodempje water in kan blijven staan. Uitgekookte flessen kunnen het beste in de koelkast bewaard worden. Vanaf drie maanden kan men volstaan met de flessen een keer per week uit te koken.

Op de blikken voeding staat duidelijk aangegeven hoe een voeding klaargemaakt moet worden. Hygiëne is hierbij belangrijk. De verpleegkundige moet de ouders erop wijzen dat ze het etiket lezen; daarbij is het belangrijk dat de ouders ervan worden doordrongen dat ze de aangegeven hoeveelheid op het etiket steeds nauwkeurig afpassen met het bijgeleverde maatschepje. Ook het 'extra schepje' poeder voor de nacht (om de baby door te laten slapen) is slecht voor de groei en de nieren van de baby. Overgewicht kan hiervan een gevolg zijn.

Voor het verwarmen van de voeding is de keus: magnetron of flessenwarmer. De voeding mag niet te warm zijn; controleer de temperatuur op de binnenkant van de pols. Op kamertemperatuur (19-21 °C) is al voldoende warm voor de baby. In ziekenhuizen gelden speciale regels voor het gebruik van flessenwarmers. Die zijn per ziekenhuis verschillend.

9.5.2 Een gezellig moment

Het is heel normaal als ouders ervoor kiezen om in het begin alleen zelf de fles te geven. Een jonge baby kan onrustig worden als hij vaak in 'vreemde' handen is. Ouders weten ook snel in welke houding hun kind het fijn vindt om de fles te drinken. De hoeveelheid voeding die een kind nodig heeft, is per kind verschillend. Belangrijk is of de baby groeit, goed plast en levendig is. De baby geeft zelf aan hoe vaak en wanneer hij wil drinken. In de eerste maand is dat dagelijks vijf à zes keer. Na ongeveer zes weken ontstaat hierin vanzelf een ritme. Het verschilt per baby of hij tussendoor of aan het eind van een voeding moet boeren of wat voeding teruggeeft.

Gemiddeld doen baby's tussen de tien en twintig minuten over een voeding. De keus voor een soort fles en speen is afhankelijk van het kind; soms is dat even zoeken. Het is prettig voor een baby als er door het drinken aan de speen ook aan zijn zuigbehoefte wordt voldaan.

9.5.3 Groeicurves voor de kunstgevoede baby

De WHO rondde in het jaar 2005 een veertien jaar lang onderzoek af naar de groei van borstgevoede kinderen. Kinderen die gevoed worden met kunstvoeding groeien vanaf een maand of drie, vier sneller dan hun leeftijdgenootjes die borstvoeding krijgen. Het gebeurt nogal eens dat ouders van borstgevoede kinderen te horen krijgen dat hun kind vanaf genoemde periode niet goed groeit. Standaard groeicurves die men op het consultatiebureau hanteert, zijn namelijk gebaseerd op groeipatronen van kunstgevoede kinderen. Ten onrechte wordt er daardoor bij borstgevoede kinderen soms een probleem gemaakt als zorgverleners niet goed op de hoogte zijn van dit verschil in groeicriteria; het advies luidt dan helaas om te gaan bijvoeden of te stoppen met borstvoeding.

Het onderzoek van de WHO komt nu met cijfers die dit misverstand uit de wereld helpen.

Borstgevoede kinderen kunnen niet worden beoordeeld aan de hand van gegevens verkregen uit onderzoeken naar kinderen die overwegend kunstvoeding kregen. Met name wordt het feit dat kunstvoedingscurves op dit moment de norm zijn, verworpen. Onderzoeksleidster Mercedes de Onis van de WHO stelt vast dat borstgevoede kinderen 'de biologische norm zijn'. Dat uitgangspunt heeft volgens de WHO consequenties voor de beoordeling van de groei en gewichtstoename van alle baby's. Met andere woorden: niet de borstgevoede kinderen groeien te weinig, maar kunstgevoede kinderen groeien te snel. Vanaf de

Figuur 9.8 WHO-curve Vijftigstepercentiellijnen meisjes.
cb-curve: consultatiebureaucurve, bv-curve: borstvoedingscurve WHO.

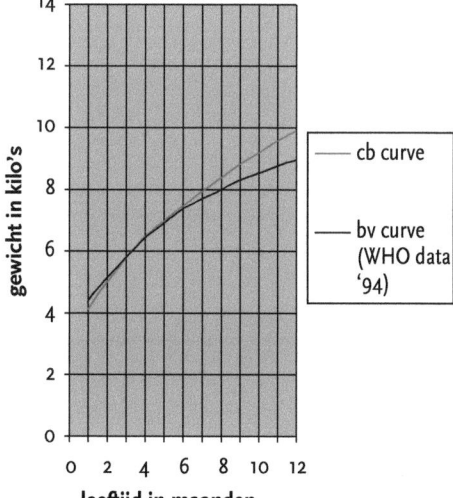

geboorte krijgen kunstgevoede kinderen te veel voeding aangeboden; 7% minder voeding zou de energieopname weer in evenwicht kunnen brengen met hun activiteit en groeibehoefte. Overgewicht op jonge leeftijd geeft meer kans op overgewicht op latere leeftijd. Overgewicht neemt steeds meer toe. Groeicurves die nu algemeen aanvaard zijn, zijn gebaseerd op onderzoeken naar voornamelijk kunstgevoede kinderen uit de jaren 1970-1980.

In het WHO-onderzoek werden veertien jaar lang 8440 kinderen gevolgd in Brazilië, Ghana, India, Noorwegen, Oman en de VS. Zij werden gevoed volgens de toen geldende richtlijnen van de WHO: ten minste vier maanden uitsluitend borstvoeding, daarna aangevuld met ander voedsel.

De WHO heeft de nieuwe groeicurves begin 2006 gepresenteerd, en streeft ernaar om deze curves wereldwijd te introduceren in de gezondheidszorg, in plaats van de nu nog geldende curves (zie figuur 9.7).

Literatuur

Hilgers H, Rierink M. Handleiding borstvoeding voor zorgverleners. Amsterdam: EFS Kraamzorg, 2002.

Hoopen E ten. Groeiboek. 24e dr. Den Haag: GVO, 2003.

Mohrbacher N, Stock J. Handboek lactatiebegeleiding [Nederlandse vertaling Annèt Helmsing]. Houten: Lemma, 2002.

Reede A de. Begeleiding bij borstvoeding. 4e dr. Wijk bij Duurstede: Vereniging Borstvoeding Natuurlijk/Stichting Zorg voor Borstvoeding, 2003.

Riordan J, Auerbach KG, editors. Breastfeeding and human lactation. Boston: Jones & Barlett, 1993.

Websites

http://www.voedingscentrum.nl/
http://www.borstvoeding.com
http://www.zorgvoorborstvoeding.nl

10 Moeder-en-kindzorg

B.S.H.C. Bosman

10.1 Inleiding

Nederland heeft een unieke bevalcultuur, zoals eenieder weet. De scheiding in eerstelijnszorg voor ongecompliceerde en tweedelijnszorg voor gecompliceerde gevallen is uniek voor de westerse wereld. Waar in de ons omringende landen vrouwen met hun kind voor enige dagen in het ziekenhuis verblijven om de beginselen van de opvoeding van hun kind te leren, gaan Nederlandse vrouwen veelal vlot na hun bevalling naar huis om daar onder begeleiding te leren zorgen voor hun kind. In dit hoofdstuk wordt een beknopte uiteenzetting geboden van de moeder-en-kindzorg na de partus in Nederland.

10.2 Kraamzorg

Elke vrouw heeft recht op kraamzorg tijdens en na de bevalling. De vergoeding van de kraamzorg vindt plaats via de verplichte basisverzekering. Sinds 1 januari 2006 wordt binnen de kraamzorg het Landelijk Indicatieprotocol Kraamzorg gehanteerd. Via dit protocol bepalen verzekeraars, verloskundigen en kraamzorgaanbieders in het hele land op dezelfde manier hoeveel uur kraamzorg er aangeboden kan worden aan een gezin. Het protocol gaat uit van de eigen verantwoordelijkheid van het gezin; bepaalde taken die vroeger de kraamverzorgende uitvoerde, moet het gezin nu zelf regelen. Zo is de kraamverzorgende bijvoorbeeld niet meer verantwoordelijk voor extra huishoudelijke taken en de volledige opvang en verzorging van andere kinderen in het gezin. De kraamverzorgende verzorgt wel een aantal huishoudelijke taken, zoals het frequent verschonen van het kraambed en het bedje van de baby en het dagelijks schoonmaken van de badkamer en wc's.

Minimaal wordt 24 uur kraamzorg verleend, maximaal 80 uur. Er is een aantal aspecten dat herindicatie van het aantal uren nodig kan maken. Aan het eind van de kraamtijd wordt de zorg door de kraamverzorgende overgedragen aan de JGZ-verpleegkundige (JGZ: jeugdgezondheidszorg).

10.3 Jeugdgezondheidszorg: het consultatiebureau

De JGZ-verpleegkundige maakt in principe een afspraak voor een huisbezoek, ter kennismaking. Zij overhandigt het zogenoemde Groeiboek, waarin de ouders allerlei zaken rondom groei en ontwikkeling kunnen noteren en waarin adviezen staan, en zij geeft uitleg over het consultatiebureau. In sommige regio's komt de JGZ-verpleegkundige in de kraamweek langs om de neonatale screening af te nemen (de hielprik).

Tijdens een consultatiebureaubezoek wordt het kind gewogen en gemeten, en wordt gekeken naar de ontwikkeling. Het consultatiebureau geeft advies over voeding, veiligheid, verzorging en opvoeding, en voert de vaccinaties uit. De con-

Tabel 10.1 Rijksvaccinatieschema.

Leeftijd	Injectie 1	Injectie 2	Hepatitis
Geboorte	–	–	eerste vaccinatie +IG*
2 maanden	DKTP-Hib	Pneu	+HepB†
3 maanden	DKTP-Hib	Pneu	+HepB
4 maanden	DKTP-Hib	Pneu	+HepB
11 maanden	DKTP-Hib	Pneu	+HepB
14 maanden	BMR	MenC	–
4 jaar	DKTP	–	–
9 jaar	DTP	BMR	–

* Kinderen van wie de moeder besmet is met het hepatitis-B-virus (draagster), krijgen binnen 48 uur na de geboorte een hepatitis-B-vaccinatie. Bovendien krijgen zij vlak na de geboorte immunoglobulinen.

† Kinderen van draagsters (zie*) én kinderen waarvan één van de ouders afkomstig is uit een land waar hepatitis B veel voorkomt, krijgen vanaf 1 juni 2006 bij 2, 3, 4 en 11 maanden het combinatievaccin DKTP-Hib-HepB waarin ook een vaccin tegen hepatitis B zit.

Bron: RIVM.

Tabel 10.2 Vaccinatieafkortingen.

DKTP-Hib	combinatievaccin tegen difterie, kinkhoest, tetanus, polio en Hib-ziekten (haemophilus influenzae type b)
DKTP-Hib-HepB	combinatievaccin tegen difterie, kinkhoest, tetanus, polio, Hib-ziekten (haemophilus influenzae type b) en hepatitis B
BMR	vaccin tegen bof, mazelen en rodehond
DKTP	vaccin tegen difterie, kinkhoest, tetanus en polio
DTP	vaccin tegen difterie, tetanus en polio
MenC	vaccin tegen meningokokken groep C
HepB	vaccin tegen hepatitis B

Bron: RIVM.

sultatiebureau-arts verricht het lichamelijk onderzoek en volgt de totale ontwikkeling van het kind.

Kinderen kunnen gratis en op vrijwillige basis worden gevaccineerd. Dankzij het Rijksvaccinatieprogramma komen veel ziekten niet meer voor in Nederland. Zodra echter minder mensen zijn ingeënt, kan een ziekte weer de kop opsteken – vandaar de polio-epidemieën in regio's waar minder wordt gevaccineerd. In landen waar minder wordt gevaccineerd eisen de infectieziekten veel slachtoffers. Pas als een ziekte wereldwijd niet meer voorkomt, wordt gestopt met daarvoor vaccineren. In Nederland vindt vaccinatie plaats tegen de volgende ziekten:

- difterie;
- kinkhoest;
- tetanus;
- polio;
- Hib-ziekten (*Haemophilus influenzae* type b);
- bof;

- mazelen;
- rodehond;
- meningokokken groep C;
- pneumokokken.

Voor het rijksvaccinatieschema zie tabel 10.1. De vaccinatie tegen pneumokokken geldt alleen voor kinderen die op of na 1 april 2006 zijn geboren.

10.4 Verwijzen

De zorg van de verloskundige houdt niet op bij het kraambed: officieel is de verloskundige medisch verantwoordelijk tot zes weken post partum. Bij vragen op medisch-verloskundig gebied kan de kraamvrouw contact met de verloskundige opnemen. Zo nodig kan of moet de verloskundige de vrouw naar de huisarts verwijzen; de huisarts is ook de aangewezen persoon voor niet-verloskundige medische zaken. Als een verloskundige complicaties constateert, kan zij contact opnemen met de huisarts, bijvoorbeeld bij (vermoeden van) postpartumdepressie.

10.5 Mantelzorgers

De omgeving van het ouderpaar kan een grote bijdrage leveren aan de hulp en de zorg rond moeder en kind. Juist omdat de kraamverzorgende niet meer verantwoordelijk is voor bepaalde taken kan mantelzorg veel betekenen. Een ouderpaar dat geïsoleerd leeft van familie, vrienden en buren kan grote problemen ondervinden bij het inpassen van de zorg voor hun kind in het dagelijks leven. Door al in de zwangerschap voorbereid te zijn op de situatie na de geboorte kan veel leed worden voorkomen. Professionele hulp, in de zin van een interieurverzorgster bijvoorbeeld, kan helpen bij het leren omgaan met de nieuwe situatie.

10.6 Cursussen

Voor het broodnodige herstel van het lichaam worden er naast zwangerschapscursussen ook cursussen of bijeenkomsten voor ná de bevalling georganiseerd. Naast napraten en het showen van de baby's staat meestal enige vorm van lichaamsoefening op het programma. Door al vroeg in de kraamperiode met lichaamsoefeningen te beginnen, is een vlotter herstel mogelijk.

10.7 Psychische aspecten

Direct na de geboorte van het kind is de kraamvrouw trots en blij. Ondanks de vermoeidheid van de bevalling lukt het slapen vaak niet goed: de bevalling wordt overdacht en herbeleefd, de adrenaline zorgt voor alertheid ten opzichte van het kind, felicitaties van allerlei kanten worden overgebracht... Na enkele dagen worden veel vrouwen huilerig en labiel: de zogenoemde babyblues. Deze wisseling in stemming is deels te wijten aan de plotselinge veranderingen op het hormonale vlak, en deels aan zaken als vermoeidheid en het voorbij zijn van de roes van de baring. Na een paar dagen gaan deze 'kraamtranen' voorbij en herstelt de vrouw langzaam. Het tonen van begrip voor de situatie, een luisterend oor bieden en uitleg over de fysiologie van kraamtranen, is voldoende voor de meeste vrouwen (en mannen).

Met de komst van een (eerste) baby breekt in het gezin een heel nieuw hoofdstuk aan. De partners worden ineens ouders, een gezin, met verantwoordelijkheid voor de opvoeding van een kind. Waren in vroeger tijden (inwonende) oma's, moeders en (talrijke) zussen of tantes direct beschikbaar voor advies en raad – al dan niet gevraagd – vandaag de dag hebben veel kersverse ouders te maken met de toenemende individualisatie in de maatschappij, het kleiner worden van de gezinnen en drukbezette grootouders. Daardoor staan ouders er in de opvoeding vaak alleen voor, of hebben ze in elk geval vaak dat gevoel. Het met familie en vriendinnen delen van ervaringen is al lang niet meer usance. Websites, weblogs en internetfora proberen vaak het onzekere gevoel te delen en weg te nemen.

Een ander aspect waar ouders van nu tegenaan lopen, is hun behoefte aan regels en duidelijkheid. Een universele gebruiksaanwijzing bestaat echter niet, omdat elk kind, elke bevalling of elk kraambed anders is. De commercie speelt handig in op de onzekerheid en informatiebehoefte door het uitgeven van boeken waarin uitgebreide handleidingen staan over hoe met een baby om te gaan. Een verpleegkundige kan daardoor ouders tegenkomen die hun kind wensen te behandelen als een probleem dat opgelost moet worden. Door ouders te begeleiden in het verzorgen van hun kind, door ze te laten zien dat je van bepaalde strakke regels kunt afwijken door de baby soms gewoon even te knuffelen, door ouders te bevestigen in wat ze graag en goed doen, zal de O&G-verpleegkundige al vanaf de eerste dag een rol kunnen spelen in de opvoeding van de baby – en van de ouders.

11 Aspecten van seks en relatie met betrekking tot de verloskunde

W.L. Gianotten[*]

11.1 Inleiding

Seksualiteit en zwangerschap zijn onlosmakelijk met elkaar verbonden. In feite waren alle zwangerschappen het gevolg van seksuele gemeenschap, totdat in 1978 de eerste reageerbuisbaby werd geboren. Van oudsher vormde zwangerschap een bedreigend bijverschijnsel van seksuele gemeenschap en er is dan ook veel seksueel plezier verloren gegaan doordat mensen niet konden vertrouwen op (betrouwbare) anticonceptie. Die angst gold uiteraard alleen voor de mensen die (nog) geen kinderen wilden. Als de vrouw zwanger werd, vormde die ontdekking bij sommige koppels een sterke aanslag op hun seksuele plezier, terwijl bij anderen juist de angst voor kinderloos blijven wegviel en tevens het seksuele plezier (ook tijdens de zwangerschap) kon toenemen.

Bij een aanzienlijk deel van de paren die bewust aan de gang gaan om een kind te verwekken, neemt het seksuele plezier toe. Als dan eenmaal een zwangerschap is ontstaan heeft dat seksueel nogal wat consequenties. Voor een enkel paar vormde zwangerschap de enige reden voor seksueel contact en bij hen stopt seks dan compleet. Het idee dat seks verder niet meer nodig is, lijkt trouwens ook te leven bij nogal wat professionals uit de verloskundige zorg, gezien het feit dat velen seksualiteit nooit ter sprake brengen bij hun patiënten. Dat lijkt sterk op de traditionele opvatting dat seks er alleen is voor jonge, gezonde en niet-zwangere mensen. Maar het merendeel van de koppels gaat ook tijdens de zwangerschap gewoon door met vrijen en gemeenschap. Deze vrouwen en mannen zullen te maken krijgen met allerlei seksuele veranderingen die het gevolg zijn van een uitgebreid complex van fysieke, emotionele, existentiële, sociale, culturele en relationele factoren. Het is dan ook niet verwonderlijk dat er tijdens de zwangerschap en in de postpartumperiode een grote variatie bestaat wat betreft seksueel gedrag en beleving. Voor de seksuologie zijn die seksuele veranderingen door zwangerschap interessant. De ervaringen uit deze periode beïnvloeden het latere seksuele leven; nogal wat seksuele problemen op middelbare leeftijd vinden hun oorsprong in die periode van de (eerste) zwangerschap en bevalling.

In dit hoofdstuk wordt vanuit verschillende perspectieven gekeken naar seksualiteit in de periode die zich uitstrekt van het begin van de zwangerschap tot ongeveer een jaar na de partus. Vragen die naar voren komen, zijn: wat is de invloed van zwangerschap op het seksuele gedrag?, welke seksuele gedragingen zijn gevaarlijk?, in hoeverre beïnvloedt seksueel gedrag de baby en de partus?, hoe reageert de mannelijke partner op dit gebeuren?, en: hoe reageert het paar op de overgang naar het ouderschap?

---

[*] Dit hoofdstuk is een bewerking van: Gianotten WL. Pregnancy and sexuality. In: Tepper MS, Owens AF, editors. Sex, love and psychology: Sexual health. Vol. 2: Physical foundations. Westport: Praeger, 2007. p. 167-96.

De vraag die echter aan het gehele onderwerp voorafgaat, luidt: welke invloed heeft het seksuele gedrag van vóór de zwangerschap?
Dit hoofdstuk gaat vooral over ervaringen van vrouwen die voor het eerst zwanger zijn en bevallen, en de ervaringen van hun partners daarbij. Daarover zijn verreweg de meeste onderzoeksgegevens beschikbaar. Met name heterostellen komen aan bod, want er is nog weinig bekend over het seksuele leven in deze periode bij lesbische stellen, al is wel bekend dat kinderen die bij lesbische ouders worden geboren zich net zo ontwikkelen als bij hetero-ouders.

11.2 De invloed van seks vóór de zwangerschap

Regelmatige blootstelling aan sperma kan bij de vrouw de latere kans op pre-eclampsie verminderen. Bij de oorzaken voor pre-eclampsie speelt ook de intolerantie van de moeder ten opzichte van de foetale antigenen een rol. De vrucht bestaat immers voor 50% uit antigenen van de vader en voor de moeder zijn die antigenen lichaamsvreemd. De vaderlijke antigenen lijken op de HLA's (humane leukocytenantigenen) van zijn sperma. De moeder blijkt zich te kunnen aanpassen aan die foetale antigenen als zij regelmatig werd blootgesteld aan het sperma van de biologische vader. Dit werd voor het eerst ontdekt in Leiden, toen vrouwen die orale seks hadden (met orale ejaculatie) minder kans bleken te hebben op pre-eclampsie.
Er bestaat inderdaad een grotere kans op een pre-eclampsiebeeld bij vrouwen die als anticonceptie condooms, spermiciden of 'terugtrekken' gebruikten; ook als de zwangerschap is verwekt door een nieuwe partner of als die is ontstaan uit zaad- of eiceldonatie. Waarschijnlijk geldt dat ook voor zwangerschappen die ontstaan door inseminatie van zaad van de eigen partner in het geval van vaginisme. Dit idee van sperma-expositie is nogal in tegenspraak met de 'vrij veilig'-boodschap van de laatste decennia. Echter, binnen een stabiele relatie lijkt een ruime periode met blootstelling aan sperma juist verstandig om de kans op pre-eclampsie te verminderen. Overigens lijkt er ook hier enig onderscheid aanwezig: deze *immune maladaptation* speelt waarschijnlijk minder bij vrouwen die goed gevoed zijn en die op oudere leeftijd zwanger worden, en speelt meer bij de jongere zwangeren (15-25 jaar) uit de lagere sociale lagen en uit de derdewereldlanden.
Het seksleven voorafgaand aan de zwangerschap beïnvloedt ook het omgaan met seks tijdens de zwangerschap en na de partus. Als er vóór de zwangerschap meer seks was, is er ook tijdens en na de zwangerschap meer seks. Als er een seksueel probleem was vóór de zwangerschap, verdwijnt dit niet tijdens en na de zwangerschap – integendeel, het kan groter worden in de stressvolle periode met een pasgeboren baby.
Bij vergelijking van de onderzoeksgegevens uit verschillende landen blijken seksuele interesse en seksueel plezier ook te worden bepaald door cultuur en religie. Zo hebben zwangeren met een duidelijk religieuze inslag minder interesse in gemeenschap. In de Verenigde Staten hadden blanke vrouwen tijdens de zwangerschap minder last van dyspareunie (pijn bij het vrijen) dan Spaanse of zwarte vrouwen.
Een ongeplande of ongewenste zwangerschap zal waarschijnlijk de relatiesatisfactie verminderen, terwijl een door beiden gewenste zwangerschap de kans op seksueel plezier zal doen toenemen. Overigens kan ook flink wat ambivalentie meespelen. Wanneer de baby is verwekt als een manier om relatieproblemen te

verdoezelen, zullen de partners teleurgesteld raken, want zowel zwanger zijn als het hebben van een jonge baby betekent een flinke aanslag op de relatie. Relatieproblemen kunnen eerder verergeren dan afzwakken.

Vrouwen die er lang over gedaan hebben om zwanger te worden, blijken minder te coïteren in de zwangerschap en de eerste maanden post partum. Miskramen hebben geen invloed op de frequentie van seks in die periode.

11.3 Fysiologie

Zodra HCG (humane choriongonadotrofine) in het bloed verschijnt, kan ook seksualiteit veranderen. In het eerste trimester komt de behoefte aan vrijen vooral in het gedrang door misselijkheid, slaperigheid en vermoeidheid. In het tweede trimester zijn er relatief weinig klachten, terwijl in het derde trimester slaperigheid, vermoeidheid en rugpijn het seksuele welbevinden verminderen.

Sommige vrouwen ervaren tijdens de zwangerschap meer verlangen en bevrediging, en zij kunnen ook makkelijker klaarkomen. Zowel voor de zwangere uterus als voor de baby moet het vaatbed wijd openstaan ten behoeve van de toegenomen groei en stofwisseling. Deze hypercongestie lijkt in fysiologische zin sterk op wat er gebeurt bij seksuele opwinding en dat kan seksualiteit zowel positief als negatief beïnvloeden.

Buiten de zwangerschap worden de borsten groter bij seksuele opwinding; bij maximale opwinding met ongeveer een kwart van het volume. Tijdens de zwangerschap groeien de borsten ook. Door die groei, onder invloed van hormonen, wordt het kapsel maximaal opgerekt en als daar dan ook seksuele opwinding bij komt, kan dat pijn geven. Die combinatie van enerzijds toegenomen zwangerschapsdoorbloeding en anderzijds seksuele opwinding kan ook optreden in de vulva en/of de vaginale ingang en kan klachten geven van ongevoeligheid of pijn bij penetratie.

De sterke doorbloeding in de zwangerschap kan seks ook verbeteren. De zin kan toenemen en de lubricatie en het orgasme kunnen makkelijker worden. De verschijnselen van fysieke opwinding vormen als het ware een 'automatische' opstap naar seksuele actie of interactie. Die stap van fysiologie naar gedrag lijkt op de situatie van de man die vanuit zijn ochtenderectie zin krijgt in seks. Mogelijk is de grotere doorbloeding in de zwangerschap ook de verklaring voor de grotere frequentie van seksuele dromen bij zwangere vrouwen.

In het tweede trimester kan de 'orgasmepotentie' veranderen. Sommige vrouwen ervaren nu voor het eerst van hun leven meerdere orgasmen achter elkaar of een orgasme enkel door penetratie. Ongeveer de helft van de vrouwen kan nu gemakkelijker klaarkomen terwijl het voor ongeveer 30% juist moeilijker is.

De congestie van de vaten in het gezicht geven de zwangere vrouw hetzelfde stralend blozende uiterlijk wat ook hoort bij seksuele opwinding (en trouwens ook bij verliefdheid). Naarmate de zwangerschap vordert, kost de resolutie (het leegstromen van het vaatbed na seksuele opwinding) meer tijd; later in de zwangerschap lukt dat zelfs niet meer helemaal, zelfs niet na een orgasme. In het derde trimester kan een lange periode van seksuele opwinding zonder orgasme pijn veroorzaken.

In de laatste vier tot zes weken verandert het patroon van het orgasme. Normaal gaat een orgasme gepaard met klonische contracties (spannen, loslaten, spannen), maar nu gaat het orgasme gepaard met een langdurige (vaak pijnlijke) contractie (zoals bij een wee). Wellicht wordt een deel van die pijn veroorzaakt door de prostaglandines uit het sperma. Het lijkt erop dat sommige vrouwen vanwege die pijnlijke orgasmecontracties afzien van klaarkomen.

In het laatste trimester wordt seks beïnvloed door de algehele vermoeidheid. De omvang van de zwangere buik gaat meespelen. Niet alleen wordt het moeilijk om houdingen te vinden om ontspannen te rusten, maar ook houdingen om ontspannen te vrijen.

Hormonale veranderingen bij de vrouw (en ook bij de man; zie verderop) kunnen de zin in vrijen verminderen. Er zijn echter ook vrouwen die (kennelijk op hormonale basis) juist veel seksuele behoefte hebben en die tijdens de zwangerschap bijna dagelijks masturberen, terwijl ze dat daarbuiten nooit deden. Mogelijk komt dat doordat het HCG de ovaria aanzet tot meer testosteronproductie (testosteron is de brandstof voor seksualiteit).

11.4 Psyche en relatie

Er leven nogal wat angsten en onzekerheden rond gemeenschap en klaarkomen in de zwangerschap. Vooral de angst de baby te beschadigen lijkt te spelen bij een kwart tot de helft van de zwangere vrouwen en bij de helft van de mannen, die trouwens soms ook bang zijn dat hun zwangere vrouw door seks beschadigd kan raken.

Bij seksualiteit spelen ook uiterlijk en aantrekkelijkheid een rol. De zwangere vrouw die zichzelf aantrekkelijk vindt en weet dat ze voor haar man aantrekkelijk is, vrijt vaker en met meer plezier; de vrouw die zichzelf minder aantrekkelijk vindt, ervaart vaker pijn.

De zwangerschap verandert nogal wat aan het uiterlijk van de vrouw. Een deel van de vrouwen weet dat ze met haar volle borsten en haar stralende gezicht heel aantrekkelijk is en heeft dus meer zin. Sommige vrouwen noemen dit de mooiste tijd van hun leven. Andere vrouwen bekijken zichzelf juist met fysieke afkeer en hebben helemaal geen zin. Een kwart tot de helft vindt zich minder aantrekkelijk, 12% zou zich mooier voelen.

Ook bij mannen is dat verschil te constateren: mannen die erotisch gefascineerd zijn door de zwangere vrouw, naast mannen bij wie het zwangere uiterlijk afkeer oproept en die fysiek contact vermijden. Als het gevoel voor aantrekkelijkheid bij beide partners gelijk loopt is er doorgaans geen probleem, maar als het verschilt, kan dat heel wrang zijn.

Die grote diversiteit speelt trouwens bij meer aspecten van de zwangerschap een rol. Sommige koppels willen graag vanuit de eigen behoefte een kind, bij andere komt dat verlangen meer voort vanuit druk van buitenaf. Sommige vrouwen genieten van de zwangerschap en gaan daar helemaal in op, andere pendelen van de ene bezorgdheid naar de andere. Sommige vrouwen laten zich vol plezier overweldigen door de zwangerschap en gaan helemaal op in dromen over de baby, andere voelen zich bijna bedrogen omdat ze in beslag worden genomen door alle aandacht voor haar lichaam en emoties. Sommige vrouwen worden onderuitgehaald door de sterk veranderende vorm van haar lichaam – met niet alleen seksuele ambivalentie, maar ook een negatief effect op de band tussen moeder en kind. Sommige zwangeren en moeders voelen zich overvallen door de baby, de partner of de mensen uit de verloskundige zorg. Vooral de autonome carrièrevrouw kan het gevoel hebben voor de buitenwereld alleen nog maar zwanger te zijn, zonder dat er voor haar gevoel nog enige andere capaciteit of identiteit van haar overblijft voor die buitenwereld.

Tegen het einde van de zwangerschap gaat de coïtusfrequentie bij ongeveer 70% van de stellen achteruit. Naarmate de baby duidelijker aanwezig is, verandert de dynamiek in de relatie tussen man en vrouw. Vanaf dat moment gaan ook de gesprekken – en ruzies – meer over de nieuwe verantwoordelijkheden.

Ongeveer 9% van de zwangere vrouwen krijgt last van een depressie. Enerzijds lijkt het waarschijnlijk dat daardoor de seksfrequentie zal verminderen, anderzijds wordt daardoor de kans op depressie na de partus groter. Tijdens de zwangerschap wordt de behandeling van een depressie gecompliceerd door de aanwezigheid van de baby; bij medicatie moet met beiden rekening worden gehouden. Over vrouwen zonder depressie is bekend dat massage het resultaat van zwangerschap en bevalling verbetert. Dit is ook onderzocht bij depressieve zwangeren: bij hen nam de stress af als de partner de massagebehandeling gaf en was bovendien het resultaat voor de baby beter.

11.5 Seksueel gedrag rond zwangerschap en bevalling

Man en vrouw starten de zwangerschap met een persoonlijk en een gezamenlijk scala seksuele ervaringen, mogelijkheden en beperkingen. Als een stel al jaren met elkaar samenleeft of is getrouwd, zal zich een betrekkelijk vast seksueel gedragspatroon hebben gevormd. Dat patroon wordt in de loop van de zwangerschap flink onderuitgehaald door bezorgdheden, veranderingen in uiterlijk en fysiologische veranderingen. Dit alles heeft emotionele en existentiële consequenties, en resulteert in een brede variatie wat betreft seksuele behoefte en seksueel gedrag.

De meest voorkomende patronen zien er als volgt uit: in het eerste trimester is er een kleine groep met nauwelijks verandering, terwijl bij het merendeel de zin en de coïtale activiteit achteruitgaan. Bij een deel van die groep zet die achteruitgang door in het tweede trimester, terwijl bij anderen de seksuele behoefte terugkomt of zelfs meer wordt dan vóór de zwangerschap, al dan niet met een grotere behoefte aan gemeenschap. In een deel van deze groep blijft die behoefte groot tot aan de bevalling, maar bij een ander deel daalt de behoefte in het derde trimester sterk. Eenzelfde patroon lijkt te bestaan wat betreft het klaarkomen. Deze zeer grote variatie in zin, coïtusbehoefte, orgasme en plezier maakt het antwoord op veel vragen gemakkelijk: 'Wat je ervaart is niet abnormaal!'

Non-genitaal fysiek contact verandert eigenlijk niet in de eerste twee trimesters, maar gaat vanaf de zesde maand achteruit tot drie jaar post partum. Coïtusactiviteit gaat iets achteruit in het eerste trimester of blijft constant, en het daalt zeer sterk in het derde trimester, terwijl de frequentie in het tweede trimester erg veel variatie laat zien. Tot in de zevende maand hebben de meeste stellen nog gemeenschap. In de achtste maand daalt dat tot 50-75% en in de negende maand tot 35%. De laatste coïtus vindt gemiddeld ongeveer één maand voor de partus plaats. Ongeveer 10% van de vrouwen heeft geen coïtus meer nadat de zwangerschap is vastgesteld.

De houding met de man boven tijdens gemeenschap komt in de loop van de zwangerschap minder voor. In het tweede trimester zit of ligt de vrouw vaker boven. Later wordt het vooral zij-aan-zijligging of achterlangs. Anale coïtus werd gerapporteerd door 1-13% van de paren uit de diverse onderzoeken.

De meerderheid van de stellen stopt met vaginale gemeenschap voor een periode van ongeveer twee maanden rond de bevalling. Of en hoe dit het paar beïnvloedt, hangt deels af van de mate van 'vrijheid van seksuele expressie'. De man die

Tabel 11.1   Percentage paren met seksuele gemeenschap post partum.

Binnen zes weken post partum	9-17%
Na zes weken	50-62%
Na de tweede maand	66-94%
Na de derde maand	88-95%
In de zevende maand	95-100%
In de dertiende maand	97-100%

Bron: Von Sydow 1999 (cijfers uit verschillende onderzoeken).

seksuele behoefte heeft, maar die uit gewoonte, mannelijke trots of religie niet kan of mag masturberen en die ook niet accepteert klaargemaakt te worden door zijn partner, zal nu met zichzelf in de knoop komen, zeker als zijn partner hem niet kan of wil 'helpen'. Elkaar klaarmaken is een goede manier om door te gaan met seksueel contact als vaginale gemeenschap niet meer kan of gewenst is. Zonder die speelruimte neemt de kans op relatiegeweld en buitenechtelijk contact toe. Na de partus begint het vrijen zonder penetratie gemiddeld na tweeëneenhalf tot drie weken. In westerse landen begint gemeenschap zes à acht weken na de partus; in andere delen van de wereld is dat vaak later. Vergeleken met de periode vóór de zwangerschap is in het eerste jaar post partum de coïtusfrequentie lager. Hoe de coïtusfrequentie zich 'herstelt', is te zien in tabel 11.1. In het tweede jaar ligt de gemiddelde frequentie op 1,2 per week.

11.6   De mannelijke partner

De meeste mannen laten niet snel hun emoties zien; zeker niet over 'vrouwendingen' als zwangerschap en bevalling. Dat speelt in sterkere mate als zijn partner allerlei angsten en zorgen over de zwangerschap heeft. Vanuit zijn mannenrol moet hij dan 'een rots in de branding' zijn. Dat leidt vaak tot het volgende scenario:

> 's Avonds in bed: het licht gaat uit. Zij maakt zich zorgen over de baby en legt die zorgen bij hem neer. Hij stelt haar gerust en zij valt in slaap. Vervolgens ligt hij zelf te piekeren. Hij laat echter niets van zijn zorgen merken. Niet aan zijn vrouw, maar ook niet aan anderen.

Ook over de bevalling maken veel mannen zich zorgen, en ook daar laten ze niets van merken. Zij moeten immers sterk zijn. Dit typische mannengedrag om emoties niet te delen lijkt liefdevol naar de partner, maar verhindert dat echte intimiteit kan ontstaan.
In het verleden werd in onderzoek doorgaans niet gekeken naar partneraspecten en daarom is betrekkelijk weinig bekend van de invloed van zwangerschap op de man. Ook hij krijgt echter in de zwangerschap te maken met (dezelfde) angsten en emoties. Achter de onaangedaanheid en nuchterheid spelen allerlei zorgen en vragen die hij liefst niet wil voelen, maar die er vaak wel zijn ('Gaat het wel goed met haar? En met het kind? Wordt ze niet lelijk van de zwangerschap of de

bevalling? Wil ze daarna nog wel seks? Ben ik oversekst als ik nog wil vrijen? Gaat ze straks niet helemaal op in de baby?').
Naarmate de bevalling dichterbij komt, nemen de zorgen toe ('Kan ik straks wel tegen de bevalling, de pijn en het bloed? Overleeft zij de bevalling wel?'). Het is uiteindelijk nog geen eeuw geleden dat veel vrouwen doodgingen bij de partus.
Uit de antropologie weten we dat in sommige culturen de man tijdens de bevalling ook in een bed gaat liggen en hardop (mee)jammert alsof hij zelf aan het bevallen is. Men noemt dat 'couvaderituelen' en men verklaarde dat wel als een manier om de boze geesten af te leiden van de echte bevalling die in een andere hut aan de gang was. Volgens anderen is dit gedrag een uiting van onbewuste angsten, onzekerheid en jaloezie. Dat zijn ook de verklaringen die men heeft voor het couvadesyndroom (ook genoemd: sympathy pains) uit de westerse wereld. Tussen 11% en 22% van de aanstaande vaders heeft tijdens de eerste zwangerschap van hun partner storende fysieke klachten (die overigens in het algemeen noch door de man, noch door de hulpverlening worden herkend als horend bij de zwangerschap). Bij de symptomen horen verminderde eetlust, verstoorde spijsvertering, misselijkheid, gewichtstoename, diarree, kiespijn, hoofdpijn, slapeloosheid en depressie. Deze wordt vooral gevonden aan het eind van de derde maand en kort voor de partus.
Tamelijk recent ontstond hier een nieuwe verklaring voor. Mannen met het couvadesyndroom hebben in de periode dat hun vrouw zwanger is relatief hoge prolactinespiegels. Bij 'mannen in verwachting' verschuiven de spiegels van verschillende hormonen: de cortisolspiegel gaat omlaag, de testosteronspiegel gaat omlaag en bij een deel van de mannen gaat de oestrogeenspiegel omhoog. Kort voor de partus gaan de cortisolspiegel en de prolactinespiegel omhoog. Het is verleidelijk om met die lagere testosteronspiegel te verklaren waarom zo veel mannen tegen het eind van het tweede trimester minder seksuele interesse hebben in hun vrouw. Toch past dat niet bij de frequentere seksuele dromen en masturbatie van veel mannen in deze periode. Net als bij de vrouw worden ook bij de man in verwachting (en de jonge vader) het seksuele denken en gedrag bepaald door een veelheid aan veranderende hormonale, fysieke, emotionele, existentiële en relationele factoren.
Hormoonspiegels schijnen ook een rol te spelen in de relatie tussen vader en kind. Zo reageren mannen met een lagere testosteronspiegel en mannen met een hogere prolactinespiegel relaxter op babygehuil. Overigens heeft men nog geen enkel idee hoe deze hormonale aanpassing bij de man tot stand komt. Men kan speculeren dat dat gebeurt onder invloed van feromonen – dit zijn geurstoffen die men niet ruikt – die door de zwangere vrouw worden uitgezonden. Als dat zo zou zijn, dan is het interessant te kijken naar die feromoneninvloed op mannelijke gynaecologen die immers de hele dag verblijven tussen zwangeren.
Mannen reageren verschillend op de zwangerschap. Die patronen lijken bovendien in verandering te zijn. In 1985 beschreef Raphael-Leff voor Engeland het brede gedragsspectrum uit die tijd, met enerzijds de *participator*, de man die zeer betrokken is bij de bevalling en bijna jaloers dat hij niet zelf zwanger kan zijn, en anderzijds de *renouncer*, het klassieke stereotype van de man die trots is dat hij zijn vrouw bezwangerd heeft, maar die voor de rest nerveus wordt van al die vrouwendingen rond zwangerschap en baby's en die op de achtergrond blijft totdat het kind groot genoeg is om mee te spelen. De renouncer plant vaak een project of bezoek als de bevalling nadert en heeft daarmee een goed excuus om dan afwezig te zijn. Dat was echter enige decennia geleden. Tegenwoordig lijkt het erop dat een grotere groep mannen zich adequaat aanpast aan de zwanger-

schap en bevalling en emotioneel en fysiek meer aanwezig is bij het hele proces. Toch blijkt dat 12% van de mannen (en overigens 20% van de vrouwen) halverwege de zwangerschap meetbaar gestrest is – en dat blijft tot na de bevalling.

Wat betreft het specifiek seksuele gedrag van de man tijdens de zwangerschap, wordt geconstateerd dat de interesse in 'seks samen' niet erg verandert tot het einde van het tweede trimester, maar daarna sterk afneemt. Anderen vonden dat in 40% van de mannen de seksuele interesse al afnam vanaf de kindsbewegingen, alsof op dat moment de zwangerschap er pas echt is. Voor de vrouw die in de loop van de zwangerschap meer zin krijgt, kan die afgenomen behoefte bij de man behoorlijk teleurstellend zijn. Het lijkt er in onze cultuur op dat mannen meer dan vrouwen geremd zijn wat betreft seksuele activiteit in de zwangerschap, en dat vrouwen zichzelf in die periode ook beter als seksueel kunnen accepteren.

In de loop van de zwangerschap en post partum blijft masturbatie voor de meeste mannen een tamelijk constant gegeven. Voor velen is dat ook een soort backup of alternatief voor situaties waar gemeenschap met zijn vrouw er niet in zit. Bijvoorbeeld vanwege menstruatie, als er te veel afstand is, als zij geen zin heeft, of (in de zwangerschap) als hij haar niet (meer) aantrekkelijk vindt of haar te veel als moeder ziet. Voor mannen die om de een of andere reden niet kunnen masturberen (vanwege religie, taboe, of omdat ze dat verleerd zijn of nooit hebben geleerd) kan dit een lastige periode worden. Zijn niet-kunnen-masturberen is waarschijnlijk een van de belangrijkste verklaringen voor de hogere frequentie van vreemdgaan in de periode rond de bevalling. Tussen 4% en 23% van de jonge vaders had in die periode een buitenechtelijke affaire, terwijl dat bij 15% van de mannen al speelde vóór de zwangerschap.

Er zijn verschillende andere verklaringen voor dit buitenechtelijk gedrag. In sommige landen speelt daarbij bijvoorbeeld het obstetrische advies 'Geen seks in de laatste zes weken!'. Andere mannen moeten min of meer onbewust hun onafhankelijkheid bewijzen tegenover zichzelf of de partner. En voor sommigen zijn al die intense en verwarrende emoties kennelijk te veel. Het lichaam van zijn vrouw verandert, zijn minnares lijkt te verdwijnen en te veranderen in een moeder, zijn maatschappelijke rol verandert met toegenomen verantwoordelijkheid voor vrouw en kind, en hij staat voor een zeer bedreigende ervaring met angst voor pijn en lijden, hulpeloosheid en machteloosheid en het risico dat zijn vrouw er fysiek aan onderdoor gaat. En uiteraard laat hij die emoties niet aan zijn vrouw merken. Haar collega of beste vriendin ziet die spanning bij hem wél, en het lijkt er soms op dat er vanuit de troost en steun die zij biedt ineens meer ontstaat.

11.7 Obstetrische gevaren van seks

Pas in de laatste decennia is het idee verlaten dat seks gevaar opleverde voor de zwangerschap en de vrucht. In de volgende situaties bestaat er wel enig risico en worden coïtus en orgasme ontraden:
- na verschillende miskramen als gevolg van myomen;
- bij een abnormale vorm van de uterus;
- als zwangerschappen verloren gingen door cervixinsufficiëntie (coïtus en orgasme worden ontraden, ook nadat een cerclage is geplaatst);
- als tijdens het derde trimester sprake is van bloeding, prematuur gebroken vliezen, of tekenen van dreigende premature partus;

- bij meerlingzwangerschappen zorgt ieder extra kind voor drie weken vroeger bevallen; er bestaat nog twijfel over nadelige beïnvloeding door coïtus of orgasme;
- als bij een voldragen zwangerschap de vliezen zijn gebroken of als de cervix al open staat; vaginale penetratie moet worden vermeden ter preventie van infectie; er is geen bezwaar tegen klaarkomen.

Vaak wordt de vraag gesteld of seks enig risico voor de partus met zich meebrengt (bij een ongestoorde zwangerschap). Enige decennia terug bestonden nogal wat controversiële gegevens over de effecten van coïtus en coïtusfrequentie op prematuriteit. Verschillende onderzoeken hebben echter aangetoond dat coïtus, ook in latere stadia van de zwangerschap, gepaard gaat met minder prematuriteit. Ook orgasme gaat gepaard met minder prematuriteit. Bij bepaalde groepen is er wel enig risico. Bij vrouwen die bepaalde vaginale micro-organismen bij zich dragen, gaat een hogere coïtusfrequentie gepaard met een grotere kans op premature partus. Uit de brede range aan seksuele activiteiten en houdingen ('standjes') bleek ook dat alleen de meest traditionele positie (de man boven) samenging met vaker vroegtijdig breken van de vliezen en meer premature partus.

Met al deze gegevens als uitgangspunt kan een preventief advies zijn dat seks, gemeenschap en orgasme geen kwaad kunnen, dat vaginale infecties vermeden dan wel behandeld moeten worden, en dat later in de zwangerschap de positie met de man boven beter kan worden vervangen door een positie waarbij er minder druk op de zwangere buik zal zijn.

11.8 Seks en de bevalling

Wat betreft de relatie tussen seks en bevalling, blijkt dat seks de partus in gang kan zetten. Dat gebeurt soms per ongeluk, soms met opzet. Het is niet exact bekend hoe groot die kans is en helaas is er ook weinig onderzoek naar gedaan. Het is echter waarschijnlijk wel duidelijk hoe seks dat proces beïnvloedt. Prostaglandine en oxytocine, de stoffen die de partus op gang brengen, komen ook vrij bij seks. Zo doet stimulatie van tepels en borsten oxytocine vrijkomen en datzelfde gebeurt bij een orgasme. Tijdens vaginale penetratie is sprake van dilatatie van de vagina, en ook daardoor komt oxytocine vrij (de fergusonreflex), terwijl prostaglandine uit de cervix wordt vrijgemaakt door het stoten van de penis tegen de cervix. Sperma is een rijke bron van prostaglandines en dat komt beschikbaar via vaginale of orale ejaculatie. Bovendien komt bij het orgasme de uterus in een sterke (tonische) contractie, waardoor de vliezen kunnen breken en de partus op gang komt. Toch zal in een gezonde zwangerschap de partus niet beginnen zolang de vrouw nog niet à terme is. Terwijl men lang bang is geweest voor de vermeende risico's van seks, blijkt nu dat er juist – zeker in de laatste fase van de zwangerschap – voordelen aan zitten. De kans op serotiniteit (over tijd zijn) is kleiner bij de vrouwen die doorgaan met coïtus.

Ook in latere fasen van de bevalling zelf kunnen aspecten van het seksuele repertoire een positief effect hebben. Het is bekend dat genitale stimulatie bij de vrouw de pijndrempel verhoogt. Dat gebeurt in elk geval al buiten de zwangerschap, dus dat speelt waarschijnlijk ook tijdens de bevalling. Uit antropologisch onderzoek is bekend dat het op verschillende plaatsen in de wereld de gewoonte is de bevallende vrouw genitaal te stimuleren (door zichzelf, de partner of de vroedvrouw).

Afhankelijk van factoren als de emotionele voorbereiding op het proces, de partnerrelatie, de plaats waar wordt bevallen en het verloop van de partus, kan het hele proces een zeer positieve ervaring worden, met bijna extase direct post partum. Maar de bevalling kan ook een negatieve of zelfs traumatische ervaring worden, met allerlei redenen voor teleurstelling. Oorzaken daarvoor zijn bijvoorbeeld de sekse van de baby, het uiterlijk van de baby, geen contact kunnen krijgen met de partner, en het 'niet normaal' of 'niet natuurlijk' kunnen zijn bevallen. Zo ervoer in Engeland 45% van de jonge moeders achteraf dat de bevalling erger was dan verwacht, en 31% was onverwacht geconfronteerd met medische interventies.

Daarbij speelt, afhankelijk van cultuur en opvoeding, de pijn een belangrijke rol. Met epidurale analgesie ervaart een vrouw meer gevoel van controle wat betreft de pijn, maar tegelijk ook minder controle wat betreft haar lijf. En daarnaast is er meer kans op een instrumentele bevalling. Pijn is ook een belangrijk thema voor de ondersteunende partner. De professionals uit de verloskundige zorg hebben geleerd hoe ze moeten omgaan met de pijn van anderen – zij kunnen zich daar op een bepaalde manier voor afsluiten. De meeste mannelijke partners kunnen dat niet en zij zijn dan ook opgelucht als epidurale analgesie de pijn van hun partner vermindert. Tegelijk echter ervaren ze daardoor minder betrokken te zijn bij het proces, omdat hun rol als coach tijdens de weeën en als steun om aan te moedigen overbodig lijkt gemaakt.

Terwijl nog niet zo lang geleden bevallen een zaak was die was toebedeeld aan uitsluitend vrouwen, zijn veel westerse partners nu aanwezig bij de bevalling. In het begin had de obstetrische staf daar moeite mee en werd de man meestal slechts gedoogd. Momenteel lijkt die houding bijna door te schieten naar de andere kant, waarbij de medici zich dusdanig opstellen dat de man zich (moreel) verplicht voelt om bij de partus aanwezig te zijn.

Vaders in verwachting zijn halverwege de zwangerschap al in stress; met een piek bij de partus. Die piek is hoger bij mannen die bij de partus aanwezig zijn. De hoogste stressniveaus werden gevonden bij mannen die zich gedwongen voelden de partus bij te wonen. Dit beeld geldt uiteraard niet voor alle relaties. Voor veel vrouwen is het een geruststelling als hun man erbij is. Als de vrouw het echter voor ondersteuning moet hebben van haar man alleen, dan zal een gestreste en uitgeputte man voor haar de ervaring eenzaam maken.

De partus kan overigens ook een eenzame ervaring zijn voor de man, met zijn angsten en gevoel van hulpeloosheid en overbodigheid, vooral als zijn vrouw zich voor hem afsluit. Dergelijke ervaringen beïnvloeden de band tussen de partners en dat kan hun latere seksleven negatief beïnvloeden. Toch bleek over het algemeen dat de aanwezigheid van de man bij de bevalling geen invloed had op hun seksuele leven nadien.

11.9 De periode direct na de bevalling

De verandering van zwanger naar bevallen (van circa twee dagen vóór tot een week na de bevalling) is een extreem proces. Vooral bij de eerste bevalling gaat dat proces gepaard met gigantische fysieke, sociale en existentiële veranderingen.

Voor alledrie – moeder, kind en partner – is dit een van hun belangrijkste *life events*. Het meemaken van de bevalling is tegelijk bedreigend, verwarrend en vol belofte. Beide partners doorlopen heftige emoties in momenten van schaamte, angst, trots, pijn, hulpeloosheid, machteloosheid, liefde, verbondenheid en verwijdering. Terwijl tijdens de zwangerschap de tweerelatie al langzaam verandert in een virtuele relatie van drie personen, ontstaat er nu plotseling een echte driehoek, met de bijbehorende verwarring tussen jaloezie en loyaliteit en met veranderde verantwoordelijkheden. Dit is een belangrijk aspect van de *transition to parenthood*.

Na de bevalling worden de professionals van de verloskundige zorg afgelost door familie en vrienden, die vaak de broodnodige rust verstoren en extra stress toevoegen aan de al flink verstoorde emoties van de jonge ouders.

Intussen vinden in het lichaam van de vrouw enorme fysiologische veranderingen plaats. De lichaamsvorm die in negen maanden tijd geleidelijk is uitgedijd, krimpt in de loop van een paar uren in. Zowel tijdens de partus als in de dagen daarna draait de circulatie op volle toeren. De vagina is extreem overrekt en bij schade is dit zeer intieme en gevoelige gebied ook nog eens chirurgisch belast en beschadigd. Na de krachttoer van het naar buiten persen van de baby dwars door de weerstand van de bekkenbodem heen, moet de baarmoeder krimpen van 1000-1500 gram naar ongeveer half dat gewicht in een week, en naar het normale gewicht van 75 gram in zes tot tien weken. Een deel van deze processen wordt bepaald door hormonale veranderingen. Zoals ook gebeurt met de borsten die melk moeten gaan produceren, terwijl sommige vrouwen juist hormonen krijgen om dat proces tegen te gaan. Het is niet verwonderlijk dat al die processen heftige emoties oproepen en dat daar min of meer ernstige ontsporing kan optreden. Drie soorten ontregeling, postpartumblues, postnatale depressie en puerperale psychose worden behandeld in het deel Obstetrie, hoofdstuk 6. De vierde ontregeling is de toename in huiselijk geweld.

Huiselijk geweld is een vorm van relatieprobleem, met fysieke, emotionele en seksuele aspecten en consequenties. Het beschadigt niet alleen in ernstige mate het welbevinden van beide partners, maar levert ook gevaar op voor de vrouw en de baby.

Vóór de zwangerschap komt huiselijk geweld voor bij 8-16% van de stellen; het komt voor in alle lagen van de bevolking, met de hoogste cijfers bij lage opleiding, bij armoede en in sommige etnische groepen. Tijdens de zwangerschap zelf komt huiselijk geweld minder voor. Als dat echter wel gebeurt, kan het de oorzaak zijn van miskraam, prematuriteit, laag geboortegewicht, intra-uteriene infectie en foetale dood. In sommige onderzoeken vond men geen afname van geweld in de zwangerschap, maar juist na de partus. In de meeste onderzoeken vindt men een toename van geweld in de postpartumperiode en dan gaat deze soms bovendien gepaard met fysieke of seksuele kindermishandeling. Bij Amerikaanse adolescenten vond men drie maanden post partum partnergeweld bij 21% van de stellen; na twee jaar was dat afgenomen tot 13%. Een deel daarvan heeft kennelijk te maken met de stress van de bevalling en de heftige verstoring van het evenwicht in de relatie. Van de vrouwen die geweld rapporteerden in de eerste drie maanden na de partus had 78% dat nog niet eerder meegemaakt. Het zal duidelijk zijn dat huiselijk geweld de seksuele relatie niet zal verbeteren. Het is niet onwaarschijnlijk dat een deel van dit geweld voortkomt uit het perspectief van de man, die vindt dat zijn vrouw onvoldoende ingaat op zijn seksuele wensen, waar hij in de zwangerschap kennelijk nog mee kon omgaan, maar niet meer als de baby is geboren.

11.10 Lactatie

Net als de genitale organen heeft de vrouwenborst meer dan één functie, en dat geldt ook voor lactatie. De borstklieren produceren melk voor de baby. De moedermelk levert naast voeding ook antilichamen en vermindert daarmee het risico van ziekte voor de baby. Bij meisjesbaby's vermindert het zelfs de kans om later borstkanker te krijgen. Kinderen die meer dan zes maanden volledig borstvoeding kregen, hadden minder longontsteking en middenoorontsteking dan de kinderen die minder of geen borstvoeding hadden gehad.

Borstvoeding geven heeft ook voor de moeder zelf extra gezondheidsvoordelen. Elk jaar dat de moeder borstvoeding geeft, vermindert het relatieve risico op borstkanker met 4,3%, naast een 7% risicovermindering voor elke voldragen zwangerschap. Elk jaar dat de moeder borstvoeding geeft, verlaagt ook de kans op het ontwikkelen van type-2-diabetes met 14-15%.

Een ander typisch verschijnsel van lactatie heeft te maken met feromonen. Dat zijn geurstoffen die men niet ruikt maar die – daardoor ongemerkt – toch invloed hebben op seksueel gedrag en voortplantingsgedrag. Bij lactatie komen feromonen vrij die het seksuele gedrag en de zin in seks van andere, niet-zwangere vrouwen positief beïnvloeden.

Door het zuigen aan de tepel komt vanuit de hypofyseachterkwab oxytocine in de bloedbaan. Oxytocine heeft meerdere functies. Het is nodig voor de *letdown reflex*, waardoor melk in de klierbuizen van de borst komt en de spiertjes rond die klieren de melk naar buiten stuwen. Oxytocine zorgt er ook voor dat de uterus contraheert, en in de eerste weken na de partus helpt het de uterus terugkeren naar het normale volume. Die contracties kunnen ervaren worden als (pijnlijke) krampen. Oxytocine heeft daarnaast een functie bij seks, want bij opwinding en klaarkomen stijgt de oxytocinespiegel in het bloed. In een onderzoek werd een aantal van die aspecten bekeken in een retrospectieve vragenlijst bij 153 vrouwen die borstvoeding hadden gegeven. Tijdens de borstvoeding had 34% een gevoel van seksuele opwinding ervaren, 71% had plezierige samentrekkingen in het gebied van hun baarmoeder en 8% had door de borstvoeding zelfs een orgasme gekregen.

Oxytocine kan ook de andere kant op werken. Bij het orgasme komt oxytocine vrij en bij de vrouw die zoogt kan een orgasme dan ook voor melkuitvloed zorgen. Sommige mannen vinden dat prachtig, anderen knappen erop af. Ook moeders reageren verschillend op die dubbele functie van de borst. Sommige vrouwen kunnen het voedende en erotische aspect uitstekend integreren, terwijl anderen erdoor in de war raken.

Er zijn ook negatieve langetermijneffecten van borstvoeding te onderscheiden. Borstvoeding zorgt voor verstoorde nachtrust en kan daardoor intense uitputting bij de vrouw veroorzaken. De partner kan deze taak immers niet overnemen. Bij borstvoeding horen hoge prolactinespiegels, die enerzijds zelf al leiden tot weinig seksuele interesse, maar ook verantwoordelijk zijn voor lage androgeenspiegels (waarbij minder seksuele interesse en sterke vermoeidheid horen) en lage oestrogeenspiegels (waardoor de vagina bijna atrofisch wordt met schraalheid en zelfs pijn bij gemeenschap).

Terwijl er geen duidelijke relatie is tussen het wel of niet geven van borstvoeding en seksualiteit, heeft de duur van borstvoeding wel degelijk effect. Vrouwen die langer borstvoeding geven doen er langer over voordat ze weer coïtus hebben, ze hebben minder seksuele belangstelling, meer last van pijn bij de coïtus en genieten er minder van. Dit geldt overigens niet voor alle vrouwen, want er is een groep die ook mét borstvoeding doorgaat met plezierige seks. Voor een deel van de moeders levert de (grotere) borst in de lactatieperiode geen extra erotische bijdrage aan het seksuele spel en seksuele plezier, terwijl dat voor de mannen doorgaans wél geldt.

Stoppen met borstvoeding heeft wat betreft seks verschillende positieve effecten. Twee weken na het stoppen is de vrouw al minder moe en wordt haar stemming beter. Na drie weken is er meer seksuele activiteit en na vier weken vaker coïtus. Er is dan echter nog geen effect op de snelheid en de mate van fysieke lichamelijke reactie van lubricatie en orgasme.

Borstvoeding is een uitstekende manier om de langetermijnband tussen moeder en kind te optimaliseren. Wat dat betreft is een bevinding uit antropologisch onderzoek vermeldenswaard. Prescott onderzocht de invloed van langdurig borstvoeding. Voor het kind is goede borstvoeding een stimulus voor de *pleasure systems* van het zich ontwikkelende brein. Moedermelk zou nodig zijn voor optimale ontwikkeling van het serotoninesysteem in de hersenen en zou daarmee de kans op depressie en suïcide verlagen. Prescott kon aantonen dat in 82% van de culturen met langdurige borstvoeding er weinig of geen suïcide en geweld voorkwamen.

11.11 Seksualiteit in het eerste jaar na de partus

Bij het grootste deel van de vrouwen daalt de seksuele activiteit direct na de partus bijna tot het nulniveau. Het duurt ongeveer een jaar voordat ze weer terug is op het seksuele niveau van vóór de zwangerschap. Fysiek herstel na de partus is een langzaam proces. In de eerste zes à acht weken post partum en ook tijdens de hele periode van borstvoeding is de fysiologische mogelijkheid tot seksuele opwinding verminderd, de vaginawand is dunner en het orgasme is minder intens. Zelfs zes tot twaalf maanden na de bevalling is de seksuele respons nog verlaagd bij 40-50% van de moeders. Dat geldt trouwens ook voor de jonge vaders, hoewel daar geen aanwijsbare fysieke verandering lijkt te hebben plaatsgevonden.

Die lage seksuele frequentie en behoefte bij vrouw en man lijkt een natuurlijk proces, maar zo wordt het door lang niet alle stellen ervaren. Als voor één (of voor beiden) seks wél belangrijk is, kan dat leiden tot seksuele problemen, met dyspareunie (pijn bij seks) als belangrijkste. Binnen drie maanden na de eerste partus had 83% van de vrouwen seksuele problemen ervaren en na zes maanden was dat teruggelopen naar 64%. Dat is overigens nog steeds 26% boven de 38% die in de periode vóór de zwangerschap seksuele problemen aangaf. Zes maanden na partus was 11% nog niet gestart met gemeenschap. Slechts 14% van de vrouwen en slechts 12% van de mannen gaf aan dat ze geen seksuele problemen hadden gehad na de partus!

Op lange termijn gaat de seksuele relatie bij minstens een derde van de stellen achteruit en seksuele problemen spelen het sterkst drie à vier jaar na de partus. In een van de weinige onderzoeken waar ook de man echt werd betrokken, vond men dat post partum meer mannen dan vrouwen geen interesse meer hadden in seks.

Sommige stellen hebben weer gemeenschap vóór de nacontrole na zes weken, terwijl anderen er nog maanden van afzien. In een Engels onderzoek begon 35% weer na die controle na zes weken met seks en met twaalf weken vond 70% van de vrouwen seks weer plezierig. Waarschijnlijk zijn beide ouders zo uitgeput in de eerste maanden, dat de frequentie afneemt, maar kennelijk geldt dat niet voor de kwaliteit of het plezier tijdens de keren dat er wél wordt gevrijd.

De belangrijke obstakels in deze periode zijn: afgenomen zin en pijn. Jonge moeders hebben verschillende vormen van pijn: gespannen borsten, pijnlijke baarmoedercontracties, pijnlijke littekens van keizersnee, episiotomie (inknipping) of ruptuur, een gevoelig perineum en een overrekte vulva. Er zijn ook nog andere factoren die seksualiteit negatief beïnvloeden. Het is nu moeilijker om opgewonden te worden, de slappere bekkenbodem zorgt voor een minder intens orgasme, en de ingang voelt anders, zelfs als eventuele littekens genezen zijn. Het duurt lang voordat de vrouw haar lichaam weer als van haarzelf ervaart. Dat kan haar gevoel van aantrekkelijkheid omlaaghalen met daardoor minder zin, maar soms juist ook méér zin. Seks betekent voor sommige vrouwen ook een manier om zich weer bevestigd te voelen als een aantrekkelijke en seksuele vrouw.

Door zwangerschap en partus komt meer dan de helft van alle moeders aan. Meestal normaliseert het gewicht binnen enige maanden na de partus, maar na een jaar weegt 7% van de vrouwen nog minstens 5 kg meer dan vóór de zwangerschap.

Kirsten von Sydow en haar collega's bestudeerden het seksuele gedrag van Duitse mannen en vrouwen in de periode rond de partus. Opvallend waren bijvoorbeeld de iets verminderde frequentie van niet-genitale tederheid en tongzoenen, een constante masturbatiefrequentie bij mannen, terwijl masturbatie bij vrouwen alleen tijdens de zwangerschap constant bleef, bij de partus helemaal stopte en dan na enige tijd weer heel geleidelijk terugkwam.

In de periode na de partus, als dus ook de zorg voor de baby veel aandacht vraagt, worden seksueel gedrag en seksuele gevoelens in sterke mate beïnvloed door fysieke veranderingen. Daarnaast bepalen ook de psychologische veranderingen hoe seksualiteit eruit gaat zien, met als belangrijke factoren de vrouwen- of mannenrol en identiteit. Drie maanden post partum of nadat de borstvoeding is gestopt, komt geleidelijk de seksuele 'potentie' weer terug. De fysiologische mogelijkheid tot opwinding komt helemaal terug, de vaginale atrofie verdwijnt en de intensiteit van het orgasme neemt weer toe. Ongeveer een kwart van de vrouwen geeft aan dat gemeenschap en orgasme beter zijn geworden na de zwangerschap, en daarmee intensivering van hun seksleven.

Het is mogelijk om bepaalde postpartale lichamelijke problemen en klachten vóór te zijn. Wat het perineum betreft, kan preventie worden begonnen met perineale massage vanaf minstens vier weken vóór de partus. Daarmee vermindert de kans op perineaal trauma en ook op perineale pijn. Na de partus helpen bekkenbodemoefeningen de pijn aan de ingang te verminderen en verlichten. Dat geeft betere circulatie, waardoor wonden sneller helen en de elasticiteit herstelt. De oppervlakkige schade herstelt sneller door de ingang met een zachte olie te masseren. De vulva kan zich dan ook weer instellen op (ofwel wennen aan) plezierige sensaties. Als een liefhebbende partner dat doet, is die massage ook goed voor de band tussen beiden. Als de vrouw zelf die zachte massage toepast heeft dat een ander voordeel. Als zij (vooral na medische interventies) het gevoel heeft dat dat gebied 'bezit is geworden van de dokter' kan ze met die zachte massage haar vulva weer eigen maken.

Bekkenbodemoefeningen helpen ook om een goede tonus van de bekkenbodem terug te krijgen. Van de moeders die deze oefeningen hadden gedaan ervoer 16% later slappe spieren, terwijl 30% van de vrouwen dat ervoer als ze niet hadden geoefend.

Vooral in het begin is ruim gebruik van een goed glijmiddel verstandig.
Een belangrijke manier om pijn te voorkomen is seks zonder penetratie. Dan moeten beide partners dat wel kunnen en willen, zonder gevoelens van seksuele stress of schaamte en zonder schuldgevoel. Paren die niet gewend zijn aan intieme solomasturbatie (dus met de partner erbij) of mutuele masturbatie (elkaar klaarmaken) moeten al vóór de partus overwegen of ze in zulke scenario's willen investeren.

11.12 Transition to parenthood

De geboorte is in elke cultuur een belangrijk overgangsritueel. Het hele proces zorgt doorgaans voor veel vreugde, maar gaat tegelijk gepaard met complicaties voor twee van de drie betrokkenen: de ouders. Bij deze mijlpaal in het leven van jonge ouders horen vérgaande positieve en negatieve veranderingen in hun levenspatroon, hun prioriteiten en hun relatie. Het is enerzijds de entree in de wereld van ouders, anderzijds afscheid van onafhankelijkheid en vrijheid – en ineens zijn zij niet meer de jongste generatie.

Bij de komst van het eerste kind wordt zowel de man als de vrouw overvallen door een alomvattend gevoel van verlies. Ondanks alle informatie die ze kregen via boeken, internet en zwangerschapsvoorlichting, en ondanks het intensieve contact met andere jonge ouders die dezelfde stadia (hebben) doorlopen, zijn mannen en vrouwen totaal onthutst over de existentiële veranderingen die zich in ieder van hen én in hun relatie voltrekken.

Vaak lijkt het erop dat het kind meer in plaats van de relatie komt dan dat het erbij komt. In het gunstige geval zal de aanwezigheid van de baby uiteindelijk leiden tot toename van intimiteit en verbondenheid, maar met pech kan dit de opstap worden naar depressie, langdurige stress, huiselijk geweld en relatieproblemen.

Juist in deze periode komen de verschillen tussen man en vrouw en de verschillende invulling van hun rollen (pijnlijk) duidelijk aan de oppervlakte. Mannen zijn kennelijk goed in staat om partnerschap en vaderschap uit elkaar te houden (zoals ze dat ook met andere dingen doorgaans goed kunnen). Veel vrouwen raken daarentegen in de knoop, niet alleen omdat het hen veel moeite kost om moederrol en partnerrol goed uit elkaar te houden, maar ook omdat ze vaak hun eigen identiteit kwijt zijn. Zowel fysiek als emotioneel heeft een vrouw eigenlijk een jaar nodig voordat ze haar identiteit als moeder heeft geconsolideerd en voor ze weer grip heeft op haar lichaam en haar leven. Dat is tevens een belangrijk argument om niet binnen een jaar weer zwanger te worden.

Wat betreft de relatie kan de geboorte als een ontkoppeling worden gezien. De baby is een nieuwkomer in het bestaande koppel. Er moet dus een nieuw evenwicht ontstaan (een drie-eenheid in plaats van een twee-eenheid). De aandacht die eerst naar elkaar ging zal nu verdeeld moeten worden binnen de driehoek met de baby als nummer drie – en vaak als nummer één. Voor relaties is drie echter een heel ongemakkelijk getal en de voormalige band tussen man en vrouw komt stevig onder druk te staan (nog versterkt door de intense vermoeidheid bij beiden).

Deze *transition to parenthood* wordt vaak gekarakteriseerd door polarisatie en aanscherpen van de man-vrouwverschillen en daarbij komen vaak vooral de negatieve aspecten van de verschillen bovendrijven. Zo raakt een deel van de mannen jaloers op de aandacht die zijn vrouw aan het kind geeft, terwijl de vrouw jaloers wordt op het feit dat de man 'zich kan terugtrekken' in de buitenwereld – dat wil dan vaak zeggen zijn werk – die op dit moment vaak als veel rustiger wordt gezien en ervaren dan de thuisomgeving. De communicatie gaat ernstig tekortschieten als de man geen uiting kan geven aan zijn gevoelens voor de baby die het middelpunt (of enige punt) is geworden in het leven van de vrouw en als de vrouw te uitgeput is om haar man nog te kunnen aanhoren. Afhankelijk van de mate van stabiliteit die ze voorheen hadden, komen veel stellen ergens terecht tussen goed genoeg omgaan met deze vermoeiende en problematische fase en volledig onderuitgaan als ouders en als koppel. In die laatste situaties blijkt dat het kind vaak huilt. Dit aspect verhoogt de onderlinge irritatie en kan een onderdeel worden van een vicieuze cirkel met problemen, scheiding of huiselijk geweld.

In onze westerse cultuur hebben we in feite nogal vreemde regels ontwikkeld rond het moederschap. We vinden dat de vrouw weer tamelijk snel terug moet gaan naar de gewone situatie, wat voor de werkende vrouw inhoudt dat ze na een periode van twee of drie maanden na de partus weer aan het werk gaat. Toch is zij fysiek nog lang niet op orde en mentaal is ze vooral gefocust op de baby. Veel vrouwen lijden aan slaaptekort en uitputting, een ongunstige situatie, zowel voor vrijen als voor de relatie als voor de werkkring.

Mannen hebben hun eigen problemen. Ook veel jonge vaders leven op de rand van uitputting, maar zij kunnen vaak op hun werk nog bijkomen van de stress thuis. Een deel van de mannen is jaloers op de aandacht die het kind krijgt en is vervolgens vol schaamte of verwarring over die jaloezie. De chaos die de baby van hun leven heeft gemaakt zorgt ervoor dat sommige mannen zich terugtrekken uit de drie-eenheid; zij vluchten als het ware de buitenwereld in. Daardoor ontstaat bij een deel van de vrouwen afgunst; zij kan dat immers niet. Bij een deel van de mannen leidt de uitputting en de seksuele 'afwezigheid' van hun vrouw tot seks met een ander.

Gelukkig is de situatie niet voor iedereen zo somber. Stellen die tijdens de zwangerschap seksueel actief waren en daarvan genoten, bleken vier maanden na de partus hun relatie beter te beoordelen wat betreft onderlinge tederheid en communicatie; drie jaar later ervoeren man en vrouw hun relatie als stabieler en minder negatief beïnvloed door de zwangerschap.

Als het seksuele plezier van vrouwen drie tot zes maanden na de partus wordt vergeleken met de fase vóór de zwangerschap zijn er geen eenvormige data te vinden. Meer dan de helft van de vrouwen geniet van de seksuele intimiteit in het eerste jaar post partum, 18-20% geniet daar gedeeltelijk van en 24-30% geniet er (nog) helemaal niet van. Bij jonge vaders worden ongeveer dezelfde cijfers gevonden.

Concluderend kan de overgang naar het ouderschap zeer stressvol zijn, maar ook heel bevredigend. De stress ontwikkelt zich doorgaans vooral tussen jonge ouders. Tussen 40-70% ervaart dat de kwaliteit van de relatie achteruitgaat (relatieconflicten nemen toe met een factor 9). Mannen en vrouwen vallen vaak terug op de typische traditionele geslachtsrollen, terwijl ze intussen kopje onder gaan door alles wat thuis en met de baby moet worden gedaan. Mannen trekken zich vooral terug in werk of hobby. De hoeveelheid erotische gesprekken en vrijages tussen man en vrouw dalen zeer sterk. Daarnaast is er een toename van vreugde en plezier rond de baby.

11.13 De rol van de verloskundige

Verloskundige zorg is een langdurig proces met frequente bezoeken en een tamelijk hechte band tussen de verloskundige professional en de vrouw. Dit contact vindt plaats in een periode met onzekerheden. Deze periode vormt daarmee in feite de ideale situatie voor voorlichting en preventie op het gebied van seksualiteit, intimiteit, relatie en ouderschap. De vraag is wat de gezondheidsvoorlichters en de verloskundige professionals daarmee doen. Uit onderzoek is gebleken dat tweederde van de jonge moeders zich niet kan herinneren of er ooit door de verloskundige professional iets was gezegd over seksualiteit in relatie rot de zwangerschap. Een kwart kreeg negatieve adviezen: vooral afzien van coïtale seks. Slechts één op de tien had iets gehoord over alternatieve coïtushoudingen en slechts bij 2% was iets aangeduid over niet-coïtale seks als alternatief voor gemeenschap. Geen enkele arts had gemeld dat tijdens de zwangerschap seks vaak beter kan worden.

Veel vrouwen hebben in deze periode vragen rond seksualiteit, maar er bleek een grote terughoudendheid te bestaan om daarover te praten met de arts. In niet-Nederlands onderzoek hadden de vrouwen die geen vragen hadden durven stellen aan hun gynaecoloog een beter seksleven gehad in deze periode dan vrouwen die wél vragen hadden gesteld (want die hadden vaak beperkingen meegekregen). Adviezen uit boeken, zwangerschapscursussen en via vriendinnen hadden echter vaker een positief effect gehad op seksuele interesse en plezier.

Van alle verschillende artsenberoepen zou je verwachten dat juist gynaecologen het meest begrijpen van intimiteit en orgasme, maar het lijkt erop dat hun advies over seks na de bevalling alleen maar gaat over gemeenschap. De standaardinformatie lijkt dan dat coïtus na de partus weer is toegestaan als het vloeien en de lochia zijn gestopt en (bij vrouwen zonder pil) als de echte menstruatie weer op gang is gekomen. Bij niet-zogende vrouwen is dat gemiddeld na zes tot negen weken. Als daarnaar wordt gevraagd bij de controle na zes weken blijkt slechts 17% zich te herinneren enig advies te hebben gehad.

Professionals uit de verloskunde moeten zich ook realiseren dat de moderne zwangerschapstechnologie emoties beïnvloedt. Zo kan echografie geruststellend zijn voor het ene paar, terwijl die procedure het andere paar juist onderuithaalt. Bij sommigen is de behoefte aan vrijelijk associëren over de baby groter dan aan weten hoe de werkelijkheid ligt.

Te veel onderzoek maakt sommige ouders angstig, en vergroot bij andere de kwetsbare illusie van de perfecte baby. Vrouwen en mannen reageren ook verschillend op dergelijke technische hulpmiddelen. Vooral bij de vrouw die de verbintenis met de baby als bijna magisch ervaart, kan echo-onderzoek een ongewenste indringing zijn en het kan haar gevoel van controle over haar lichaam verstoren. Voor de vrouw begint de baby meestal pas echt te leven als ze het kind voelt, terwijl dat bij de man vaak gebeurt als hij het kind op de echo ziet bewegen.

De verloskundige professional zou eigenlijk ook meer aandacht moeten besteden aan het signaleren van echtpaar- en gezinsproblemen. Deze levensfase gaat het meest met zorgen en problemen gepaard (door obstetrische schade, vermoeidheid, seksuele desinteresse, pijn bij het vrijen en man-vrouwverschillen) en in deze periode is het juist de obstetrische professional die contact heeft met het stel. Deze professionals zouden er daarom goed aan doen niet alleen alert te zijn op postnatale depressie, maar ook op relatieproblemen en huiselijk geweld. Bij veel stellen verloopt deze ontwikkelingsfase van hun relatie niet goed. Toch hebben velen er moeite mee om dat toe te geven en daar hulp voor te zoeken. Het is erg jammer als de verloskundige professionals dan ook nog eens extra barrières opwerpen in plaats van open te staan voor deze problemen. Dat lijkt een belangrijk thema voor de toekomstige moeder-en-kindzorg.

11.14 Samenvatting

- Seks is ook tijdens de zwangerschap niet gevaarlijk. In normale omstandigheden beschadigt het noch de zwangerschap, noch de baby.
- Bij zwangere vrouwen wordt zowel de interesse in seks als de coïtusactiviteit wat minder in het eerste trimester. Dit beeld laat in het tweede trimester een heel verschillend patroon zien. In het derde trimester dalen interesse in seks en de coïtusactiviteit sterk. De meeste stellen hebben geen gemeenschap in een periode van ongeveer twee maanden rond de bevalling. Na de partus zijn seksuele interesse en activiteit doorgaans minder dan vóór de zwangerschap. Relatief vaak is sprake van seksuele problemen.
- Seksualiteit verandert vaak tijdens de zwangerschap. In het eerste jaar na de bevalling is bij de vrouw niet alleen de seksuele behoefte verminderd, maar ook de behoefte aan intimiteit met de partner. Voor sommige paren verloopt de aanpassing aan de nieuwe situatie zonder al te veel moeite. Voor andere paren is deze periode de opstap naar relatieproblemen.
- Bij paren die in een latere fase van hun leven bij een seksuoloog of relatietherapeut terechtkomen, blijkt de oorzaak van de problemen vaak te liggen in de periode rond de eerste bevalling.
- Er zijn tussen vrouwen onderling opvallend grote verschillen in seksueel reactievermogen, orgasme, seksuele activiteit en seksueel plezier. Over de periode van het begin van de zwangerschap tot een jaar post partum zijn bij de individuele vrouw de niveaus van seksuele interesse en activiteit echter relatief constant. Uit deze grote intra-individuele stabiliteit lijkt wel een advies gerechtvaardigd over de beste preventie van seksuele problemen na het krijgen van een baby. Paren zouden al vóór de zwangerschap moeten werken aan en investeren in de seksuele aspecten van hun relatie.
- Het merendeel van de data uit dit hoofdstuk is gebaseerd op onderzoek onder de gemakkelijk te onderzoeken groepen (blank, heteroseksueel, middle class, westers, 'gewoon' gezin). Zo is bijvoorbeeld nog onvoldoende bekend over stellen tussen twee culturen, over seks bij lesbische 'stellen-in-verwachting' en over samengestelde gezinnen (waarbij één van de twee al kinderen heeft uit een eerdere relatie).
- Over de rol van mannen tijdens de zwangerschap is in feite nog weinig bekend. Het feit dat er sprake is van toegenomen mobiliteit van vrouwen in de fase van zwangerschap en dat zwangere vrouwen tegenwoordig minder kunnen terugvallen op vrouwelijke familieleden, is in dat kader interessant. Bovendien zijn de mannelijke rol en de mannelijke identiteit in het algemeen tegenwoordig sterk aan verandering onderhevig.

Literatuur

Forster C, Abraham S, Taylor A, et al. Psychological and sexual changes after the cessation of breast-feeding. Obstet Gynecol 1994;84:872-6.

Gianotten WL. De eerste zwangerschap en bevalling voor de man. In: Leysen B, redactie. (On)vruchtbaarheid psychosomatisch bekeken. Leuven/Amersfoort: Acco, 1990. p. 117-135.

Gianotten WL. Pregnancy and sexuality. In: Kuriansky J, Tepper MS, Owens AF, editors. Sex, love and psychology: Sexual health. Vol. 2, Physical foundations, Westport: Praeger, 2007. p.167-96.

Gianotten WL. Seksualiteit bij de partus en daarna. Tijdschrift voor Verloskundigen 1994;19:6-9.

Harrykissoon SD, Rickert VI, Wiemann CM. Prevalence and patterns of intimate partner violence among adolescent mothers during the postpartum period. Arch Pediatr Adolesc Med 2002;156:325-30.

Pacey S. Couples and the first baby: Responding to parents' sexual and relationship problems. Sexual Relationship Therapy 2004;19:223-46.

Prescott JW. Prevention or therapy and the politics of trust: Inspiring a new human agenda. Psychotherapy and Politics International 2005;3:194-211.

Raphael-Leff, J. Facilitators and regulators; participators and renouncers: Mothers' and fathers' orientations towards pregnancy and parenthood. J Psychosom Obstet Gynaecol 1985;4:169-84.

Von Sydow K, Ullmeyer M, Happ N. Sexual activity during pregnancy and after childbirth: Results from the Sexual Preferences Questionnaire. J Psychosom Obstet Gynaecol 2001;22:29-40.

Von Sydow K. Sexuality during pregnancy and after childbirth: A metacontent analysis of 59 studies. J Psychosom Res 1999;47:27-49.

12 Crisisinterventie in de obstetrie en gynaecologie: het ABC-schema

R. Göbel en M. Bakker

12.1 Inleiding

Om in acute situaties adequaat te kunnen handelen is het goed om volgens een vast stramien te werken. Het ABC-schema (later uitgebreid met D en E) is een werkwijze die kan helpen bij het systematisch benaderen van een acute, levensbedreigende situatie.
- A *airway*: ademweg;
- B *breathing*: ademhaling en ventilatie;
- C *circulation*: circulatie;
- D *disability and neurological status*: beperkingen en bewustzijn (neurologische status);
- E *exposure*: blootstelling aan omgeving en temperatuur.

Deze methodiek die vanuit de spoedeisende hulp is overgenomen blijkt ook binnen de O&G-setting van groot nut te zijn. Vanuit deze ontwikkeling is specifiek voor de gynaecologen de MOET-training ontwikkeld (*managing obstetric emergencies and trauma*). Voor verpleegkundigen bestaat de NLS (*newborn life support*) die eenzelfde benadering heeft. Binnen de opleidingen wordt de ontwikkeling van vitalefunctiekunde en het klinisch redeneren gezien als methodiek om te komen tot systematische benadering van problematiek.

In dit onderdeel zullen we kort stilstaan bij een aantal relevante items voor de O&G-setting. Zowel de systematiek als specifieke observatie en beoordeling van verschillende functies als de specifieke situaties binnen de O&G-zorg zullen aan bod komen. Naast de zorg voor de volwassene (zie ook paragraaf 13.6), worden ook de foetale bewaking en de reanimatie van de pasgeborene (zie ook paragraaf 15.5) behandeld.

Voor uitgebreide informatie over de ABC-benadering wordt aangeraden studiemateriaal van de MOET- en NLS-cursus te bestuderen of materiaal uit de spoedeisende hulp.

In dit hoofdstuk komen A (Ademweg) en B (Ademhaling en Ventilatie) aan de orde; C (Circulatie) specifieker in hoofdstuk 13.

12.2 Systematische benadering van de totale zorgsituatie

Dit is een methodiek waarbij op een systematische wijze de verschillende vitale functies beoordeeld kunnen worden. Deze vitale functies zijn noodzakelijk om te kunnen leven. Ze worden behandeld in volgorde van noodzakelijkheid. Als sprake is van een zwangere zorgvrager zal het welzijn van de zwangere voorop staan, gevolgd door het welzijn van de foetus. Het ABC-schema vormt op zich weer een onderdeel in de systematische benadering van de totale zorgsituatie. Hierin zijn de volgende fasen te onderscheiden:

- **Primary survey** Het in kaart brengen van levensbedreigende problemen met als leidraad het ABC(DE)-schema.
- **Resuscitation** Verleen eerste hulp en behandel de aangetroffen problemen in volgorde van het ABC. Dit onderdeel verloopt simultaan met de primary survey. Er kan pas worden doorgegaan met een volgend onderdeel van het ABC-schema als het eerdere probleem een adequate behandeling heeft gekregen.
- **Assessment of fetal wellbeing and viability** Observeer de foetale conditie (CTG, echo). Observeer verlies van vruchtwater of vaginaal bloedverlies. Afhankelijk van de maternale behandeling zal de arts de mogelijkheden en kansen voor de foetus bekijken en aan de hand hiervan het beleid voor de foetus bepalen (bevalling, afwachten).
- **Secondary survey** Compleet lichamelijk onderzoek, aanvullende diagnostiek (lab, onderzoek et cetera).
- **Definitive care** Uiteindelijke specifieke behandeling en management van de situatie.

Per onderdeel zal in de ABCDE-volgorde het functioneren worden geëvalueerd. Het is een doorlopend proces, dat na het doorlopen geëvalueerd zal worden en weer opnieuw zal starten. De herhaling zorgt naast evaluatie ook voor een continue beoordeling van de functies. Voor de pasgeborene bestaat een aparte benadering en invulling van het ABC-schema; deze wordt behandeld in het deel Obstetrie, hoofdstuk 7. De roep om hulp is een belangrijk onderdeel van de benadering van acute situaties: hij zorgt voor deskundige en adequate hulpverlening; bij afwezigheid van een gynaecoloog kan dat een reanimatieteam zijn. Het reanimatieteam kan niet alleen dan worden opgeroepen, maar zeker ook wanneer ondersteuning nodig is bij een levensbedreigende situatie. Het is van belang om de juiste deskundigen in te zetten bij de uitvoering of de regie.

Omdat acute levensbedreigende situaties niet vaak voorkomen, is het moeilijk om ervaring op te bouwen in de uitvoering van ABC-taken. Toch is het van levensbelang dat de hulpverlener deze beheerst en weet hoe te handelen om een reanimatie tot een goed einde te brengen. Het oefenen van ABC-vaardigheden tijdens een simulatietraining blijkt een goede manier om kennis en vaardigheden te testen. Veel klinieken organiseren multidisciplinaire calamiteitentrainingen (casustraining).

12.3 Ademweg

Is de ademweg vrij?

12.3.1 *Kijk!*

Kijk in de mond en keelholte en verwijder zichtbaar materiaal dat de ademweg kan belemmeren.

12.3.2 Luister!

Een vrije, onbelemmerde ademweg geeft een onhoorbare ademhaling. Een gedeeltelijke obstructie van de hoge ademwegen geeft een goed hoorbaar hoog geluid bij uitademing.
Een gedeeltelijke obstructie van de lage ademwegen geeft een laag, brommend geluid bij uitademing. Een volledige obstructie van de ademweg geeft geen geluid.
Verdachte ademgeluiden zijn:
- gorgelen: bij corpus alienum, bloed, slijm, braaksel et cetera;
- gieren: bronchospasme, pseudokroep;
- stridor: laryngospasme, glottisoedeem, epiglottitis;
- snurken; verslapping en verzakking van de tong.

Situaties waarin verdachte ademgeluiden gehoord kunnen worden:
- bewusteloosheid;
- diepe slaap (snurken);
- oedeem in de ademweg;
- na braken;
- bloeding waarbij bloed in de mond/keelholte is gekomen.

12.3.3 Voel en kijk!

Beoordeel of er thoraxexcursies (adembewegingen) aanwezig zijn en of deze symmetrisch (beiderzijds), synchroon en onopvallend zijn. Bij een vrije ademweg zullen er ook thoraxexcursies zijn. De thoraxexcursies zijn het beste te observeren aan de flanken van de thorax. Normaal zijn de excursies onopvallend en onhoorbaar; ze zullen dus alleen opvallen bij gerichte observatie.
Als er sprake is van een gedeeltelijke of volledige obstructie zal het opvallen dat er sprake is van intrekkingen (supraclaviculair en intercostaal).
Na het vrijmaken van de ademweg is het van belang deze vrij te houden en dus te stabiliseren. Het toepassen van *chin lift* of *jaw thrust* kan bijdragen aan deze stabilisatie. Het gebruik van een orofaryngeale tube (mayotube) kan ook helpen bij het stabiliseren van de ademweg en maakt weer handen vrij. De juiste maat wordt bepaald door vanaf het midden van de lip de tube langs de wang/kaak te leggen. De tube moet reiken tot aan het begin van de kaak/kaakhoek. Als het

Figuur 12.1 Goedelcanule in verschillende maten.

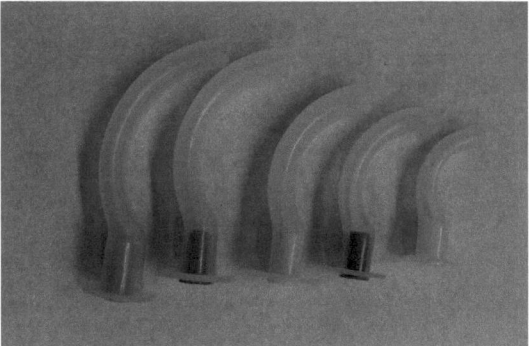

Figuur 12.2 Het inbrengen van een orofaryngeale tube bij een volwassene.

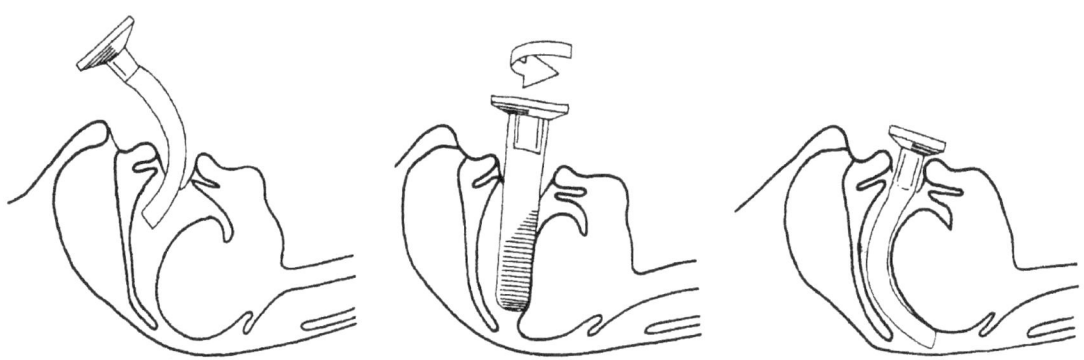

inbrengen van de orofaryngeale tube niet mogelijk is vanwege problemen met mond/kaak (aangezichtsletsel) dan kan men ook een nasofaryngeale tube door de neus inbrengen.

12.4 Ademhaling

12.4.1 Ademfrequentie

Een normale ademhaling heeft een frequentie van 12-14 per minuut. De regulering van de ademhaling wordt door impulsen vanuit het ademhalingscentrum gestuurd. De zuurgraad en de CO_2-spanning van het bloed vormen bepalende factoren voor deademprikkel.

Zowel een tachypneu (versnelde ademhalingsfrequentie) als een bradypneu (vertraagde ademhalingsfrequentie) kan het gevolg zijn van een verstoorde pH of CO_2-spanning. Een lage pH en (of) een verhoogde CO_2-spanning geven bijvoorbeeld een tachypneu. De ademhaling zorgt zowel voor de aanvoer van zuurstof als het afblazen van het CO_2.

Een tachypneu wordt onder andere gezien bij:
- inspanning;
- hoge koorts;
- longoedeem;
- stress;
- hyperventilatie (psychogeen);
- anemie;
- metabole acidose door onder andere shock, hyperglykemie.

Een bradypneu wordt onder andere gezien bij:
- metabole alkalose;
- cerebrale inklemming;
- medicijnintoxicatie, opiaten.

12.4.2 Thoraxexcursies

Naast het bepalen van de ademfrequentie vormen ook hier de thoraxexcursies een belangrijke observatie om de ademhaling en ventilatie te beoordelen. De wijze van beoordeling van de thoraxexcursies is hetzelfde als bij het onderdeel De ademweg (zie paragraaf 12.3).
Afwijkende observaties van de thorax zijn de volgende.
- Oppervlakkige thoraxexcursies:
  - metabole alkalose;
  - cerebrale inklemming;
  - medicijnintoxicatie, barbituraten en opiaten;
  - diepe rust/ontspanning.
- Diepe thoraxexcursies:
  - hyperventilatie (metabool of psychogeen);
  - verhoogde ademarbeid.
- Enkelzijdige thoraxexcursies:
  - pneumothorax;
  - ribfractuur;
  - zijligging.

Verdere observaties aan de ademhaling zijn:
- ademgeruis (hoorbaar met stethoscoop), onder andere hoorbaar als crepitatie in geval van longoedeem bij bijvoorbeeld ernstige pre-eclampsie;
- ademarbeid, bij een toegenomen ademarbeid wordt gebruikgemaakt van hulpademhalingsspieren en zullen de neusvleugels intrekkingen vertonen. Een groot gevaar van toegenomen ademarbeid is de kans op uitputting, waardoor als extreme complicatie respiratoire insufficiëntie of ademstilstand kan ontstaan. Bij een longembolie is het kenmerkend dat de adembeweging gepaard gaat met pijn;
- ademhalingspatroon, ook dit wordt geregeld vanuit het ademcentrum en kan verstoord raken door centrale problemen als neurologische problematiek (laesies, bloedingen, contusio cerebri (hersenkneuzing), chronisch zuurstoftekort).

12.4.3 Perifere saturatie

De effecten van de ademhaling kunnen tot uiting komen in de saturatie van het lichaam. Een manier om dit inzichtelijk te maken is de perifere saturatiemeting. Naast het effect van de ademhaling kan ook het transport (de circulatie) een factor zijn die de saturatie beïnvloedt.
Met behulp van een percutane saturatiemeter kan men de Hb-saturatie en de hartfrequentie meten en de perifere perfusie bewaken. Normaal is sprake van een saturatie (SpO_2) van > 95%.
Om deze bewakingsmethode te gebruiken mag de plek van meting niet op zichzelf een perfusieprobleem hebben, want hierdoor zou de meting onbetrouwbaar worden. Ernstige oedemen aan de handen kunnen een belemmering vormen voor een correcte meting; het is dan raadzaam een alternatieve plek te kiezen, zoals de oorlel.

Het is belangrijk zich te realiseren dat zowel het Hb-gehalte als de kwaliteit van het Hb van invloed kan zijn op de meting. Een laag Hb kan een saturatie hebben van > 95%, en zo ook kunnen sikkelcel en HbCO (carboxyhemoglobine) valse hoge waarden geven.

De reactiesnelheid van de meter kan achterlopen op een daadwerkelijke saturatiedaling (circa twee minuten na apneu).

Bij een onvoldoende functionerende ademhaling kan hypoxie/centrale cyanose ontstaan. Deze situatie kan levensbedreigend zijn en moet adequaat worden behandeld. De behandeling is afhankelijk van de oorzaak van de hypoxie (ademweg, ademhaling, ademprikkel, ademarbeid, distributie, diffusie of perfusie). Naast hypoxie kan ook hypercarbie (verhoogde CO_2-spanning in het bloed) of hypocarbie (verlaagde CO_2-spanning in het bloed) ontstaan. Elke oorzaak vraagt om een geëigende aanpak. In geval van ernstige verstoring van de ademhaling zal overplaatsing naar de ic-afdeling (intensive care) noodzakelijk zijn.

12.5 Gevolgen van ademhalingsproblemen

12.5.1 *Zuurstof*

HYPOXIE

Hypoxie wordt veroorzaakt door een tekort aan zuurstof in het bloed. Zowel de zuurstofspanning (pO_2) als de zuurstofsaturatie (SO_2) in het bloed is een belangrijke parameter. De pO_2 is een maat voor (het kleine beetje) zuurstof dat in het plasma is opgelost. De SO_2 geeft het percentage hemoglobine dat verzadigd is met zuurstof. Zuurstofspanning en zuurstofsaturatie kunnen niet los van elkaar worden gezien. In de kliniek is van belang dat bij de referentiewaarden van de pO_2 (70-100 mmHg) de saturatie i.p. (intraperitoneaal) voldoende is (95%-100%). In geval van respiratoir disfunctioneren met hypoxie daalt eerst de zuurstofspanning, maar zal de zuurstofsaturatie niet gelijkmatig meedalen. Als de pO_2 beneden de kritische waarde van 70 mmHg komt, zal de saturatie plotseling erg snel dalen. Wees er alert op dat pulse-oximeters alleen de SpO_2 kunnen meten. Respiratoire problemen als gevolg van een probleem met ademprikkel, ademarbeid of distributie komen eerst tot uiting door CO_2-retentie. Pas bij forse hypercarbie is ook hypoxie te zien. Geïsoleerde hypoxie – dat wil zeggen zonder CO_2-retentie – is typisch voor een diffusiestoornis als gevolg van longoedeem.

CYANOSE

Cyanose is de blauwverkleuring van het bloed die zichtbaar is in de huid als minimaal 3 mmol/l hemoglobine niet met zuurstof is gesatureerd. Dit betekent dat wanneer de cyanose zichtbaar wordt, de saturatie < 70% is bij iemand met een Hb van 9 mmol/l. Bij een Hb van 6 mmol/l is dit pas zichtbaar als de saturatie < 50% is.

COMPENSATIEMECHANISMEN

De compensatiemechanismen van de ademhaling zijn vooral gericht op een toename van de ademarbeid:
- verhoging van de ademfrequentie (effect = de ventilatie neemt toe);
- stijging van het ademvolume, onder andere door hulpademhalingsspieren (effect = de ventilatie neemt toe);

- toename van de distributie van lucht (bronchodilatatie) naar de alveoli (effect = de ventilatie neemt toe);
- Hb-verhoging (op langere termijn);
- de circulatie neemt toe door tachycardie en hypertensie (effect = de perfusie neemt toe).

GROTERE ZUURSTOFEXTRACTIE

De circulatie van bloed zal in geval van een calamiteit toenemen. Er is dus een tachycardie en een hypertensie te verwachten. Het gevolg van zowel hypoxie als hypercarbie is een vasodilatatie. Hypocarbie leidt wel tot vasoconstrictie. Naast de functionele componenten van de ademhaling en de circulatie spelen ook andere systemen een compenserende rol bij problemen met de gaswisseling. De nieren bijvoorbeeld kunnen door de productie van bicarbonaat vrij zuur neutraliseren. De zuurgraad van het bloed blijft, zolang dit systeem sufficiënt is, tussen 7.35 en 7.45. Het zuur kan dus worden gebufferd. Het constant houden van de zuurgraad van het bloed is van groot belang. De meeste enzymsystemen, vele hormonen (onder andere catecholaminen) werken slecht in een te zuur of te basisch milieu.

Hypoxie is te herkennen aan:
- ademfrequentie: eerst verhoogd, later bradypneu door uitputting;
- activiteit hulpademhalingsspieren: compensatie door middel van ventilatie;
- perifere vasodilatatie/cyanose: aanwezig/de kleur van het bloed is blauw;
- centrale cyanose (tong): in later stadium aanwezig;
- hartfrequentie: eerst tachycardie, later bradycardie/compensatoire circulatie;
- arteriële bloeddruk: eerst compensatoire stijging, later hypotensie door coronaire ischemie;
- patiëntengedrag: rusteloosheid, gevolgd door desoriëntatie en/of coma;
- pO_2/zuurstofspanning in het bloed: < 75 mmHg;
- SpO_2: < 95%.

Naast het vaststellen van de hypoxie is het belangrijk om te kijken wat voor soort hypoxie het betreft; daardoor kan de behandeling gericht plaatsvinden. Hieronder worden de soorten hypoxie besproken: hypoxemie, anemie, ischemie, diffusiehypoxie en cytotoxische hypoxie.

HYPOXEMIE

Hypoxemie is een te lage zuurstofspanning (pO_2) in het bloed door ventilatiestoornis, dit als een gevolg van neurogene of myogene oorzaak. Ook kan de distributie van zuurstof (in de alveoli) een hypoxemie geven. Mogelijke oorzaken:
- te lage zuurstofspanning in de atmosfeer, bijvoorbeeld op grote hoogte in de bergen;
- ongevoeligheid van het ademhalingscentrum, bijvoorbeeld door het gebruik van anesthetica, analgetica, hypnotica, sedativa;
- ademhalingsmusculatuur is aangetast, bijvoorbeeld door het gebruik van spierrelaxantia, pijn, chirurgie, ribfractuur;
- ventilatie/perfusiestoornissen, bijvoorbeeld door embolie, atelectase, verlaagde pulmonale bloeddruk, shunt;
- obstructie van de ademweg, bijvoorbeeld door slijm, vocht, bloed, maaginhoud, astma, emfyseem, laryngo- of bronchospasme.

ANEMIE
De hoeveelheid zuurstof die het bloed kan vervoeren is direct afhankelijk van de hoeveelheid hemoglobine. Als, om welke reden dan ook, het Hb-gehalte dat zuurstof kan vervoeren te laag wordt, is er sprake van een anemische hypoxie. Mogelijke oorzaken:
- een absoluut erytrocytentekort - bij: bloedverlies (snel en langzaam), een verminderde aanmaak;
- een relatief hemoglobinetekort - bij: de situatie dat het Hb al bezet is door koolmonoxide;
- omvorming tot methemoglobine door bepaalde geneesmiddelen;
- sikkelcelhemoglobine - bij: vorm- en functieverlies van de hemoglobine met trombusvorming.

ISCHEMIE
De toevoer van O_2 naar de weefsels is te laag, doordat de doorbloeding van het weefsel onvoldoende is. Mogelijke oorzaken:
- daling van de perfusiedruk (de gemiddelde arteriële druk, MAP), door hypovolemie; cardiogene, obstructieve of distributieve shock;
- daling van de lokale bloedflow, door te hoge omgevingsdruk (decubitus en tourniquet);
- trombus, wond, (over)dosering van vasoactieve middelen.

DIFFUSIEHYPOXIE
Als de pO_2 te laag is doordat de diffusie van zuurstof over de alveolocapillaire membraan wordt bemoeilijkt door de aanwezigheid van water, dan is sprake van een te lange diffusieweg. Tevens kunnen ongunstige concentratieverschillen zorgen voor verdringing. Mogelijke oorzaken:
- te lange diffusieweg, door longoedeem, pneumonie;
- ongunstig concentratieverschil, bij lachgasdiffusie uit het veneuze bloed dat terugstroomt naar de alveolus, waar het zuurstof verdringt.

CYTOTOXISCHE HYPOXIE
Er komt voldoende O_2 in de cel, maar de verbranding staat stil door vergiftiging. Mogelijke oorzaak:
- inademing van celtoxische stoffen, bijvoorbeeld blauwzuur (waterstofcyanide).

12.5.2 Koolzuur

HYPERCARBIE
Hypercarbie is een CO_2-spanning in het bloed die hoger is dan 50 mmHg en die het gevolg is van een hoog metabolisme, een circulatieprobleem of onvoldoende ventilatie.
Hypercarbie als gevolg van hypoventilatie wordt veroorzaakt door:
- depressie van het ademcentrum;
- obstructie van de ademweg;
- pneumothorax;
- spierverslapping;
- artificieel door onderbeademing.

Hypercarbie is te herkennen aan:
- ademfrequentie (AF): meestal verhoogd ter compensatie; bij een lage AF is het de oorzaak zelf;
- ademteugvolume: meestal verhoogd ter compensatie; bij een laag volume is het de oorzaak zelf;
- hartfrequentie: verhoogd;
- arteriële bloeddruk: verhoogd;
- perifere vasodilatatie: zweten, warme huid: aanwezig;
- cerebrale dilatatie: hoofdpijn: aanwezig;
- patiëntengedrag: euforie, agitatie, met mogelijk gevolg desoriëntatie en coma.

HYPOCARBIE

Hypocarbie is een CO_2-spanning in het bloed die lager is dan 35 mmHg en die het directe gevolg is van:
- een laag metabolisme;
- te lage pulmonale perfusie;
- overmatige ventilatie.

Hypocarbie is te herkennen aan:
- ademfrequentie: verhoogd;
- ademteugvolume: verhoogd;
- hartfrequentie: verhoogd;
- arteriële bloeddruk: verhoogd;
- perifere vasoconstrictie: aanwezig;
- cerebrale constrictie/duizeligheid: aanwezig;
- patiëntengedrag: paniekerig, angstig (dit kan ook oorzaak zijn).

Hypocarbie als gevolg van hyperventilatie wordt veroorzaakt door:
- psychogeen: angst, boosheid, intense pijn;
- metabole acidose/shock;
- artificieel door overbeademing;
- zuurstofgebrek bij lichte pneumonie, emfyseem, astma.

Literatuur

Bakker M. Reader vitale functiekunde, Amsterdam: Amstel Academie, 2004.
Johanson RB, Cox C, O'Donnell E, et al., Managing obstetric emergencies and trauma: The MOET-course manual. London: RCOG press, 2003.
Resuscitation at birth, Newborn lifesupport provider course manual. London: Resuscitation council (UK), 2006.

13 Circulatieproblemen

F. Weiland en J.J. Duvekot

13.1 Inleiding

Shock wordt gekenmerkt door een insufficiënte circulatie, waardoor onvoldoende weefselperfusie ontstaat die onherroepelijk zal leiden tot hypoxie op weefselniveau. Als een behandeling niet op tijd wordt ingezet zal dit leiden tot een irreversibele weefselbeschadiging. Deze definitie is van toepassing op elke vorm van shock, ongeacht de onderliggende oorzaak.

Shock, als gevolg van haemorrhagia post partum, is een relatief frequente en veelal onverwachte complicatie van de baring, met een aanzienlijk risico van maternale morbiditeit. Dit is aldus een situatie waarmee de barende en het personeel op de verloskamers te maken kunnen krijgen. Om inzicht te krijgen in de (patho)fysiologie van (circulatoire) shock en om van daaruit een optimale behandeling te kunnen bewerkstelligen, is het noodzakelijk de specifieke hemodynamische afwijkingen te onderkennen die ten grondslag liggen aan de verschillende vormen van (circulatoire) shock. Met de zogenoemde a.pulmonaliskatheter, ofwel de swan-ganzkatheter, is het mogelijk om de centraalveneuze druk (CVD), cardiac output, druk in de a.pulmonalis, vaatweerstanden, zuurstoftransport en zuurstofconsumptie te berekenen.

Door het in beeld brengen van deze parameters is een verdieping in de kennis van de (patho)fysiologie van (circulatoire) shock mogelijk geworden. Het is dus van belang om de referentiewaarden van drukbewaking te weten en wat dit betekent voor de overige parameters.

Omdat het niet altijd mogelijk is om de barende met een swan-ganzkatheter te bewaken, is het van belang om met behulp van andere parameters een toch zo volledig mogelijk beeld te verkrijgen. Op deze manier is het mogelijk om een kritische afname van de weefselperfusie, een stoornis bij het optreden van (circulatoire) shock, aan te tonen.

In dit onderdeel wordt uitleg gegeven over circulatie en over wat onder shock wordt verstaan. Een adequate weefselperfusie vereist dat een vijftal onderdelen van het cardiovasculaire systeem op geïntegreerde wijze met elkaar samenwerkt. Deze vijf onderdelen die uiteindelijk een goede weefselperfusie bewerkstelligen, zijn het bloedvolume, het hart, het arteriële vaatbed, het capillaire vaatbed en het veneuze systeem. Begrippen als preload, contractiliteit en afterload worden uitgelegd. De plaats waar de verschillende parameters zich bevinden in de circulatie en de referentiewaarden worden benoemd. Ook behandelt dit onderdeel typeringen van shock (hypovolemisch, cardiogeen, obstructief en distributief) en de celfunctie en het zuurstoftransport.

13.2 Haemorrhagia post partum

Haemorrhagia post partum is een relatief frequente en veelal onverwachte complicatie van de baring met een aanzienlijk risico van maternale morbiditeit. Onder haemorrhagia post partum (HPP) wordt een hoeveelheid bloedverlies van meer dan 1000 ml/24 uur verstaan. Deze mate van bloedverlies komt bij ongeveer 5% van de bevallingen voor.

Veelal wordt de mate van bloedverlies te laag geschat. De diagnose HPP is primair gebaseerd op de schatting en het oordeel van de arts. Het wegen van verbanden en van opgevangen bloed draagt bij aan een nauwkeuriger schatting. Bij barenden met een klein circulerend volume, zoals bij ernstige (pre) eclampsie, kan een hoeveelheid bloedverlies van 500 à 1000 ml al klinische betekenis hebben.

HPP wordt verdeeld in 'vroege' en 'late' hemorragie. De vroege HPP treedt op tijdens de eerste 24 uur na de bevalling. De late vorm (bloeding in het kraambed) treedt op na 24 uur, maar binnen zes weken na de bevalling.

Oorzaken van vroege haemorrhagia post partum kunnen zijn:
- uterusatonie;
- placentarest;
- ruptuur/laceratie van cervix, vagina en vulva; bloedingen achterwand vagina; vagale prikkeling;
- uterusruptuur;
- inversio uteri;
- stollingsstoornis.

Bij patiënten met een verhoogd risico van HPP is het belangrijk een intraveneuze toegangsweg (het liefst twee) aan te leggen. Een belangrijke maatregel voor de preventie van excessief bloedverlies is het actief leiden van het nageboortetijdperk, waarvan is aangetoond dat het bloedverlies er aanzienlijk door vermindert. Aspecten hierbij zijn de *controlled cord traction*, dit is de placenta geboren laten worden door zachtjes aan de navelstreng te trekken en druk op de buik uit te oefenen, en toediening van oxytocine.

CONSERVATIEVE BEHANDELING
De volgorde van handelen is hierbij:
- uterusmassage;
- blaaskatheterisatie;
- controle van placenta op compleetheid;
- toediening van uterotonica;
- inspectie van vulva, vaginawand en cervix;
- natasten;
- controle van stollingsfactoren.

MEDICAMENTEUZE BEHANDELING
Oxytocine, sulproston, methylergometrine en prostaglandineanalogen zijn geschikt voor de behandeling van HPP als gevolg van uterusatonie. Bij shock is het doorgaans beter medicamenten intraveneus toe te dienen vanwege de slechte perifere doorbloeding.

Bij voorkeur wordt gestart met toediening van oxytocine, sulproston, en bij onvoldoende resultaat gevolgd door methergine en/of prostaglandineanalogen.

13.3 Fysiologie van de circulatie

De circulatie is samen met de ademhaling een onmisbare functie om het lichaam te laten functioneren. De taak van de circulatie is door middel van spierarbeid van het hart bloed rond te pompen van en naar de weefsels en organen. De cir-

culatie moet zich voortdurend aanpassen aan de volgende drie variabele metabole factoren:
- de activiteitenfactor (bijvoorbeeld de activiteiten van de skeletspieren);
- de stressfactor (bijvoorbeeld infectie, trauma, ziekte en dergelijke);
- de lichaamstemperatuur (bijvoorbeeld koorts, onderkoeling).

Zowel in de grote als de kleine circulatie zijn er drie sterk van elkaar afhankelijke processen te onderscheiden:
- volumeaanbod (preload);
- pomp (contractiliteit);
- distributie/perfusie (afterload).

De hersenstam reguleert de circulatie. De circulatie als geheel is een gesloten systeem. De circulatie is volledig gevuld met een vloeistof, en vloeistoffen zijn niet samendrukbaar. Een pomp die via een buis tegen een weerstand in pompt, levert een wandspanning (druk) op. Door drukverschil tussen de uiteinden van het buizensysteem ontstaat flow. Het pompen van bloed naar de organen wordt in porties gedaan; dit heet het slagvolume. Het slagvolume is onder normale omstandigheden ongeveer 70 ml. Dit slagvolume vermenigvuldigd met een hartfrequentie van ongeveer 70 per minuut geeft het hartminuutvolume, de cardiac output (CO) in liters per minuut.

Een volwassen persoon heeft in rust een cardiac output van ongeveer vijf liter per minuut. De cardiac output kan sterk wisselen en dit is afhankelijk van de prestatie die op dat moment wordt verricht. Bij een topprestatie kan de cardiac output oplopen tot veertig liter per minuut. Het slagvolume en de hartfrequentie zullen in deze situatie verdrievoudigen.

Het hart pompt per slag een hoeveelheid bloed uit. De hoogte van de cardiac output is afhankelijk van een groot aantal factoren. Eén van deze factoren is de wandspanning van het ventrikel (einddiastolisch volume) vlak voor systole (preload). Is de preload te laag dan zal dit tot shock kunnen leiden.

De afterload is een maat voor de uitstroom van de ventrikels en wordt vooral bepaald door de systemische vaatweerstand waar het hart tegenin pompt. Een hoge systemische vaatweerstand of perifere weerstand (dus een hoge afterload), beperkt de grootte van het slagvolume en daarmee de grootte van de cardiac output. Een daling van de afterload zal leiden tot een stijging van het slagvolume en daarmee van de cardiac output.

Bij een normale cardiac output en een normale systeemweerstand hoort een normale arteriële bloeddruk. Als de weerstand lager wordt door een hoge mate van vasodilatatie (bijvoorbeeld bij zware lichamelijke inspanning) dan zou als gevolg daarvan ook de druk in het centrale compartiment lager worden.

De verdeling van het hartminuutvolume over de onderlinge organen (perifere circulatie) is onder normale omstandigheden niet gelijkwaardig. Sommige organen hebben een grotere basisbehoefte dan andere; deze zijn dan ook vaatrijker. De arteriolen spelen een belangrijke rol bij de aanvoer van zuurstof/glucose naar het capillaire vaatbed en uiteindelijk naar de weefsels. Het capillaire vaatbed is de

Figuur 13.1 Relatie tussen cardiac output, vaatweerstand en mean arterial pressure (MAP).

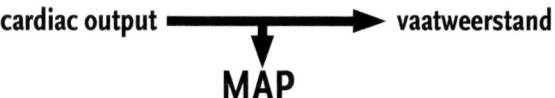

plaats waar de uiteindelijke uitwisseling van O_2 en CO_2 plaatsvindt. De druk in het capillaire vaatbed is veel lager dan de centrale druk; de *mean arterial pressure* (MAP) is ongeveer 25 mmHg. Ook de stroomsnelheid van het bloed is afgenomen naar 1 millimeter/sec. Hierdoor kan de uitwisseling van voedingsstoffen en afvalstoffen zonder problemen plaatsvinden. Naast de arteriolen hebben de weefsels nog een middel om de doorstroming te reguleren: de precapillaire sfincters.

In de organen bevinden zich de zogenoemde metarteriolen. Deze spelen bijvoorbeeld in de huid een grote rol in de warmtehuishouding. In geval van een sepsis kunnen de metarteriolen onder invloed van toxinen volledig dilateren. Het effect daarvan is goed zichtbaar bij een warme en rode huid.

Het capillaire netwerk gaat over in venulen, en deze op hun beurt in venen. Het belangrijkste anatomische verschil tussen deze twee is de aanwezigheid van glad spierweefsel in de wanden van de venulen, zodat hier constrictie en dilatatie mogelijk zijn, en de aanwezigheid van kleppen in de venen. De functie van het spierweefsel in de wanden van de venulen is dat in tijden van een verhoogde behoefte aan volume van bloed een vasoconstrictie zorgt voor het leegdrukken van het veneuze depot, hierdoor neemt de veneuze return toe. De kleppen in de venen hebben een belangrijke functie in het weer centraliseren van het veneuze bloed: de terugvloed van het bloed naar het hart.

Figuur 13.2 Capillaire circulatie in normale situatie, waarbij voldoende circulatoir volume aanwezig is om de circulatie te vullen.

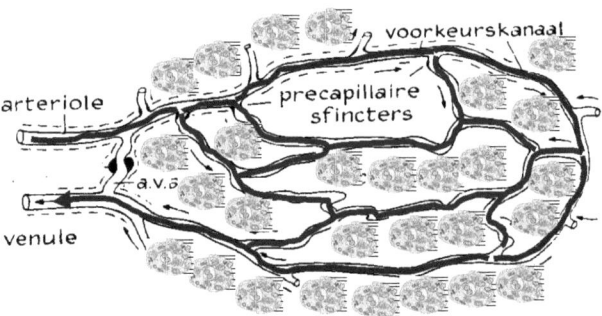

Figuur 13.3 Capillaire situatie in geval van shock, waarbij capillaire sfincters de microcirculatie omleiden naar voorkeurskanalen om het circulatoire deficit te compenseren.

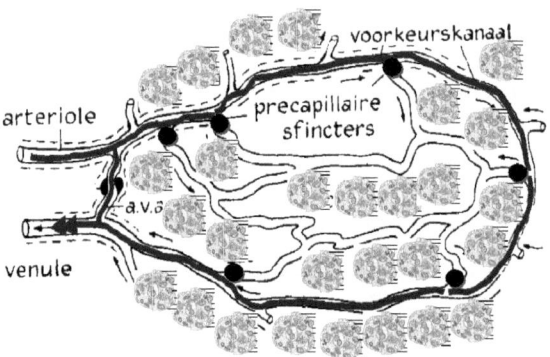

De veneuze return ontstaat door de adempomp (ook wel thoraxpomp genoemd). Door het vergroten van de thorax tijdens de inspiratie ontstaat veneuze dilatatie met een daaruit volgende aanzuigende werking.
- Spierpomp: de spieren zorgen voor contractie, zodat het bloed in de vene omhoog gestuwd wordt. De veneklep zorgt voor de richting van de bloedstroom.
- Arteriële pomp: de pulsaties van de arterie zorgen voor een zijdelingse kracht op de wanden van de venen. Het effect is gelijk aan die van de spierpomp.
- De zwaartekracht (afhankelijk van het lichaamsdeel ten opzichte van het hart).
- De mate van veneuze constrictie. Het veneuze systeem en de veneuze depots (zoals de milt) kunnen sterk contraheren en de veneuze return daarmee doen toenemen.

13.3.1 Referentiewaarden van verschillende parameters

De verschillende referentiewaarden luiden:
- bloeddruk systole: 120 mmHg;
- bloeddruk diastole: 80 mmHg;
- bloeddruk mean: 93 mmHg.

Het berekenen en beoordelen van de MAP is van belang, omdat het één maat met één duidelijke grenswaarde voor een minimum druk geeft, die nodig is om voldoende orgaanperfusie te garanderen. Deze ondergrens ligt bij ongeveer 60 mmHg.

De systemische vaatweerstand (SVR) of totale perifere weerstand (*total peripheral resistance*, TPR) geeft informatie over de perifere doorbloeding en daarmee de perfusie van de (vitale) organen.

Klinisch is het monitoren van de nierperfusie (de nier is de barometer van de circulatie!) samen met het bewustzijn, maatgevend voor het bewaken van

Figuur 13.4   Plaats van de verschillende parameters in de circulatie (law of eight).

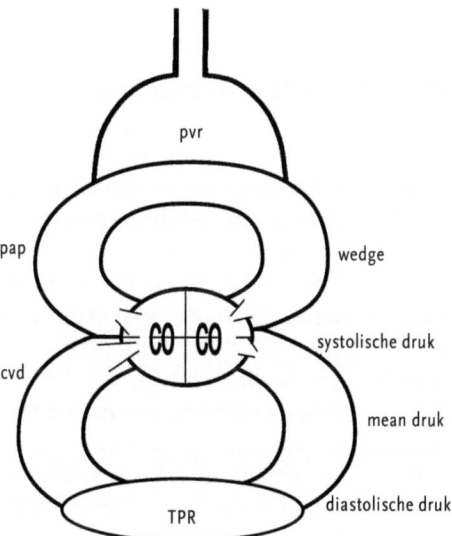

(on)voldoende perfusie van vitale organen. In beide gevallen zal een te lage MAP goed zichtbare gevolgen hebben.

In het eerste geval zal bij een te lage MAP de barende/patiënt stoppen met plassen en in het tweede geval zullen de uitingen van een verminderd bewustzijn zich openbaren in de vorm van bijvoorbeeld desoriëntatie en inprentingsstoornissen.

De veneuze return ontstaat door een samenwerking tussen de adempomp, spierpomp, arteriële pomp, de zwaartekracht en de mate van veneuze constrictie (zie ook paragraaf 13.3). Het is van belang dat er een optimale samenwerking tussen deze secundaire krachten is om de veneuze return te optimaliseren.

Het beoordelen van de centraalveneuze druk (CVD) is een graadmeter voor wat wordt aangeboden aan het rechter atrium, die daarmee de vullingstoestand van het rechter gedeelte van het hart bepaalt.

De acht parameters van de circulatie zijn de volgende.

- Centraalveneuze druk (CVD; referentiewaarde 4-7 mmHg): dit is de druk die met een katheter en transducer wordt gemeten in de vena cava.
- Pulmonalisdruk (*pulmonary arterial pressure*, PAP; referentiewaarde is 25/15 mmHg): dit is de druk die met een swan-ganzkatheter en transducer wordt gemeten in een van de longslagaderen.
- Longvatweerstand (*pulmonary vascular resistance*, PVR; referentiewaarde 100-150 dyne·s/cm^5): dit is de weerstand die het rechter hart ondervindt van de longslagaderen.
- Wiggedruk in de longcapillairen (*pulmonary capillary wedge pressure*, PCWP; referentiewaarde 8-11 mmHg). Dit is de druk die aan de distale kant van een afgesloten swan-ganzkatheter is gemeten in een van de longslagaderen. Deze druk is, vanwege het ontbreken van kleppen en de lage vaatweerstand, representatief voor de druk voor het linker atrium.
- Hartminuutvolume (*cardiac output*, CO; referentiewaarde 4-7 l/min). Dit wordt berekend met behulp van een cardiacoutputcomputer.
- Totale perifere weerstand (*total peripheral resistance*, TPR): dit is de weerstand die de slagaderen geven aan het hart.
- *Mean arterial pressure* (MAP): dit is de gemiddelde bloeddruk bij een individu. De formule voor de MAP is: tweemaal de som van diastole plus systole, gedeeld door drie.

13.3.2 Relatie tussen de verschillende parameters

Het is niet altijd mogelijk om een barende/patiënt met een swan-ganzkatheter te bewaken en daarom is het van belang om de vertaalslag te maken naar de parameters die door de verpleegkundigen wel direct kunnen worden geobserveerd. Het is dus nodig om de wisselwerking tussen invasieve drukken en de directe gevolgen voor andere parameters te begrijpen. Op die manier wordt duidelijk dat door een goede observatie van de persoon er veel informatie wordt verschaft over zijn of haar klinische toestand.

De bloeddruk is een parameter die direct is te meten. Een onvoldoende MAP (< 60 mmHg) zal leiden tot een onvoldoende perfusie van de vitale organen. Het lichaam zal in eerste instantie altijd proberen te compenseren: dit is te zien aan een aantal parameters dat ook direct is te meten. Er zal een toename van de hartfrequentie ontstaan. Frequentie × slagvolume bepaalt het hartminuutvolume, en heeft daarmee invloed op de bloeddruk.

Er zal ook een versnelde ademhaling aanwezig zijn, dit is een compensatiemechanisme dat hand in hand gaat met de hartfrequentie.
Het lichaam zal proberen de ventilatie-perfusieverhouding in evenwicht te houden.
De SVR zal compensatoir zijn gestegen en dit zal zichtbaar zijn in een bleke huid, door vasoconstrictie. De extremiteiten zullen onvoldoende doorbloed zijn en daardoor koud aanvoelen. De barende/patiënt zal klam aanvoelen en transpireren door een verhoogde adrenalinespiegel. Tekenen van onrust, verwardheid, apathie en sufheid zijn het directe gevolg van onvoldoende cerebrale perfusie.
Bij een te lage bloeddruk (MAP) zal er een afname zijn van de nierperfusie, en de barende/patiënt zal stoppen met plassen. De conclusie kan zijn dat de uitwisseling van voedingsstoffen en afvalstoffen in de weefsels en organen in de problemen is geraakt.
Bloedgaswaarden zullen een afwijkend beeld laten zien. Bij onvoldoende weefselperfusie zal er sprake zijn van anaerobe verbranding, dit zal leiden tot een metabole acidose en een stijging van het lactaat (dit ontstaat bij een anaerobe verbranding).
De centraalveneuze druk is een parameter die direct kan worden gemeten. Deze parameter is te beoordelen door naar de halsvenen te kijken. De halsvenen behoren niet zichtbaar en zeker niet gestuwd te zijn. Als er wel sprake is van gestuwde halsvenen, duidt dit op een pathologische situatie.
Nadere uitwerking van de CVD-, PVR- en PAP-druk volgt bij de verschillende soorten shock (zie paragraaf 13.4).

13.4 Soorten shock

13.4.1 *Hypovolemische shock*

Een hypovolemische shock is de meest voorkomende vorm van circulatoire shock.
Voordat zich symptomen van shock kunnen voordoen, moet ten minste 20% van het circulerend volume verloren zijn gegaan. De meest voorkomende oorzaak van deze vorm van shock is een bloeding.
Toegespitst op de verloskunde kan hypovolemische shock ontstaan bij bloedingen. Deze zijn dan het gevolg van bloedverlies bij abortus incompletus, geruptureerde EUG (extra-uteriene graviditeit), abruptio placentae, placenta praevia, fluxus post partum, placentarest, atonie, uterusruptuur of tractus urogenitalistrauma, of bij randvenebloeding.
Shock bij de barende gaat gepaard met de volgende symptomen:
- dorst, mogelijk misselijkheid en braken;
- zweten, koud aanvoelen, spitse neus;
- sinustachycardie;
- lage bloeddruk;
- de centraalveneuze druk is laag;
- afgenomen diurese;
- met een kind in utero vrij snel bradycardie op ecg.

Bij een bloedverlies van 750 ml zijn niet meteen per definitie veranderingen van bloeddruk en dergelijke te zien, terwijl het kind dan al in nood kan verkeren.

Door redistributie van bloed bij de moeder wordt de doorbloeding van de placenta zeer snel minder.
De obstetrische behandeling is als volgt:
- bij een kind in utero, moet spoedige bevalling worden nagestreefd als men het bloedverlies niet onder controle krijgt en het kind levensvatbaar is;
- als er sprake is van uterusatonie post partum moet men controleren of de blaas leeg is en of de placenta compleet is geboren;
- controle op grote rupturen die kunnen bloeden.

De volgorde van handelen bij conservatieve behandeling van een HPP is:
- uterusmassage;
- blaaskatheterisatie;
- controle van de placenta op compleetheid;
- toedienen van uterotonica;
- inspectie van vulva, vaginawand en cervix;
- natasten;
- controle van stollingsfactoren.

Vroege diagnostiek en vroege behandeling zijn van essentieel belang bij shock, want daardoor is de prognose beter. Een goede observatie is van essentieel belang: zijn er aanwijzingen voor verbloeding en waar komt het bloedverlies vandaan? Onmisbaar is hier ook de observatie van verschillende parameters, zoals bloeddruk, hartfrequentie, ademhalingsfrequentie en huidskleur. Er moet in het lab een check zijn op bloedafwijkingen, zoals stollingsafwijkingen.
De behandeling van een vrouw post partum met groot bloedverlies gaat in het algemeen als volgt:
- inbrenging van een infuus, bij voorkeur twee, met een groot lumen;
- de infusie start met kristalloïde/colloïde oplossingen;
- bij veel bloedverlies wordt packed cells gegeven;
- toedienen van zuurstof met een *non-rebreathing mask*;
- de vrouw ligt in *left lateral tilt* om veneuze return te waarborgen (vena cava);
- bij atonie en leeg cavum volgt medicamenteuze behandeling met oxytocine, sulproston, methylergometrine en prostaglandineanalogen;
- bij onvoldoende resultaat inspectie op OK en natasten;
- bij onvoldoende effect valt tamponnade met gazen/ballon te overwegen of arteriële embolisatie;
- hysterectomie bij uitblijven van positief resultaat van bovenstaande handelingen en bij aanhoudend bloedverlies.

Er is sprake van massaal bloedverlies bij:
- 10 PC's in 24 uur;
- 1 keer verlies aan circulerend volume in 24 uur;
- 50% bloedverlies in drie uur;
- > 150 ml/uur bloedverlies.

Men kan gebruikmaken van een classificatiesysteem om de signalen van hypovolemie in relatie te brengen met de mate van bloedverlies. Een zwangere vrouw heeft 100 ml bloed per kilogram lichaamsgewicht, een niet-zwangere 70 ml.
Het classificatiesysteem laat een verdeling zien in vier klassen.
- **Klasse I** Minder dan 15% van het circulerend volume (tot 750 ml bij een volwassene van 70 kg). Deze mate van bloedverlies kan geheel worden

gecompenseerd. Er zijn geen abnormale tekenen of symptomen anders dan een minimale tachycardie. Een gezonde barende heeft geen bloedvervangende producten nodig.
- **Klasse II** Een verlies van 15-30% van het circulerend volume (750-1500 ml bij een volwassene van 70 kg). Om de systolische bloeddruk op peil te houden is perifere vasoconstrictie nodig. De symptomen zijn tachycardie, tachypneu. De polsdruk is verminderd door de gestegen diastolische bloeddruk. Toediening van kristalloïde oplossingen is noodzakelijk.
- **Klasse III** Een verlies van 30-40% van het circulerend volume (1500-2000 ml bij een volwassene van 70 kg). Er is sprake van tachycardie, tachypneu, veranderingen in het bewustzijn en een meetbare daling van de systolische bloeddruk, doordat de perifere vasoconstrictie onvoldoende kan compenseren in het verlies van volume. Alleen in deze fase zal er een daling zijn van de systolische bloeddruk. Bloedtransfusie is noodzakelijk.
- **Klasse IV** Een verlies van meer dan 40% van het circulerend volume (meer dan 2000 ml bij een volwassene van 70 kg); dit is direct levensbedreigend. Er zijn symptomen van tachycardie, bloeddrukdaling, afname van de polsdruk, te verwaarlozen urineproductie, veranderd en/of vernauwd bewustzijn. Een bloedverlies van meer dan 50% resulteert in bewustzijnsverlies. Onmiddellijke transfusie en chirurgisch ingrijpen zijn noodzakelijk.

13.4.2 Cardiogene shock

De meest voorkomende oorzaak van cardiogene shock is het myocardinfarct en een acuut of geleidelijk ontstaan decompensatio cordis (hartfalen) waardoor zich longoedeem kan vormen.
Een primair falen van de pompfunctie van het (linker)ventrikel ligt ten grondslag aan het ontstaan van cardiogene shock. Het gevolg is een lage cardiac output, een lage bloeddruk en hoge vullingsdrukken (CVD en wiggendruk). Als reactie op deze situatie stijgt de systemische vaatweerstand. De hoeveelheid zuurstof die naar de weefsels wordt vervoerd is drastisch afgenomen. Het totale proces heeft een anaerobe celstofwisseling en het ontstaan van een metabole acidose/lactaatacidose tot gevolg.
De diagnose toont voornamelijk het volgende beeld:
- bij auscultatie is crepiteren over de longvelden te horen;
- er is sprake van perifere en centrale cyanose;
- er is sprake van een afwijkend ecg;
- laboratoriumonderzoek laat een stijging zien van CPK-MB.

De symptomen van cardiogene shock zijn klachten van pijn op de borst (POB), misselijkheid en braken, doodsangst en kortademigheid.
De behandeling van cardiogene shock bestaat voornamelijk uit:
- pijnstilling;
- zuurstoftoediening;
- vochttoediening; in verband met risico van longoedeem bij een verminderde pompfunctie is hier voorzichtigheid belangrijk;
- medicatie; nitroglycerine (NTG), diuretica, sympathicomimetica (bijvoorbeeld dopamine);
- eventueel een intra-aortale ballonpomp om de pompfunctie van het hart te ondersteunen.

13.4.3 Obstructieve shock

Een obstructieve shock kan optreden als zich centraal in de circulatie een afsluiting bevindt. Er treedt een volledige of een gedeeltelijke afsluiting van de bloedvaten op. De bekendste oorzaak is een longembolie, maar ook uit vruchtwater kan tijdens een bevalling een embolus ontstaan. Vruchtwaterembolie is zeldzaam.

Een obstructieve shock is vrij snel te herkennen, en wel aan de hals van de barende. Als er gestuwde halsvenen aanwezig zijn, is er zeer waarschijnlijk sprake van obstructieve shock (een cardiale shock moet dan wel zijn uitgesloten). Snelle herkenning en snel handelen kunnen levensreddend zijn.

Wanneer er een obstructie optreedt in de a.pulmonalis ten gevolge van een longembolie, treedt er een probleem op in de bloeddoorstroming. De pompfunctie van het rechterventrikel zal ernstig in de problemen komen. Dat wat door het rechterventrikel niet wordt uitgepompt kan door het linkerventrikel niet worden ontvangen en ook niet worden uitgepompt. De hoeveelheid zuurstof die naar de weefsels wordt vervoerd is drastisch afgenomen. Het totale proces heeft een anaerobe celstofwisseling en het ontstaan van een metabole acidose/lactaatacidose tot gevolg.

Een vermoeden van een longembolie is gebaseerd op de lichamelijke symptomen en op de aanwezigheid van factoren die de ontwikkeling van een longembolie in de hand werken.

Vaak zijn er echter wel bepaalde onderzoeken nodig om de diagnose te bevestigen.

Na een longembolie kunnen er op een thoraxfoto aanwijzingen voor een longinfarct en kleine veranderingen in het patroon van de bloedvaten te zien zijn.

Meestal wordt echter een longperfusiescan gemaakt, omdat een thoraxfoto niet altijd betrouwbaar is. Een kleine hoeveelheid radioactief materiaal wordt in een ader geïnjecteerd en naar de longen gevoerd, waar het zich verspreidt. Op deze wijze wordt de bloedtoevoer (perfusie) van de longen zichtbaar. Een gebied zonder normale bloedtoevoer ziet er op de scan donker uit, doordat daar geen radioactieve deeltjes terechtkomen.

De perfusiescan wordt gewoonlijk gekoppeld aan een ventilatiescan. Hierbij wordt een onschadelijk gas ingeademd dat een minieme hoeveelheid radioactief materiaal bevat. Dit gas verspreidt zich in de alveoli. De gebieden waar zuurstof wordt uitgewisseld zijn op de scan te zien. Door deze scan te vergelijken met het patroon van de bloedtoevoer op de perfusiescan, kan de arts meestal vaststellen of sprake is van een longembolie. In een gebied met embolie is de ventilatie normaal maar de perfusie verminderd.

Behandeling van longembolie bestaat in het algemeen uit:
- het toedienen van heparine;
- gevolgd door orale anticoagulantia en ondersteunende maatregelen, zoals toediening van zuurstof;
- vasoactieve medicatie bij circulatoire insufficiëntie; bij shock heeft noradrenaline de voorkeur;
- volumetherapie; deze wordt vaak toegepast om de bloeddruk te verhogen;
- desobstructie van de a. pulmonalis door middel van trombolytica, chirurgische embolectomie of katheterembolectomie (dit is de meest effectieve maatregel).

13.4.4 Distributieve shock

Als complicatie van ernstige ontstekingsprocessen, zoals peritonitis, pneumonie, abcessen, meningitiden en urineweginfecties, kan septische shock optreden.

Distributieve shock in de hyperdynamische vorm wordt gekenmerkt door een lage perifere weerstand en een hoge cardiac output. Distributieve shock in de hypodynamische vorm laat een hoge perifere weerstand en een lage cardiac output zien. De sepsis begint meestal met de hyperdynamische vorm en als de septische shock niet afdoende wordt behandeld zal deze overgaan in de hypodynamische vorm.

De lage perifere vaatweerstand wordt veroorzaakt door het massaal opengaan van de metarteriolen. Het gevolg is dat het arteriële bloed niet bij de capillairen en dus niet in de weefsels aankomt. Het probleem bij dit type shock is dat ondanks de hoge cardiac output en een goede zuurstofvoorziening van het arteriële bloed, de zuurstof niet aankomt in de weefsels. Hierdoor ontstaat een zuurstoftekort op weefselniveau. Het gevolg is een anaerobe celstofwisseling en het ontstaan van een metabole acidose/lactaatacidose.

De behandeling van septische shock begint uiteraard met het stellen van de diagnose, het afnemen van adequaat kweekmateriaal, het verwijderen van de infectieuze focus (intraveneuze katheter, percutane drainage) en intraveneuze toediening van antibiotica die gericht zijn op de meest waarschijnlijke verwekkers.

Wat betreft de behandeling: als gevolg van de vasodilatatie treedt een relatieve ondervulling op. Ook neemt de permeabiliteit van de vaatwand sterk toe en lekt er vocht (plasmafiltraat) uit de bloedbaan. Door de verhoogde vaatwandpermeabiliteit ontstaat eveneens een absolute ondervulling. Daarom heeft het vergroten van het circulerend volume de prioriteit bij de behandeling van septische shock. Vochttoediening wordt gegeven zolang het hartminuutvolume (slagvolume) toeneemt. Het inotropicum van eerste keuze is dobutamine. Na toediening van dobutamine is er vaak weer ruimte voor een nieuwe volumebelasting. Bij een blijvend laag hartminuutvolume wordt enoximone toegediend. Bij ernstige hypotensie (MAP < 60 mmHg) geeft men noradrenaline.

13.5 Het meten van de bloeddruk bij de zwangere

De bloeddruk is afhankelijk van de elasticiteit en de tonus van de vaatwand, het volume en de viscositeit van het bloed en de kracht waarmee het hart pompt.

De bloeddruk wordt weergegeven in twee getallen: de bovendruk (systole) en de onderdruk (diastole). Het hart pompt het bloed in golven voort. De bovendruk is de maximale druk op de vaatwand, die overeenkomt met het moment waarop het hart zich samentrekt. De onderdruk is de laagste druk op de vaatwand; op dat moment ontspant het hart zich en loopt het weer vol met bloed ter voorbereiding op de volgende hartslag.

De (hoogte van de) bloeddruk vormt een belangrijk meetinstrument om de gezondheid van de zwangere te bewaken. Hieronder volgt een overzicht van adviezen en regels om de bloeddruk bij een zwangere zo gestandaardiseerd en optimaal mogelijk te kunnen meten.

Door de International Society for the Study of Hypertension in Pregnancy (ISSHP), een internationale werkgroep die hypertensieve ziekten tijdens de zwangerschap bestudeert, is in 2001 een richtlijn voor het meten van de bloeddruk bij zwangeren gepubliceerd. De richtlijn geeft adviezen over de omstandigheden, techniek en het meetinstrument.

13.5.1 Omstandigheden

De bloeddruk schommelt onder invloed van allerlei externe factoren, zoals het tijdstip van de dag, de maaltijd, inspanning, roken, angst, pijn, de omgevingstemperatuur en het seizoen. Over het algemeen is de bloeddruk het laagst tijdens de slaap. Voor het goed kunnen meten van de bloeddruk moet knellende kleding, zoals een strak T-shirt met strakke mouwen, van de arm worden verwijderd. De omgeving moet behaaglijk aanvoelen. De bloeddruk wordt gemeten na twee tot drie minuten rust.

13.5.2 Techniek

De bloeddruk wordt in de zwangerschap mede bepaald door de houding waarin de vrouw zich kan bevinden: hierbij speelt compressie van de uterus op de bloedvaten een rol. Bekend is het vena-cava-inferiorsyndroom, waarbij de patiënte in rugligging hypotensief wordt doordat de vena cava inferior wordt afgesloten door (druk van) de uterus. De bloeddruk is in zijligging en in staande houding het hoogst.
De bloeddruk wordt gemeten in een rechtop zittende houding met de voeten op de grond. Ook de zwaartekracht doet er een beetje toe. Als de arm hoog wordt gehouden zal de gemeten bloeddruk lager uitvallen. Als de arm lager dan de hoogte van het hart wordt gehouden kan de bloeddruk ongeveer 10 mmHg hoger uitvallen. De bloeddruk wordt gemeten met de elleboog licht gebogen en met de elleboogplooi ter hoogte van het hart.
De afstand van het hart tot aan de linker- en de rechterelleboog is verschillend. Dit betekent dat het drukverval naar links wat kleiner is dan naar rechts. Meestal is er een klein verschil in bloeddruk tussen beide armen, maar bij sommige patiënten kan dit wat meer bedragen. Bij de zwangere vrouw wordt de bloeddruk aan de rechterarm gemeten.
Tijdens de zwangerschap treden al vanaf de eerste weken grote veranderingen in de bloedsomloop op. Dit betekent dat de stroomprofielen in de bloedvaten anders gaan verlopen. Dit geldt met name voor het moment waarop de tonen over de a.brachialis of armsslagader zachter worden, de vierde korotkovtoon, en die waarop ze geheel verdwijnen, de vijfde korotkovtoon. De afstand tussen deze twee tonen neemt in de zwangerschap vaak toe. Bij sommige zwangeren zijn de tonen tot zeer laag en soms zelfs tot de manchet is leeggelopen te horen. Het is verstandig de waarde van het zachter worden én die van het verdwijnen te noteren.

13.5.3 Meetinstrument

Meer en meer wordt gebruikgemaakt van automatische bloeddrukmeters. Deze apparaten zijn goed gevalideerd, maar ze zijn voor toepassing bij zwangeren ongeschikt omdat door de veranderde circulatie het apparaat meestal een lagere bloeddruk aangeeft dan bij handmatige meting. Verder vertonen de verschillende soorten apparaten vaak ook nog een verschillende afwijking tijdens de zwan-

Tabel 13.1   Geadviseerde maten voor de bloeddrukmanchet in relatie tot armomtrek.

Armomtrek	Bloeddrukmanchet
22-26 cm	12 × 22 cm
27-34 cm	16 × 30 cm
35-44 cm	16 × 36 cm
45-52 cm	16 × 42 cm

Gebruik een bloeddrukmanchet met een op de zwangere afgestemde afmetingen.

gerschap. Alleen voor het kortdurend volgen van de bloeddruk, bijvoorbeeld bij het instellen op antihypertensiva, kan de automatische bloeddrukmeter wel dienst doen. Nu bloeddrukmeters met een met kwik gevulde kolom – de sfygmomanometers – zijn verdwenen, worden ze vervangen door aneroïde bloeddrukmeters, waarbij een afgesloten ruimte met lucht wordt gevuld. De opgebouwde druk wordt via een veer op een meter overgebracht.

Tijdens de zwangerschap wordt de bloeddruk met de hand gemeten.

In toenemende mate worden personen groter en vooral dikker. Dit betekent dat de gewone bloeddrukmanchet vaak te smal is. De ideale maat voor een bloeddrukmanchet heeft een lengte van minimaal 80% van de armomtrek en een breedte van minimaal 40% van de armomtrek. De armomtrek wordt gemeten precies in het midden tussen het olecranon (de punt van de elleboog) en het acromion (de punt van het schouderblad). Het meten met een te kleine manchet leidt tot een te hoog gemeten bloeddruk, een te wijde manchet tot te laag gemeten.

13.5.4   Tips

Algemene tips voor het meten van de bloeddruk:
- bij het aanleggen van de bloeddrukmanchet moet deze helemaal zijn leeggelopen;
- pomp de druk op tot ongeveer 20 mmHg boven de verwachte systolische bloeddruk;
- verlaag de druk in de bloeddrukmanchet met 2-3 mmHg per seconde of per polsslag;
- lees de bloeddruk op 2 mmHg af, en niet alleen met getallen eindigend op 0 en 5.

13.6   Reanimatie van de zwangere

Een hartstilstand komt ongeveer bij 1 op 30.000 zwangeren voor. Hoewel het een zeer zeldzame complicatie is, vereist de reanimatie op enkele belangrijke punten een andere aanpak dan bij de niet-zwangere persoon.

De kans van welslagen van de reanimatie hangt af van de onderliggende oorzaak van de hartstilstand en de snelheid waarmee de reanimatie is gestart.

De oorzaken van hartstilstand zijn in volgorde van frequentie van voorkomen:
- trombo-embolische processen (longembolie);
- hypertensieve ziekten tijdens de zwangerschap;
- sepsis;

- vruchtwaterembolie;
- verbloeding;
- traumata;
- complicaties van anesthesiologische handelingen;
- bijwerkingen van medicatie en allergieën;
- congenitale of verworven hartafwijkingen.

13.6.1 Fysiologische veranderingen

De basistechniek van de beademing en de hartmassage is in de zwangerschap dezelfde als buiten de zwangerschap. De cardiovasculaire en pulmonale fysiologische veranderingen in de zwangerschap hebben echter een belangrijke invloed op het effect van de reanimatie. Hartmassage genereert in optimale omstandigheden slechts ongeveer 30% van het gebruikelijke hartminuutvolume. In de zwangerschap, met een toegenomen hartminuutvolume van 40-50%, wordt met hartmassage waarschijnlijk nog minder gegenereerd. De natuurlijke hemodilutie (laag hemoglobinegehalte) in de zwangerschap zorgt voor een minder goed zuurstoftransport dan buiten de zwangerschap. Door de toename van de zuurstofconsumptie met ongeveer 20% en de verminderde reservecapaciteit van de longen in de zwangerschap ontstaat sneller zuurstofgebrek (hypoxie). Al deze fysiologische veranderingen werken nadelig en vereisen een zo optimaal mogelijke techniek van de reanimatie.

Defibrilleren moet ook bij de reanimatie van de zwangere op de gebruikelijke manier worden toegepast. De hoogte van de voltages hoeven niet te worden aangepast om het defibrilleren succesvoller te maken. Ook in deze bijzondere situatie geldt dat zo snel mogelijk na het optreden van een hartstilstand een poging tot defibrilleren moet worden gedaan: hoe korter deze tussentijd, hoe meer kans op herstel van het hartritme. Het gebruik van medicatie bij de reanimatie is hetzelfde als in de protocollen bij niet-zwangeren.

13.6.2 Aanpassingen van de techniek

De grootte van de uterus in de tweede helft van de zwangerschap zorgt voor compressie van de vena cava. Hierdoor vloeit er tijdens hartmassage in rugligging onvoldoende veneus bloed naar het hart terug, waardoor er te weinig hartminuutvolume wordt gegenereerd. Er zijn verschillende methoden om dit probleem (deels) te verhelpen. Ten eerste kan een speciaal gemaakte plank worden gebruikt, die een hoek van 27° maakt met de grond. Deze zogenoemde *Cardiff resuscitation wedge* is niet commercieel verkrijgbaar, maar eenvoudig te maken. Bij gebrek aan een dergelijk hulpmiddel, kan de uterus door helpers zo veel mogelijk naar links worden gehouden. Ook kan een kussen onder de rechterheup van de zwangere worden gelegd, of kan de rug van de zwangere tegen de bovenbenen van een geknielde helper worden gedraaid.

Bij de zwangere is langdurige beademing door middel van mond-op-mondbeademing of masker- en ballonbeademing niet aan te raden, omdat de kans op aspiratie groter is en de samenstelling van het maagsecreet anders is. Daarom heeft het de voorkeur om bij reanimatie van een zwangere een endotracheale intubatie uit te voeren om de ademweg zeker te stellen en aspiratie te kunnen voorkomen.

Figuur 13.5 De zwangere vrouw wordt in left lateral tilt positie gebracht om veneuze return te waarborgen en druk op de vena cava te voorkomen.

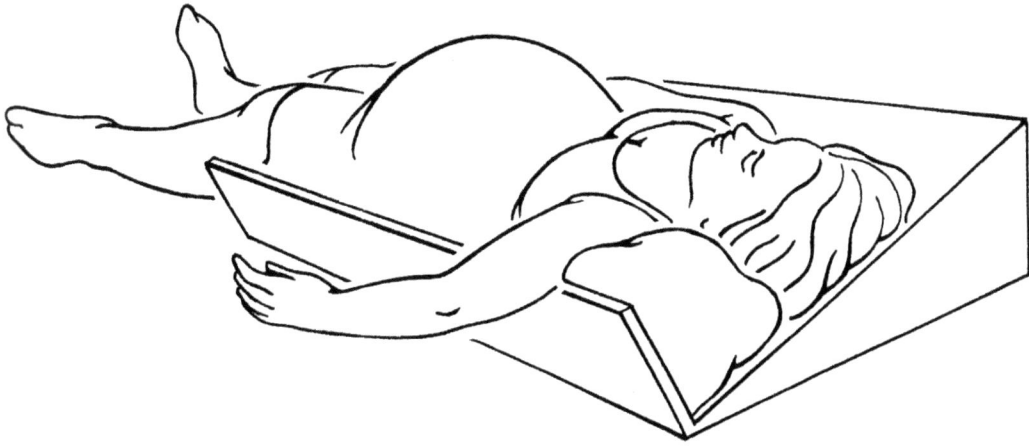

Figuur 13.6 Verplaatsen van de uterus naar links en richting hoofd om druk op de vena cava te voorkomen en veneuze return te waarborgen bij een reanimatie.

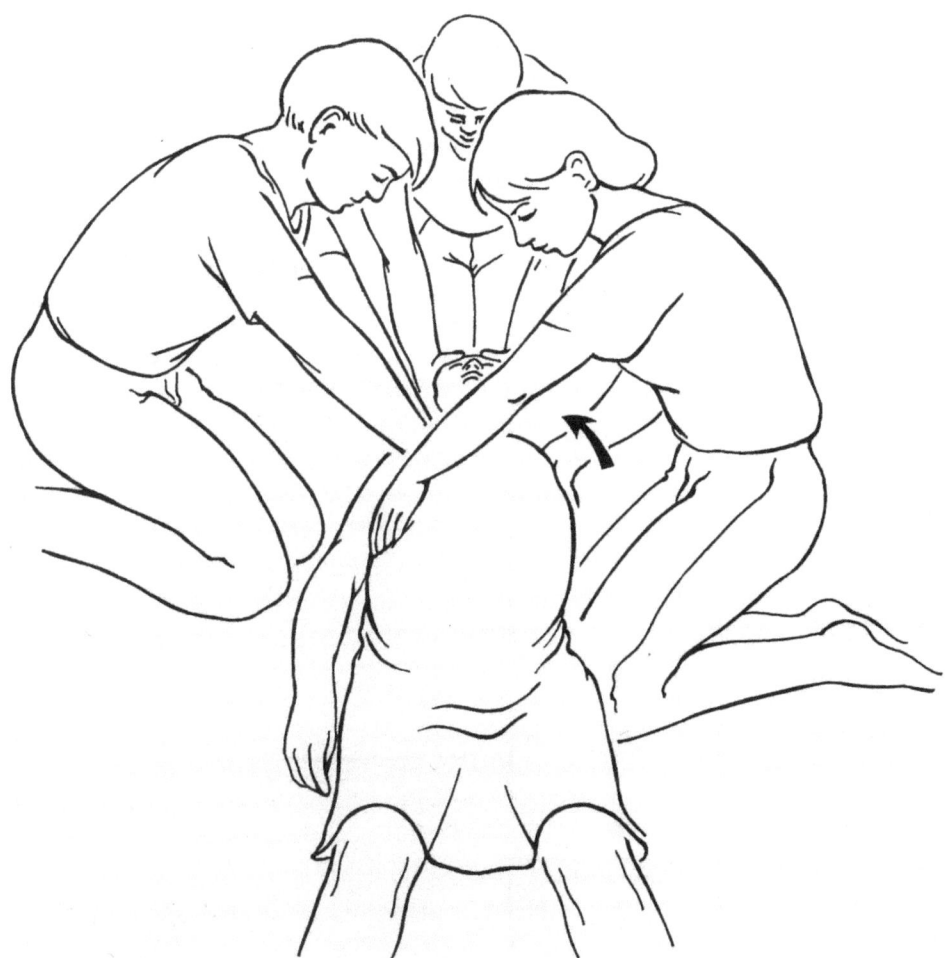

13.6.3 Perimortem sectio caesarea

In 1986 werd de *vierminutenregel* geïntroduceerd voor de reanimatie van de zwangere vrouw. Deze regel is gebaseerd op het idee dat de reanimatie niet effectief is vanwege de compressie door de uterus van de grote vaten in de buikholte, waardoor er onvoldoende bloed terugstroomt naar het hart tijdens de reanimatie. Als dit gewicht wordt verminderd, zou daarmee de compressie verminderen en de effectiviteit verbeteren. De vierminutenregel behelst de afspraak dat na vier minuten vergeefse reanimatie ter plekke een sectio caesarea wordt verricht, zodat na vijf minuten de reanimatie effectiever kan verlopen na geboorte van het kind. Een perimortem sectio caesarea wordt geadviseerd bij een zwangerschapsduur vanaf ongeveer 24 weken.

Het primaire doel van de vierminutenregel is het effectiever maken van de reanimatie en niet het leven redden van het kind. Toch kan er ook voordeel zijn voor het kind. Bij kinderen die binnen vijf minuten na het starten van de reanimatie

Figuur 13.7 Algoritme voor de basale reanimatie van een volwassene.

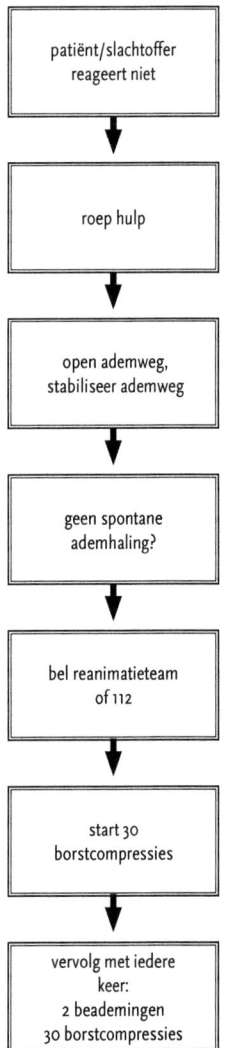

werden geboren wordt zelden ernstige neurologische schade gevonden. Naarmate de sectio caesarea later wordt uitgevoerd zal er uiteraard meer neurologische schade ontstaan.

Uit een groot literatuuroverzicht over deze ingreep blijkt dat in meer dan de helft van de gevallen de moederlijke circulatie na de ingreep verbetert en soms zelfs spontaan weer op gang komt.

Doordat de circulatie is weggevallen zal een perimortem sectio caesarea niet gepaard gaan met enig bloedverlies. Geadviseerd wordt om een incisie in de mediaanlijn van de onderbuik te maken omdat die procedure het snelste en het eenvoudigste werkt. De uterus kan eventueel ook in de mediaanlijn worden geopend. De ingreep moet worden uitgevoerd door de meest ervaren hulpverlener. De reanimatie moet tegelijkertijd doorgaan. De placentaverwijdering en het hechten van de wond kan na stabilisatie van de patiënte op de operatiekamer plaatsvinden.

13.6.4 Verpleegkundige adviezen

Een hartstilstand bij een zwangere zal het vaakst voorkomen in het ziekenhuis op de afdeling verloskunde. Door regelmatig de reanimatie van een zwangere te oefenen kan het team op een dergelijke noodsituatie voorbereid blijven. Het is van cruciaal belang dat alle benodigdheden aanwezig zijn en dat het team weet waar het die benodigdheden kan vinden.

Literatuur

Circulatie
Bakker M. Reader vitale functiekunde, Amsterdam: Amstel Academie, 2004.
Nieuwe behandelingsmethode bij een levensgevaarlijke bloeding post partum, deel 1. BOG-info 2003;1(27):6.
Nieuwe behandelingsmethode bij een levensgevaarlijke bloeding post partum, deel 2. BOG-info 2003;1(28):6.
Rommes JH. Shock, een praktische handleiding. Utrecht: Venticare, 2007.

Websites
http://merckmanual.nl/content.html
http://www.euronet.nl/users/dekoning/obstructieve_shock_-_longembolie.htm
http://www.euronet.nl/users/dekoning/septische_shock.htm
http://www.intensivist.nl/shock.htm
http://nvog-documenten.nl/index.php?pagina=/richtlijn/pagina.php&fSelectTG_62=75&fSelectedSub=62&fSelectedParent=75

Reanimatie
Katz V, Balderstor K, DeFreest M. Perimortem cesarean delivery: Were our assumptions correct? Am J Obstet Gynecol 2005;192:1916-21.
Mallampalli A, Guy E. Cardiac arrest in pregnancy and somatic support after brain death. Crit Care Med 2005;33(10 Suppl):S325-31.

Website
http://www.reanimatieraad.nl/

14 Observatie en beoordeling van het bewustzijn en het neurologisch functioneren

R. Göbel

14.1 Inleiding

In dit onderdeel zal de gerichte monitoring van het bewustzijn en het neurologisch functioneren worden behandeld. Situaties waarin dit nodig kan zijn, zijn eclamptisch insult, overdosering van magnesiumsulfaat, diabetisch coma en shock. De monitoring kan gestructureerd plaatsvinden met behulp van de Glasgow Coma Scale en de AVPU. Deze methoden geven vaak voldoende informatie om een behandeling te starten dan wel te wijzigen, aan te vullen of te staken.

14.2 Glasgow Coma Scale; EMV-score

De beoordeling van het bewustzijn kan binnen de verloskunde en gynaecologie voorkomen in situaties waarin sprake is van een dreigende of acute situatie die het functioneren van de vitale functies bedreigt. Ook kan sprake zijn van een complicatie ten gevolge van therapie, zoals overdosering van medicatie.
Oorzaken van bewustzijnsverandering kunnen zijn:
- shock;
- overdosering magnesiumsulfaat in geval van behandeling pre-eclampsie;
- hypoglykemie;
- ketoacidose;
- overmatig drank- of drugsgebruik.

De Glasgow Coma Scale (GCS) is een geschikte methodiek om een bewustzijnsverandering in kaart te brengen. Bij het bepalen van de GCS-score wordt gelet op drie elementen: oogbewegingsreacties (*eyes*), motorische reacties (*motor*) en verbale reacties (*verbal*). Daarom spreekt men ook wel van de EMV-score.
Het doel van de EMV-score is om het bewustzijnsniveau op eenduidige wijze te beoordelen en te scoren. Hierdoor ontstaat een beeld van de patiënt en kan de verpleegkundige de mate van bewustzijn en de veranderingen hierin in kaart brengen. Met deze informatie zijn adequate bewaking, diagnostiek en behandeling van het veranderde bewustzijn mogelijk.
De methode maakt het mogelijk om op een snelle, eenduidige manier het bewustzijnsniveau op een betrouwbare manier in kaart te brengen en hierover door middel van de vaststaande formuleringen te rapporteren. Deze eenduidigheid is belangrijk in de multidisciplinaire zorg rondom de obstetrische en gynaecologische zorgvrager.
Bij de uitvoering van de EMV-score wordt per onderdeel gescoord. Het hoogste cijfer per onderdeel staat voor het hoogste functieniveau.

Tabel 14.1 Glasgow Coma Scale: bepalen van de EMV-score.

Werkwijze en volgorde van afname

1. Observeer de patiënt (op/met EMV-score)
2. Spreek de patiënt aan (op/met EMV-score)
3. Dien een pijnprikkel toe op het nagelbed (op/met EMV-score)
4. Dien een pijnprikkel toe onder de wenkbrauw/supraorbitaal (op/met EMV-score)

Beoordeling	*Score*
E Eyes: bepaal de beste oogbewegingsreacties	
• Spontaan: ogen spontaan open	4
• Op aanspreken: bij stellen van een vraag	3
• Op pijnprikkel: na toedienen van een pijnprikkel	2
• Niet: ogen blijven gesloten	1
Let op: wees verdacht op oogletsel, oogoperaties en extreem oedeem in gelaat of ogen	
M Motor: bepaal de beste motorische reacties	
• Gehoorzamen: het uitvoeren van opdrachten	6
• Lokaliseren: het lokaliseren van de pijnprikkel*	5
• Terugtrekken: terugtrekken op een pijnprikkel	4
• Abnormaal buigen: abnormaal buigen op een pijnprikkel	3
• Strekken: abnormaal strekken op een pijnprikkel	2
• Geen: geen reactie op een pijnprikkel	1
V Verbal: bepaal de beste verbale reacties	
• Georiënteerd: geeft juiste antwoorden	5
• Verward: geeft onjuiste antwoorden	4
• Inadequaat: geeft onsamenhangende antwoorden	3
• Onverstaanbaar: maakt alleen geluiden	2
• Geen: reageert niet	1
Maximale EMV-score	15

Aandachtspunten bij de beoordeling

- Bij de EMV-score wordt altijd gekeken naar de beste reactie
- Bij de motorische reactie wordt altijd gekeken naar de beste reactie van de armen
- Bij de motorische reactie moet rekening worden gehouden met eventuele aanwezigheid van een parese/paralyse

* Een patiënt lokaliseert wanneer hij gericht zijn hand uitsteekt in de richting van de pijnprikkel en minimaal over de mediaanlijn heen komt.

Op basis van de uitslag van de EMV-score wordt gerapporteerd in het verpleegkundig dossier en zo nodig naar de medisch specialist. Plotselinge veranderingen in de EMV-score, waarbij de toestand van de patiënt achteruitgaat, moeten direct aan de arts worden gemeld.

14.3 AVPU

Naast de EMV-score wordt ook de AVPU-score gebruikt. De AVPU is een verdere versimpeling van de Glasgow Coma Scale en is voornamelijk bedoeld om in een acute situatie snel een indruk te krijgen van de mate van bewustzijn. Deze score is niet geschikt voor langdurige observatie van het bewustzijn.
Tijdens het afnemen van de AVPU wordt gekeken naar de reactie van de ogen, spraak en motoriek. Men kijkt naar de beste reactie van elk van deze drie.
De AVPU kent vier mogelijke uitkomsten voor het niveau van bewustzijn.
- **A (alert)** De persoon is volledig bij kennis (oriëntatie buiten beschouwing). De persoon zal spontaan de ogen openen en reageren op aanspreken, al dan niet verward. Er zijn geen motorische beperkingen ten gevolge van bewustzijnsverandering of neurologisch letsel.
- **V (voice)** De persoon geeft een matige reactie op aanspreken. De reactie kan voorkomen op het onderdeel ogen, spraak of motoriek. Deze reactie varieert van het openen van de ogen, een zucht, kreun of een reactie van een lichaamsdeel na aanspreken van de hulpverlener.
- **P (pain)** Na het geven van een pijnprikkel reageert de persoon met ogen, spraak of motoriek. Pijnprikkels zijn: in het oor knijpen, drukken op het nagelbed met een voorwerp, zoals een pen of onder de wenkbrauw/supraorbitaal. Een persoon die bij bewustzijn is, zal de pijn lokaliseren, pijn aangeven, het lichaamsdeel wegtrekken of de oorzaak van de pijn wegduwen. Het geven van een pijnprikkel moet gedoseerd zijn en niet overkomen als het willen pijnigen van de persoon. Het toedienen van een pijnprikkel zal pas worden gedaan als met het aanspreken met zekerheid geen resultaat wordt behaald.
- **U (unresponsive)** Er is sprake van een 'niet-reagerende situatie' als enige reactie uitblijft van ogen, spraak of motoriek na het aanspreken en toedienen van een pijnprikkel. De persoon is buiten bewustzijn.

15 Foetale bewaking, cardiotocografie

R. Göbel

15.1 Inleiding

In dit onderdeel staat foetale monitoring door middel van het cardiotocogram (CTG) centraal.
Achtereenvolgens zullen aan bod komen: de pathofysiologie, beoordelingscriteria, beïnvloedende factoren, classificatiesystemen, beoordeling en interpretatie, en de verantwoordelijkheid van de O&G-verpleegkundige.

15.2 CTG als diagnostische observatie

Het CTG is een veelgebruikte methode om ante en intra partum zicht te krijgen op de foetale conditie. In 1906 werd het eerste foetale elektrocardiogram geregistreerd door aan de buikwand zilverelektroden te bevestigen. Het gebruik van de foetale cortonen door middel van het CTG als diagnostische observatie is al sinds 1950-1960 in ontwikkeling. In de jaren tachtig heeft men zich naast het CTG ook op de analyse van het foetale ecg gericht, wat heeft geleid tot een bruikbare analyse van het ST-segment (zie paragraaf 15.5.1; de ST-segmentanalyse is onderdeel van de analyse van het PQRST-complex op het het elektrocardiogram. Het ST-segment kan alleen gemeten worden via de schedelelektrode).
De waarde van het CTG ten behoeve van de diagnostiek is geregeld onderwerp geweest van wetenschappelijk onderzoek. Deze onderzoeken hebben de gemeenschappelijkheid dat zij concluderen dat het CTG een beperkte specificiteit en voorspellende waarde kent.
In ongeveer 30% van de 'afwijkende' CTG's blijkt aanvullend onderzoek door middel van het microbloedonderzoek (MBO) een verslechtering van de foetale conditie te bevestigen (hypoxemie, asfyxie). Dit betekent dat in ongeveer 70% van de negatief beoordeelde CTG's de registratie een onterecht negatief beeld geeft van de foetale conditie. Het gebruik van het CTG moet dan ook gezien worden als een signaal tot verdere diagnostiek en evaluatie van de situatie.
De voorspellende waarde van het CTG dient ook zeer terughoudend gehanteerd te worden, omdat deze alleen opgaat wanneer sprake is van een 'fysiologisch' CTG, waarbij de zorgvrager geen risico loopt op pathologische verwikkelingen. Aangezien het CTG wordt gebruikt in situaties waarin sprake is van pathologie, of van te verwachten pathologie, is het logisch dat dit van invloed is op de voorspellende waarde. De ontwikkeling van de ST-segmentanalyse is een verdere stap in de specificering en mogelijke vermindering van de 'fout-positieven' (ten onrechte een positieve uitslag) voor foetale nood.
Het CTG is net als het meten van de temperatuur en de bloeddruk een belangrijke observatie. De O&G-verpleegkundige moet zowel de uitvoering van de handeling als de beoordeling en interpretatie van de resultaten beheersen. Hierdoor is de verpleegkundige in staat om het handelen invulling te geven en adequaat te reageren in situaties waar de inzet van de medisch specialist noodzakelijk is. De verkregen informatie kan zowel ante als intra partum een belangrijk onderdeel

vormen van de verpleegkundige observatie. De verpleegkundige voorziet hiermee de medisch specialist van aanvullende informatie die kan leiden tot aanvullende diagnostiek en voortzetting dan wel aanpassing in de uitvoering van het medisch beleid.

Om adequaat om te gaan met het CTG, en zowel het gebruik van het apparaat als de beoordeling en interpretatie te waarborgen, moet de verpleegkundige bekwaam zijn. Om deze bekwaamheid te bereiken moet de verpleegkundige:
- inzicht hebben in de pathofysiologie van de uterusactiviteit en de foetale hartfrequentie;
- kennis hebben van de beïnvloedende factoren van de uterusactiviteit en de foetale hartfrequentie;
- kennis hebben van de beoordelingscriteria, classificatiesystemen en de interpretatie van patronen van de uterusactiviteit en de foetale hartfrequentie;
- inzicht hebben in de werking van het CTG-apparaat, wat resulteert in de CTG-registratie.

15.3 Pathofysiologie

Het CTG geeft een grafische weergave van het hartritme van de foetus, al dan niet in relatie tot contracties. Dit hartritme wordt reflexgestuurd beïnvloed door veranderingen in de foetale bloeddruk en/of de foetale oxigenatie. Zowel het sympathische als parasympathische zenuwstelsel beïnvloedt het foetale hartritme. Indirect kan men zeggen dat het CTG informatie geeft over de cerebrale conditie van de foetus en de mate waarin het mogelijk is adequaat fysiologische compensatie toe te passen in bedreigende situaties.

Verder hebben de gedragstoestanden die de foetus intra-uterien vertoont een belangrijke invloed op de CTG-patronen. Men onderscheidt onder andere de gedragstoestanden 1F (niet-REM-slaap), 2F (REM-slaap) en 4F (actief, *jogging fetus*). Deze gedragstoestanden hebben binnen het CTG een kenmerkend patroon (zie paragraaf 15.5.1, onderdeel Variabiliteit).

HARTFREQUENTIE

De hartfrequentie van de foetus wordt uitwendig door het CTG-apparaat bepaald door met dopplerecho de tijd te meten tussen twee hartslagen; hiermee wordt de gemiddelde frequentie berekend. Bij inwendige registratie worden de R-R-intervallen vanuit een foetaal ecg tot een gemiddelde hartfrequentie berekend. De R-R-interval is de tijdsinterval die tussen de R-toppen ligt binnen het foetale ecg (zie figuur 15.1)

Figuur 15.1   R-R-interval bij het ecg (PQRST-complex).

Het ST-segment is onderdeel van de analyse van het elektrocardiogram dat bestaat uit het PQRST-complex. ST-segmentanalyse kan alleen plaatsvinden door middel van het signaal via de schedelelektrode.

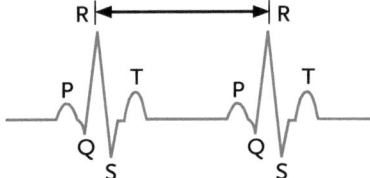

Om een gemiddelde hartfrequentie te bepalen is er minimaal een registratie van tien minuten nodig. Deze tijd maakt het zeker dat de gemeten waarde van het hartritme representatief is voor de situatie. Kortdurende auscultatie van het hartritme zegt alleen iets over (de reactie van) het foetale hartritme op dat moment, en is niet representatief voor de gemiddelde hartfrequentie van de foetus.

Het normale hartritme van een foetus ligt tussen de 110 en de 150 slagen per minuut. Afhankelijk van de zwangerschapstermijn wijzigt dit gemiddelde. Zo zal de gemiddelde hartslag bij 28 weken zich aan de bovenkant van deze waarden bevinden. Naarmate de zwangerschap vordert, tot 40-42 weken, zal de gemiddelde hartslag zich meer aan de onderkant van de referentiewaarden bevinden. Dit heeft te maken met de parasympathische ontwikkeling van en de beïnvloeding door het zenuwstelsel.

Het foetale hart heeft in tegenstelling tot het 'volwassen' hart niet of nauwelijks de mogelijkheid om het slagvolume te variëren. Hierdoor zal elke activiteit altijd terug zijn te vinden in een variatie van de foetale hartfrequentie. Gedragstoestanden van de foetus als 'diepe slaap' en 'droomslaap/REM-slaap' kenmerken zich door respectievelijk een 'rustig' en een 'levendig' hartritme. In het onderdeel 'variabiliteit' (zie paragraaf 15.5.1) zal dit nader worden beschreven.

Bij volwassenen zullen compensatiemechanismen als onder andere slagvolumevariatie en longcapaciteit het hartritme reguleren en het aanpassen om uitputting te voorkomen. Hierdoor zal in deze situatie de hartfrequentie op zich niets zeggen over de activiteit van de volwassen persoon, iets wat bij de foetus dus wel een duidelijke correlatie heeft.

FOETALE RESPONS

Het foetale hart geeft frequentieveranderingen wanneer sprake is van:
- bloeddrukveranderingen (baroreceptoren);
- verandering van vulling van de circulatie (atriumrekreceptoren);
- zuurstof en/of kooldioxidespanning (chemoreceptoren);
- productie van (nor)adrenaline (bijnieractivatie);
- zuurstofgebrek (chemoreceptoren).

BEÏNVLOEDENDE FACTOREN

Er zijn verschillende factoren die bijdragen tot het beïnvloeden van het foetale hartritme. Deze factoren zijn:
- foetale activiteit en rust (gedragstoestand 1F, 2F en 4F);
- contracties; door bijvoorbeeld belemmering van de toevoer van de maternale placentaire circulatie of vagusprikkeling tijdens de uitdrijving;
- langdurig zuurstoftekort, als gevolg van bijvoorbeeld uterushypertonie of (partiële) loslating van de placenta;
- de zwangerschapsduur; prematuur zal de basishartfrequentie (BHF) hoger liggen dan bij serotiniteit;
- koorts in geval van maternale of foetale infectie; de BHF zal veelal verhoogd zijn door de infectie of bradycard worden door foetale nood ten gevolge van de infectie;
- medicatie; opiaten zullen de hartfrequentie minder variabel maken terwijl antihypertensiva bij een te grote tensiedaling een compensatoire tachycardie of een bradycardie kunnen veroorzaken;
- de uitdrijvingsfase; hierbij zal door druk op het caput of de oogbol de nervus vagus worden geprikkeld waardoor een daling van de hartfrequentie zal optreden;

- congenitale afwijkingen, zoals hartafwijkingen; hierbij kan sprake zijn van een extrasystole of een tachycardie. Bij microcefalie kan monotonie van het hartritme optreden (zie paragraaf 15.5.1, Variabiliteit);
- afwijkingen in de aanleg van de placenta en navelstreng, waarbij de oxigenatie, 'voeding' of circulatoire vulling van de foetus wordt beïnvloed, zoals bij foeto-maternale transfusie en het twin-to-twinsyndroom.

ZUURSTOFVOORZIENING

De zuurstofvoorziening aan de foetus kan door verschillende oorzaken worden beïnvloed, onder andere door:
- placenta-aanleg en functioneren. Een normaal aangelegde placenta heeft een goede doorbloeding en zal tijdens het kortdurend afsluiten van de maternale bloedtoevoer beschikken over een placentaire reservecapaciteit (à terme ongeveer 250 ml). Tijdens deze periode kan de foetus zonder problemen gebruikmaken van deze reserve van zuurstofrijk bloed. Placentaire aanlegstoornissen of pathologie die het placentaire functioneren beïnvloedt (bijvoorbeeld partiële abruptio placentae) zullen echter direct de reservecapaciteit beïnvloeden en daarmee een belangrijk compensatiemechanisme durante partu voor de foetus beperken.
- Afklemming van de navelstreng door een knoop in de navelstreng, omstrengeling of navelstrengcompressie. Hierdoor wordt de zuurstoftoevoer direct beïnvloed. De foetus zal in deze situatie geen gebruik kunnen maken van de placentaire reserve. Hierdoor kunnen er direct gevolgen ontstaan voor de zuurstofbalans in de vitale organen.
- Anemie en ondervulling bij de foetus ten gevolge van verbloeding, resusantagonisme, foetomaternale transfusie of twin-to-twinsyndroom schaden de 'zuurstofvervoerscapaciteit' van de foetus ernstig. Er zullen fysiologische compensatiemechanismen in werking treden die leiden tot redistributie van het zuurstofrijke bloed.

Figuur 15.2 Normale placenta.

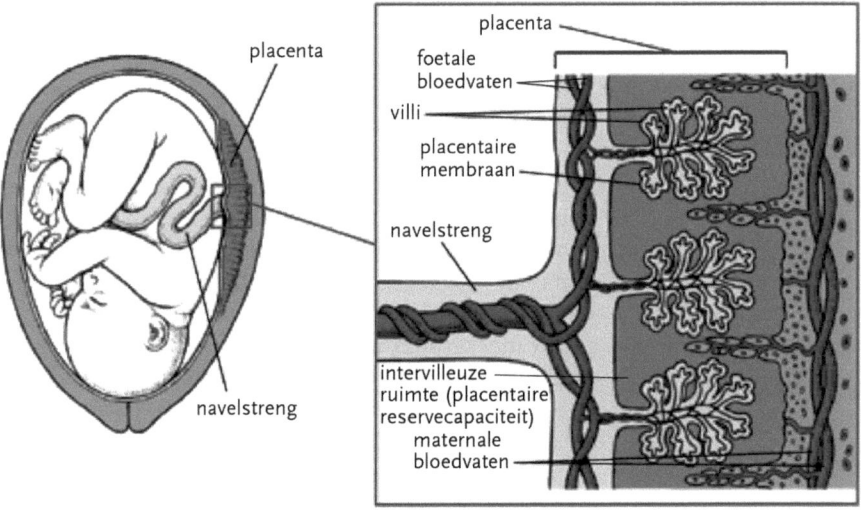

Zuurstofgebrek kan in drie vormen tot uiting komen:
- hypoxemie, waarbij sprake is van arterieel zuurstoftekort als gevolg van een 'langdurige' periode van minimale zuurstof- en nutriëntenvoorziening door placentaire problematiek. Deze situatie zal bij de foetus tot uiting komen door een vermindering van zowel activiteit als groei (situatievoorbeeld: intra-uteriene groeirestrictie);
- hypoxie, waarbij sprake is van zuurstoftekort in de perifere weefsels. Deze situatie ontstaat meestal in een bestek van enige uren. De energiebalans zal verstoord raken en er zal productie van stresshormoon zijn, evenals redistributie van zuurstof en nutriënten. De activiteit van de foetus zal minimaal worden (situatievoorbeeld: foetale nood intra partum);
- asfyxie, waarbij sprake is van perifere anaerobe verbranding. De energiebalans is dermate verstoord dat de glycogeenvoorraden vanuit de lever en de hartspier aangesproken zullen worden. Redistributie naar vitale functies zal nog meer worden toegepast en de productie van stresshormonen (adrenaline, noradrenaline) zal toenemen. Deze situatie speelt zich meestal af binnen enkele minuten en zal de activiteit dramatisch laten afnemen. Vaak zal er sprake zijn van het optreden van bradycardie (zie paragraaf 15.7: Beoordeling en interpretatie), zoals bij ernstige foetale nood bij partiële abruptio placentae.

15.4 Waarde voor de diagnostiek

Om optimaal gebruik te kunnen maken van de hartfrequentie als hulpmiddel voor diagnostische doeleinden is het van belang om uniforme beoordelingscriteria te hanteren. Dit voorkomt eventuele verwarring in de beoordeling van het CTG. Eenduidigheid in terminologie bevordert de communicatie en voorkomt afwijkende interpretaties. Nadere verfijning van de beoordelingscriteria kan bijdragen tot het krijgen van een specifieker beeld van de CTG-registratie, waardoor het mogelijk wordt om actiever of juist afwachtender op te treden, zoals in het geval van specificering van karaktereigenschappen van deceleraties (vertraging foetale hartfrequentie; zie paragraaf 15.7: Beoordeling en interpretatie).

Het CTG geeft informatie over de situatie op dat moment; het is moeilijk om op basis van het CTG voorspellingen te doen. 'Voorspelling' is soms mogelijk in situaties waarin men gebruikmaakt van een trendanalyse van meerdere eerdere registraties, of in situaties waarbij de bedreiging voor de foetale situatie er niet is of uiterst gering is. Voorzichtigheid blijft geboden.

Uit onderzoek is gebleken dat de foetale saturatie zeer moeilijk te schatten is aan de hand van afwijkingen in het CTG. In ongeveer 70% van de situaties waarin het CTG aanleiding gaf tot verontrusting van de foetale situatie bleek na aanvullend onderzoek de foetale saturatie geen aanleiding te geven tot verontrusting. Deze gegevens maken duidelijk dat een afwijkende CTG-registratie vraagt om aanvullende diagnostiek waarmee de foetale situatie nader geobjectiveerd kan worden. De registratie van de foetus door middel van het CTG begint over het algemeen bij een zwangerschapsduur van 26-28 weken. De CTG-registratie is vaak zeer moeilijk te maken door de beweeglijkheid van de foetus. Ook is het patroon van de hartfrequentie zeer wisselend van aard; dit kan tot uiting komen in een zeer wisselende BHF die binnen een registratie van 45 minuten zeer plotse wisselingen kan geven. Ook kan de CTG-registratie patronen geven die ogenschijnlijk afwijkend zijn, maar die voor de zwangerschapsduur normaal kunnen zijn.

Voorbeelden in dit kader zijn:
- sterke wisselingen, waarbij tachycardie en normale hartfrequentie elkaar afwisselen door tijdelijk toegenomen foetale activiteit, dit als gevolg van een nog onvolgroeid centraal zenuwstelsel en verandering in de gedragstoestand (gedragstoestand F4 *jogging fetus*);
- beperkte variabiliteit van de baseline (zie ook paragraaf 15.5.1.);
- grof sinusoïdaal patroon (duimzuigen).

Er zijn vijf beoordelingscriteria om te komen tot een systematische beoordeling van het CTG. Deze beoordelingscriteria zijn:
- basishartfrequentie;
- variabiliteit van de baseline; de variatiebreedte (versus monotonie); (zie ook paragraaf 15.5.1);
- acceleraties;
- deceleraties;
- uterusactiviteit.

15.5 Referentiewaarden

15.5.1 *Basishartfrequentie*

De basishartfrequentie (BHF) heeft een referentiewaarde die ligt tussen 110 en 150 slagen per minuut.

AFWIJKENDE BASISHARTFREQUENTIE
Er kan sprake zijn van een afwijkende basishartfrequentie:
- tachycardie: meer dan 150 slagen per minuut gedurende meer dan tien minuten;
- bradycardie: minder dan 110 slagen per minuut gedurende meer dan vijf minuten (anders is het een verlengde deceleratie);
- wanneer er een daling is van meer dan 40 slagen per minuut ten opzichte van de basishartfrequentie gedurende meer dan vijf minuten.

VARIABILITEIT VAN DE BASELINE; DE VARIATIEBREEDTE (VERSUS MONOTONIE)
De referentiewaarde van de variabiliteit van de baseline wordt bepaald door de BHF te nemen buiten contractie, acceleraties en deceleraties om.

Figuur 15.3   CTG met deceleraties en een bradycardie aan het einde van de registratie (registratie op 2 cm/pm).

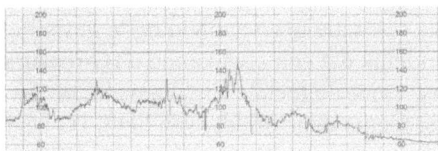

Figuur 15.4   CTG met een tachycard verloop van de basishartfrequentie (registratie op 2 cm/pm).

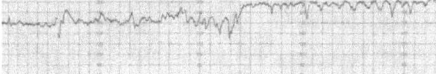

Figuur 15.5 Het bepalen van de variatiebreedte.

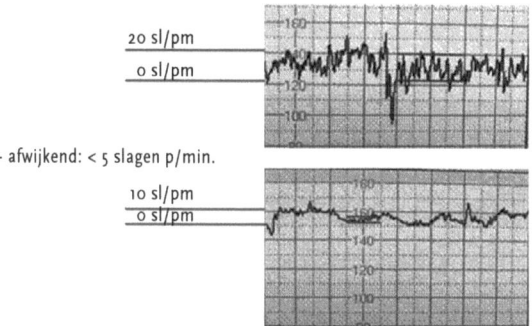

Normaal heeft de variabiliteit een amplitude/variatiebreedte van meer dan vijf slagen per minuut.

Een variabiliteit van minder dan vijf slagen per minuut is afwijkend en behoeft nadere observatie. Vanuit onderzoek is bekend dat in sommige gevallen een variatiebreedte van drie à vier slagen per minuut werd gevonden en waarbij er nog steeds sprake was van een voor de foetus acceptabele situatie. Omdat deze variatie niet goed is te observeren op de huidige apparatuur is vijf slagen per minuut een goede en veilige ondergrens.

Naast de variabiliteit van de baseline is het ook van belang om te kijken naar vormen van monotonie. Dit kan zich uiten in een zeer eentonig patroon van de baseline, of in monotonie in het patroon van acceleraties, deceleraties of de gehele CTG-registratie. Door de directe koppeling van het foetale gedrag aan de hartfrequentie is het voor een foetus niet normaal om een monotoon patroon te hebben van de hartfrequentie. Monotonie in het CTG-patroon kan suspect zijn. In monotonie zijn vaak specifieke patronen herkenbaar. Patronen die kunnen duiden op monotonie zijn:
- sinusoïdaal patroon (fijn of grof);
- 'haaientanden'.

15.5.2 Acceleraties

Acceleraties zijn fluctuaties van het hartritme waarbij kortdurende frequentieveranderingen ontstaan. Deze frequentieveranderingen duren minimaal vijftien seconden en hebben minimaal een amplitude van vijftien slagen per minuut. De acceleraties zijn gebonden aan foetale activiteit. In een registratie van 30-45 minuten dienen minimaal twee of meer acceleraties aanwezig te zijn. Deze kunnen zich zowel aan het begin als aan het einde van de registratie voordoen. Als binnen de registratie alle beoordelingscriteria als normaal worden beschouwd, zal het moment van het voordoen van de acceleraties niet bepalend zijn voor het continueren of herhalen van de CTG-registratie.

Acceleraties kunnen duiden op een afwijkend patroon. Hierbij kunnen regelmatige, repetitieve (uniforme) acceleraties verschijnen, die niet gebonden zijn aan foetale activiteit. Gezien de fysiologie van het foetale hart, zijn acceleraties zonder foetale activiteit niet een uiting van fysiologie maar moeten deze als suspect worden gezien. Ook de afwezigheid van acceleraties in een tijdsbestek van langer dan 45 minuten is verdacht.

Figuur 15.6 Acceleraties tijdens een contractie (registratie op 2 cm/pm).
De contractie treedt op, een deel van de placentareserve (ongeveer 250 ml) wordt snel naar de foetus gestuurd, en vervolgens treedt er een stijging op van de hartfrequentie. Door de toevloed van extra bloed ontstaat er stuwing en een stijging van de bloeddruk. Er zal ter compensatie een daling van de hartfrequentie optreden. Zodra de contractie is verdwenen volgt herstel naar de basishartfrequentie.

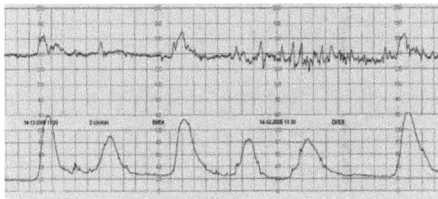

Het foetale gedrag kent regelmatige wisselingen tussen de diepe slaap (1F) en de droomslaap (2F). De diepe slaap kent perioden van ongeveer 45 minuten, daarna zal er weer een actieve droomslaapperiode aanbreken waarin activiteit van de foetus zichtbaar zal zijn in de aanwezigheid van acceleraties en toename van de variabiliteit van de baseline.

Tijdens uteruscontracties kunnen er ook acceleraties ontstaan, als gevolg van de verandering in de doorbloeding van de placenta. Deze acceleraties kennen een specifiek patroon wat terug te voeren is op een aantal fysiologische reacties.

15.5.3 Deceleraties

Deceleraties ontstaan over het algemeen door veranderingen in de foetale circulatie en oxygenatie. Deze veranderingen kunnen het gevolg zijn van verandering in de placentaire doorbloeding of in de doorbloeding van de navelstreng, of door vagale prikkeling.

De placenta heeft een placentaire reserve van zuurstofrijk bloed waarvan de foetus gebruik kan maken op momenten dat de maternale toevoer is beperkt of belemmerd. Tijdens een uteruscontractie is sprake van zo'n beperkte toestroom van maternaal bloed.

De placentaire reserve is ongeveer 250 ml. Door aanlegstoornissen of functionele problemen in de placenta kan de reserve (tijdelijk) zijn verminderd. De foetus kan op zulke momenten dan ook niet optimaal gebruikmaken van de reserve en dit zal tot uiting komen in veranderingen in de hartfrequentie. Ook wanneer de toevoer en afvoer van foetaal bloed worden belemmerd door afklemming van de navelstreng zal de hartfrequentie reageren; ook dit komt tot uiting in deceleraties.

Een deceleratie wordt gekenmerkt door een daling van de hartfrequentie ten opzichte van de BHF met minimaal vijftien slagen per minuut gedurende meer dan vijftien seconden, of door een daling van de hartfrequentie van meer dan veertig slagen per minuut ten opzichte van de gemiddelde BHF.

Wat betreft de referentiewaarden is het navolgende van belang. Normaal zijn er geen deceleraties aanwezig in het CTG. Er kunnen zich deceleraties voordoen die oorzakelijk verklaard kunnen worden, zodat ze binnen een casus worden geaccepteerd. De mate van daling van de hartfrequentie is niet direct een graadmeter voor de ernst van de deceleratie: de diverse aspecten van de deceleratie verdienen hierbij nadere aandacht om zicht te krijgen op de mate van ernst. Een uteruscontractie is vaak een trigger voor het optreden van een deceleratie. Het optreden van deceleraties zonder aantoonbare oorzaak vormt echter vaak een ernstig teken; dit kan duiden op afnemende conditie van de foetus en afnemende functie van de placenta.

Een dikwijls genoemde oorzaak van deceleraties is navelstrengcompressie. In de praktijk blijkt dit vaak een onterechte conclusie te zijn, omdat het constateren van het specifieke patroon dat optreedt bij navelstrengcompressie in die conclusie ontbreekt. Een deceleratie als gevolg van navelstrengcompressie kent namelijk een zeer specifiek patroon en kan als zodanig ook worden onderscheiden binnen de diversiteit van deceleraties. Het patroon van navelstrengcompressie kan worden herleid op een aantal fysiologische mechanismen dat optreedt bij de foetus als de circulatie door de navelstreng wordt afgekneld.

Figuur 15.7 *Diverse deceleratiepatronen.*
A. Het patroon dat optreedt bij navelstrengcompressie. B. Variabiliteit in de deceleratie. C. W-vormige deceleratie. D. Shouldering. E. Herstel boven de basishartfrequentie. F. Herstel onder de basishartfrequentie. G. Traag herstel naar de basishartfrequentie. H. 'Strak in en uit' de deceleratie. I. Langdurige deceleratie maar korter dan vijf minuten.

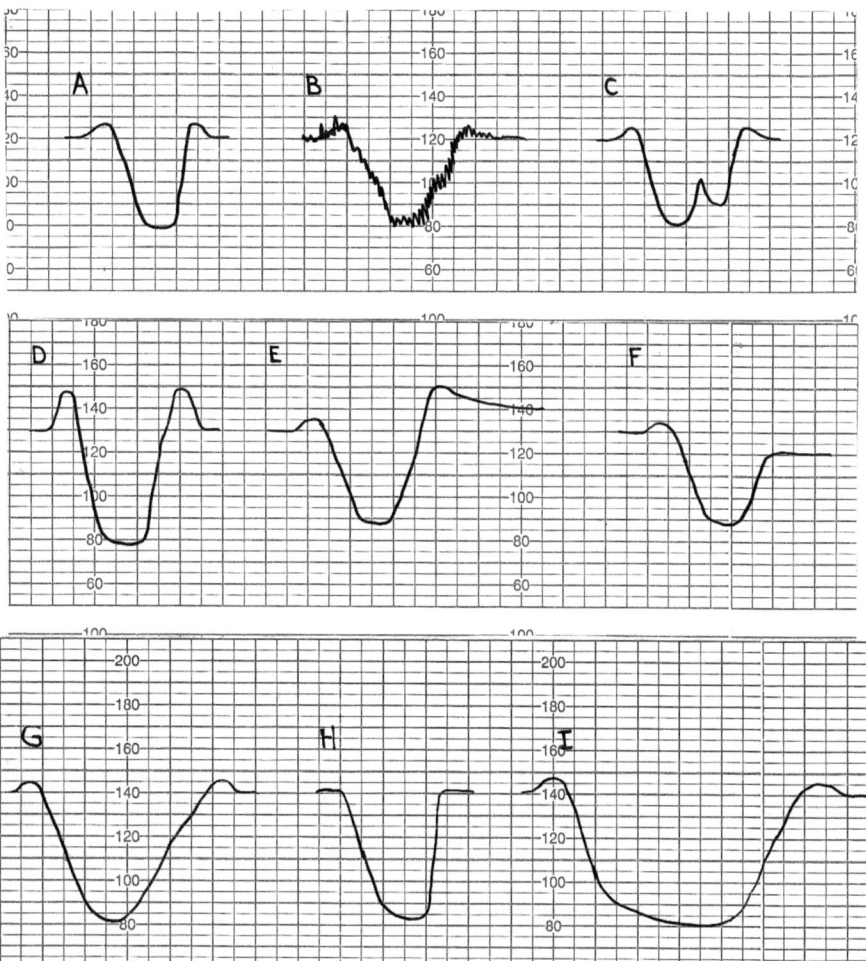

MECHANISME NAVELSTRENGCOMPRESSIE

Bij aanvang van de uteruscontractie treedt navelstrengcompressie op. De vene – deze verzorgt de toevoer vanaf de placenta – wordt als eerste dichtgedrukt door afwezigheid van spieren in de vaatwand; hierdoor is deze makkelijk dicht te drukken. Als gevolg hiervan ontstaat ondervulling in de foetale circulatie, waardoor bloeddrukdaling optreedt. Er ontstaat een compensatoire stijging van de HF (hartfrequentie).

Door de toename van de druk op de navelstreng zal nu ook de arterie worden dichtgedrukt. De afvoer naar de placenta wordt geblokkeerd, waardoor er in de foetale circulatie een bloeddrukstijging ontstaat door stuwing. De foetus zal reageren met een daling van de HF.

Als de contractie weer afneemt, zal tevens de druk op de navelstreng afnemen. Hierdoor zal als eerste de arterie weer opengaan en zal de circulatie richting de placenta zich herstellen. De HF zal stijgen en zich normaliseren. Als de contractie helemaal is afgenomen zal ook de veneuze toevoer in de navelstreng worden hersteld. Hierdoor kan de HF zich weer herstellen naar de gemiddelde BHF. Het specifieke patroon dat in deze beschreven situatie optreedt, kan over het algemeen goed worden onderscheiden van andersoortige deceleraties.

Hoewel het optreden van een deceleratie als gevolg van navelstrengcompressie verklaard kan worden, kan het bijdragen aan foetale hypoxie. Het regelmatig optreden van deze deceleraties kan dan ook aanleiding vormen tot extra alertheid op het optreden van veranderingen in de variabiliteit van de BHF en tot aanvullende diagnostiek door middel van MBO.

DECELERATIES

Naast de navelstrengcompressie kan de rugligging van de zwangere tijdens de CTG-registratie voor een deceleratie zorgen. Door de druktoename op de vena cava zal bij de zwangere een relatieve ondervulling ontstaan doordat de veneuze return wordt belemmerd. Hierdoor zal in eerste instantie een hypotensie bij de zwangere ontstaan die ook de vulling van het placentabed zal beïnvloeden. De ondervulling van het placentabed zal in eerste instantie een deceleratie bij de foetus veroorzaken. Rekening houdend met dit mechanisme zal de zwangere bij voorkeur halfzittend een CTG-registratie ondergaan of in zijligging links (*left lateral tilt*).

Factoren die medebepalend kunnen zijn voor de ernst van de deceleratie zijn:
- variabiliteit versus monotonie tijdens de deceleratie; hierbij wordt gekeken in hoeverre er nog sprake is van een variabiliteit van de baseline van de hartfrequentie tijdens het deceleratieve patroon. Afwezigheid hiervan kan een teken zijn van verminderde reserve bij de foetus;
- geen herstel naar de gemiddelde BHF;
- bij een deceleratie tijdens een contractie geen herstel naar de gemiddelde BHF na het beëindigen van de contractie. De hartfrequentie kan zowel boven als onder de gemiddelde BHF uitkomen; beide vormen kunnen suspect zijn en duiden op de beperkte mogelijkheid van de foetus om te herstellen;
- opeenvolgende deceleraties zonder rustperiode (gekoppeld en W-vormig). Hierbij is sprake van een deceleratie met de neiging tot herstel, waarbij de gemiddelde BHF niet wordt hersteld maar er direct weer een deceleratie ontstaat. Uiteindelijk zal er weer herstel zijn naar de gemiddelde BHF;
- het zonder aantoonbare reden weer wegzakken van de BHF in een deceleratie nadat de contractie weg is; dit duidt op de mogelijkheid van een ernstig probleem in de herstelmogelijkheid van de foetus. Deceleraties zonder aan-

toonbare oorzaak kunnen worden gezien als een bedreigende situatie voor de foetus en een mogelijk teken van placentaire disfunctie;
- deceleratie die lang aanhoudt maar minder dan vijf minuten;
- deceleratie waarbij sprake is van traag herstel naar de gemiddelde BHF na het beëindigen van de contractie;
- het optreden van *shouldering*. Dit is het optreden van een tijdelijke, kortdurende, overmatige versnelling van de BHF vlak voor het optreden van de deceleratie en aan het einde van de herstelperiode van de deceleratie;
- afwezigheid van het gebruikelijke patroon van navelstrengcompressie;
- het ontbreken van de fysiologische shouldering ten gevolge van navelstrengcompressie. Zowel bij aanvang als aan slot van de deceleratie is er geen herstelgedrag, variabiliteit aanwezig;
- de deceleratie begint halverwege contractie of aan einde van contractie. Dit kan een teken zijn van placentaire disfunctie en een slechte placentaire reservecapaciteit.

15.5.4 Uterusactiviteit

Een belangrijk onderdeel van de beoordeling van het CTG is de observatie van de uteruscontracties. Uteruscontracties geven een verstoring van de placentaire doorbloeding en kunnen hierdoor bijdragen aan het ontstaan van foetale hypoxie. Het plaatsen van een tocodruksensor of intra-uteriene drukkatheter is essentieel om cortonen in relatie te kunnen brengen met de contracties.

Een vergelijkend beeld is dat van het regelmatig kopje-onder gaan van een zwemmer. Hij zal tekenen van uitputting en verzuring tonen wanneer de frequentie en duur van het onder water zijn toenemen. Zijn zuurstofopname komt steeds meer onder druk te staan.

Dit vertaald naar de foetus is weliswaar een versimpeling van de feiten, maar maakt wel de gevolgen duidelijk van het optreden van langdurige contracties met overmatige frequentie.

Er zijn verschillende indicaties waarbij het wenselijk is om de weeën inwendig te registreren:
- inleiden van de baring;
- diagnostiek ten behoeve van weeënactiviteit bij niet-vorderende ontsluiting;
- chemische bijstimulatie bij niet-vorderende ontsluiting door onvoldoende weeënactiviteit.

Het optreden van contracties wordt onderscheiden in twee fasen: ante partum en intra partum.

Voor de referentiewaarden geldt het volgende:
- ante partum spreekt men van abnormale uterusactiviteit wanneer er meer dan twee contracties per tien minuten zijn, of het optreden van hypertonie;
- intra partum spreekt men van abnormale uterusactiviteit wanneer er meer dan vier à vijf contracties per tien minuten zijn, of het optreden van hypertonie.

Intra partum is het noodzakelijk dat er tussen de contracties een rustperiode zit van zestig tot negentig seconden. Deze rustperiode is nodig om de placentaire circulatie te herstellen en de uitwisseling mogelijk te maken van zuurstof, CO_2, nutriënten en afbraakstoffen. In deze fase wordt de placentaire reservecapaciteit weer ververst, zodat de foetus hiervan tijdens de volgende contractie weer optimaal kan profiteren.

UTERUSHYPERTONIE EN HYPERSTIMULATIE

Uterushypertonie is het optreden van een continue aanspanning van de uterus, waardoor de placentaire circulatie langdurig stagneert of onvoldoende functioneert. De spanning kan 'volledig' zijn, maar er kan ook sprake zijn van een verhoogde rusttonus van de uterus. Oorzaken van hypertonie zijn onder andere hyperstimulatie bij chemische inleiding en gedeeltelijke abruptio placentae.

Hyperstimulatie is de situatie waarbij de uterus overmatig contraheert en er te hoge frequentie aan contracties ontstaat – deze kan optreden als gevolg van chemische inleiding. Door de te hoge frequentie is er in de placentaire circulatie onvoldoende uitwisseling van zuurstof, CO_2, nutriënten en afbraakstoffen. Ook de reservecapaciteit in de placenta zal dan onvoldoende zuurstof en nutriënten bevatten, zodat de foetus een verhoogde kans loopt op hypoxie.

Hyperstimulatie kan ook spontaan ontstaan. Deze kan worden veroorzaakt door gedeeltelijke abruptio placentae en treedt soms ook onverklaarbaar op (fysiologische hyperstimulatie).

Tijdens de (inleiding van de) baring kan de intra-uteriene druk worden gemeten als de vliezen zijn gebroken en er voldoende ontsluiting is (ongeveer 2 cm) om een drukkatheter te plaatsen. De drukkatheter maakt het mogelijk om de rusttonus en de tonus en frequentie van contracties te meten:
- de *uterustonus* wordt uitgedrukt in mmHg;
- de *rusttonus* van een uterus is ongeveer 10 mmHg;
- bij een rusttonus van meer dan 20 mmHg is sprake van *hypertonie*.

Het door de WHO gepromote partogram maakt het mogelijk om het verloop van de partus in kaart te brengen en tevens door middel van montevideo-eenheden (ME) de relatie tussen kracht en frequentie van de contracties te beoordelen. ME worden als volgt berekend:
- gemiddelde maximale druk (mmHg) tijdens contracties × aantal contracties per tien minuten;
- tijdens de ontsluitingsperiode (latente fase) is het aantal ME 100-150;
- in de loop van het baringsproces zullen de ME toenemen tot 150-250; als de ME boven de 250 komen is sprake van overmatige uterusactiviteit.

WEEËNPATRONEN

Een fysiologisch weeënpatroon onderscheidt zich door een gemiddelde frequentie van drie tot vijf per tien minuten intra partum. Naast hypertonie kunnen er ook specifieke patronen zijn die duiden op abnormale uterusactiviteit:
- vertraagde ontspanning van de uterus na de top van de wee;
- gepaarde contracties (bigeminie): twee direct elkaar opvolgende contracties;
- polysystolie: twee direct opeenvolgende contracties waarbij er tussen de contracties geen rustdruk is van < 20 mmHg;
- tachysystolie (hyperstimulatie): meerdere opeenvolgende contracties zonder duidelijke pauzes (zestig tot negentig seconden), waarbij de rustdruk zeer kort lager is dan 20 mmHg;
- tetanische contracties (hypertonie): aanhoudende contracties waarbij de intra-uteriene druk langdurig hoger is dan 20 mmHg. Individuele contracties zijn in dit beeld niet of nauwelijks van elkaar te onderscheiden.

Figuur 15.8   Diverse contractiepatronen.
A. Normaal contractiepatroon. B. Patroon bij persweeën. C. Tetanische contracties (hypertonie): aanhoudende contracties waarbij de intra-uteriene druk langdurig hoger is dan 20 mmHg. D. Vertraagde ontspanning van de uterus na de top van de wee. E. Polysystolie: twee direct opeenvolgende contracties waarbij er tussen de contracties geen rustdruk is van < 20 mmHg. F. Gepaarde contracties (bigeminie): twee of meer direct elkaar opvolgende contracties. G. Tachysystolie (hyperstimulatie): meerdere opeenvolgende contracties zonder duidelijke pauzes (60-90 seconden), waarbij de rustdruk zeer kort lager is dan 20 mmHg. H. *Fluttering*: tachysystolie waarbij er geen duidelijke aanspanning en ontspanning voelbaar is; komt voor in geval van (partiële) abruptio placentae.

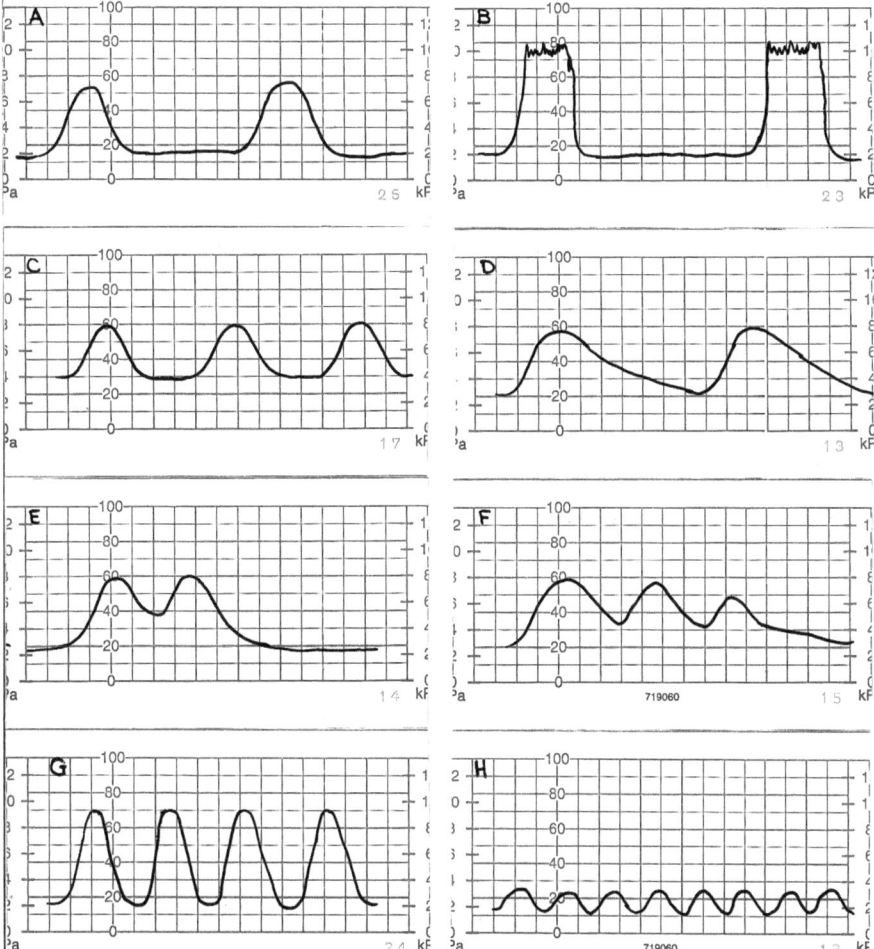

15.6   Classificatiesystemen

Een classificatiesysteem kan de uitkomsten van de beoordeelde criteria een waarde toekennen en kan de samenhang tussen de criteria verduidelijken. Er zijn verschillende classificatiesystemen ontwikkeld, maar tot op heden bestaat er geen mondiaal classificatiesysteem voor de beoordeling van CTG's.
Fisher (1979) was een van de eersten die het CTG beoordeelden volgens een vaste systematiek. Hij heeft een belangrijke bijdrage geleverd aan de systematische beoordeling en interpretatie van het CTG; zijn methodiek is ook aanleiding geweest tot een verdere ontwikkeling in dat opzicht.

De huidige classificatiesystemen (en die worden ontwikkeld) zijn op essentiële punten anders dan de fischermethode. De huidige methoden onderscheiden zich door:
- het beoordelen van het gehele CTG (Fischer: de slechtste tien minuten);
- het CTG in zijn context te beschouwen; ante en intra partum krijgen elk een andere waardering (Fischer: één methodiek voor elke situatie);
- variabiliteit, acceleraties, deceleraties nader te omschrijven per tijdseenheid, amplitude en 'vorm' (Fischer: beperkte onderscheiding in acceleraties en deceleraties);
- het beoordelen van contracties en de interactie met de hartfrequentie.

De fischermethode heeft haar diensten bewezen, maar is achterhaald door een aantal knelpunten dat erin is te constateren. Dit zijn de voornaamste knelpunten:
- het beoordelen van de slechtste tien minuten van het CTG; dit geeft veel vals-positieve uitslagen voor foetale nood, waardoor onnodig herhaling en interventies mogelijk zijn;
- het beoordelen van de variabiliteit door middel van nuldoorgangen; dit is een methode die in de praktijk vaak niet goed wordt beheerst, zodat foutinterpretatie mogelijk is;
- het CTG als geheel wordt niet in de context geplaatst, evenals de beoordeling; ook de termijn en diagnose worden niet meegewogen;
- in de beoordeling worden contracties niet meegenomen, evenals een situatie ante of intra partum.

Een belangrijk punt binnen de ontwikkeling van classificatiesystemen is het hanteren van een terminologie die maar op één manier uitgelegd kan worden. Deze eenduidigheid is tot op heden nog niet te vinden.
Om eenduidigheid te waarborgen kan worden volstaan met een beschrijving van de waarden van de criteria zoals benoemd in dit onderdeel. De hulpverlener zal dan in staat zijn zich het CTG voor te stellen en daar waar nodig dit in het gebruikte classificatiesysteem te plaatsen.

Figuur 15.9 CTG-beoordelingssticker.
Zoals gebruikt in het Onze Lieve Vrouwe Gasthuis, Amsterdam, op de papieren CTG-registratie.

naam:	datum:
geb. dat:	tijd:
basale hartfrequentie 110-150 sl/min.	ja/nee
acceleraties > 15 sl/min	ja/nee
deceleraties afwezig	ja/nee
geen abnormale uterusactiviteit	ja/nee
variabiliteit basishartfrequentie > 6 sl/min.	ja/nee
CTG: normaal/abnormaal	
Indien abnormaal nader beschrijven + actieplan:	
naam verpleegkundige:	
paraaf dokter:	

Figuur 15.10 ST-segmentveranderingen.
A. Normaal ST-segment. B. Omhooghellend, positief ST-segment; beoordeling normaal ST. C-E. Verschillende vormen van het bifasisch ST-segment (= omlaaghellend ST-segment), een teken van hypoxie in het foetale hart.

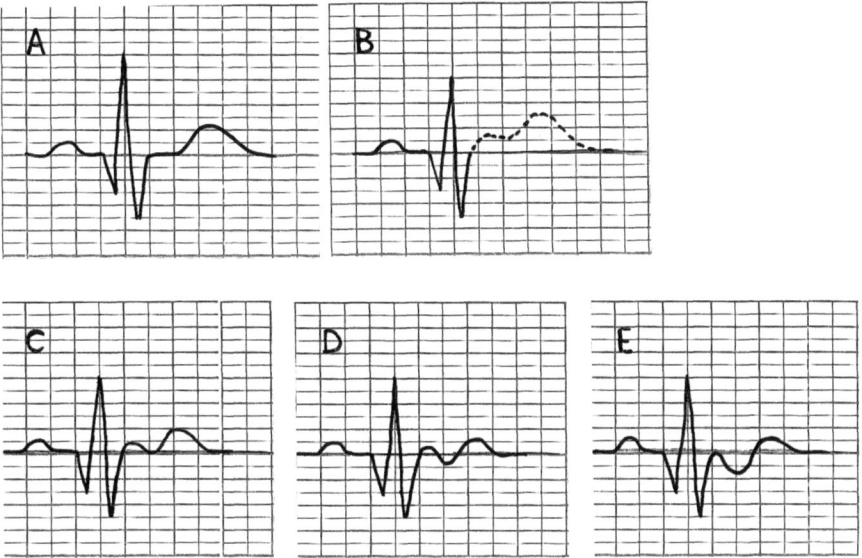

Een ontwikkeling die zich vanaf circa 1980 heeft ingezet is de ST-analyse van het fecg (foetaal elektrocardiogram). In verschillende onderzoeken blijkt de ST-analyse een waardevolle observatie te vormen wat betreft het objectiveren van mogelijke foetale hypoxie.

De ST-analyse beoordeelt en diagnosticeert de functie van het myocard. Als er een zuurstoftekort optreedt, zal er hypoxie ontstaan. Het myocard is, net als de hersenen, gevoelig voor zuurstoftekort. Er zal een negatieve energiebalans ontstaan waardoor het patroon van het ST-segment zal veranderen. De compensatie die de foetus laat zien door het toepassen van glycogenolyse en het anaerobe metabolisme is zichtbaar in het ST-segment door de toename van de amplitude van de T-golf (zie figuur 15.10). Veranderingen in de ST-golfvorm duiden op een fase van hypoxie waarin de foetus onvoldoende in staat is om te reageren en te compenseren voor de hypoxie. Er is dan een verandering te constateren in de ST-golf in een bifasisch ST-segment. Deze verandering ontstaat door de plotselinge toename van adrenaline en het optreden van een anaeroob metabolisme in het myocard, als reactie op de hypoxie.

De specifieke (abnormale) veranderingen in dit patroon worden door het CTG-apparaat gesignaleerd en verwerkt in de registratie van het CTG. Naar aanleiding van deze meldingen kan worden besloten tot verdere diagnostiek door een MBO, om zo vast te stellen of er wel degelijk sprake is van verzuring. In de praktijk kan deze analyse bijdragen tot het gericht verrichten van MBO's en de kans verkleinen op een te snel ingrijpen door kunstverlossing.

15.7 Beoordeling en interpretatie

De O&G-verpleegkundige heeft ten aanzien van beoordeling en interpretatie van het CTG een specifieke verantwoordelijkheid, welke met name tot uiting komt bij het vergelijken van de gegevens van het CTG met de referentiewaarden van de beoordelingscriteria.
De vaste beoordelingscriteria die in elke beoordeling voorkomen, zijn:
- basishartfrequentie;
- variabiliteit van de baseline (variatiebreedte);
- aanwezigheid van acceleraties;
- aanwezigheid van deceleraties;
- aanwezigheid en typering van uterusactiviteit.

Na de vaststelling of deze criteria binnen het CTG voldoen dan wel afwijken van de referentiewaarden, zal de verpleegkundige een eerste interpretatie opstellen, door het CTG binnen de context te plaatsen en te kijken of de beoordeling van het CTG past binnen de context van de casus en of afwijkingen verklaard kunnen worden vanuit deze context. Na deze eerste beoordeling en interpretatie zal overleg volgen met de arts of tweedelijnsverloskundige, en worden de gegevens overgedragen. De arts zal met de aangeleverde gegevens medisch beleid inzetten of aanpassen. Ook zullen afspraken volgen met betrekking tot frequentie en rapportage van de CTG-bewaking. De verpleegkundige speelt in dit proces een belangrijke rol als klankbord en sparring partner, om zo te komen tot een adequaat en een op de zorgvrager gericht zorg- en behandelplan.
De verantwoordelijkheid van de verpleegkundige beperkt zich tot het signaleren van afwijkingen in de situatie van de zwangere of barende waardoor CTG-bewaking geïndiceerd zou zijn. Dit zijn signalen die de zorgvrager uitzendt, of het zijn observaties die de verpleegkundige doet op basis van klachten van de zorgvrager of de indicatie van opname.
CTG-registratie is geïndiceerd als de informatie voor de verpleegkundige aanleiding geeft tot een vermoeden van:
- abnormaal verloop van de baring;
- verdenking van foetale nood of foetale problemen;
- maternale aandoeningen.

De verpleegkundige moet afwijkingen in het CTG tijdig signaleren, en deze gegevens tijdig en adequaat overdragen aan de arts. Ook moet de verpleegkundige CTG-registratie starten anticiperend op het medisch beleid, in situaties waarin CTG-registratie wordt verwacht als onderdeel van dat beleid.
Om het CTG correct te kunnen interpreteren zullen de beoordeelde criteria in de context worden geplaatst. De context is bepalend bij de interpretatie. Verschillende items kunnen relevant zijn voor de interpretatie, zoals:
- de opnamediagnose;
- recente observatieparameters behorend bij de diagnose en het verloop hiervan in de afgelopen periode;
- of er sprake is van een acute verandering;
- of er sprake is van een situatie ante partum of intra partum;
- de zwangerschapstermijn;
- de fase waarin de partus verkeert en of er sprake is van vordering.

Tabel 15.1 Indicaties voor continue elektronische foetale bewaking tijdens de baring.

Abnormaal verloop van de baring	Inleiding van de baring
	Stimulatie van weeënactiviteit
	Langdurige baring
	Langdurig gebroken vliezen
	Regionale anesthesie
	Eerdere sectio caesarea
	Abnormale uterusactiviteit
Verdenking op foetale nood	Meconiumhoudend vruchtwater
	Abnormale foetale harttonen bij auscultatie
	Abnormaal hartfrequentiepatroon bij aankomst
	Vaginaal bloedverlies
	Verdenking op intra-uteriene infectie
Foetale problemen	Meervoudige zwangerschap
	Foetale groeivertraging
	Preterme geboorte
	Stuitbevalling
	Bestaand oligohydramnion
	Serotiniteit
	Resusimmunisatie
Maternale aandoening	Hypertensie
	Diabetes mellitus
	Hartziekte (cyanotisch)
	Hemoglobinopathie
	Ernstige anemie
	Hyperthyreoïdie
	Collageenziekte
	Nierziekte

Het valt niet mee om afwijkingen in de referentiewaarde van de beoordelingscriteria direct toe te wijzen aan een specifieke oorzaak. Er zijn situaties denkbaar dat deceleraties worden geaccepteerd, zoals tijdens de uitdrijving, en dat de baring spontaan plaatsvindt. Ook zijn er situaties waarin deceleraties uiteindelijk bepalend zijn voor verdere diagnostiek en indirect aanleiding vormen voor een kunstverlossing. Dit maakt het voor de beroepsbeoefenaar niet altijd eenvoudig om de beoordelingscriteria te kunnen interpreteren.

Er zijn verschillende specifieke afwijkingen in de beoordelingscriteria die aanleiding geven tot extra alertheid. Het is niet mogelijk ze allemaal te benoemen, omdat de combinatie van afwijkingen weer samen met de context bepalend zijn.

Voorbeelden van afwijkende CTG-patronen zijn:
- afname van variabiliteit van de baseline tot < 5 slagen per minuut, in combinatie met afwezigheid van accelerations langer dan 45 minuten;

- deceleraties waarin binnen het patroon 'variabiliteit van de baseline' afwezig is en waarbij na de deceleratie de BHF compensatoir reageert door toename van de BHF en de variabiliteit van de baseline naar < 5 slagen per minuut;
- deceleraties met voor- en achteraf *shouldering* > 10-15 slagen per minuut;
- een fijn sinusoïdaal patroon;
- een grof sinusoïdaal patroon met afwezigheid van variabiliteit van de baseline (kan worden verward met acceleraties);
- opeenvolgende deceleraties waarbij de hersteltijd traag is en de tijd tussen de deceleraties < 60 seconden, zodat de placentaire reservecapaciteit onvoldoende wordt hersteld;
- toenemende uterustonus of hypertonie;
- verhoogde uterusbasistonus met daarbij hoge frequentie van 'kleine' uteruscontracties (dreigende abruptio placentae, partiële abruptio placentae).

Beïnvloedende factoren die ook een belangrijke rol kunnen spelen in de interpretatie van het CTG zijn:
- maternale koorts en foetale tachycardie (verdenking van bètahemolytische streptokokkeninfectie);
- meconiumhoudend (donker aspect) vruchtwater;
- vaginaal bloedverlies (placenta praevia, (partiële) abruptio placentae);
- pijn in de (onder)buik tijdens en na contracties (uterusruptuur bij sectio ceasarea-litteken, (partiële) abruptio placentae);
- MBO-labwaarden.

Valkuilen in de beoordeling van het CTG kunnen zijn:
- jitter; door het CTG-apparaat wordt het signaal van de HFR niet goed geregistreerd en verwerkt, zodat een kunstmatige variabiliteit ontstaat van de BHFR die zich kenmerkt door een scherp krasserig patroon. Door technische verbeteringen in het CTG-apparaat ziet men de jitter niet of nauwelijks meer op de registraties;
- halvering van de BHFR bij uitwendige registratie. Dit kan worden veroorzaakt door zeer wisselende kwaliteit van de afzonderlijke opeenvolgende hartslagen, of door een zeer hoge frequentie van de HFR, waardoor een deel van de signalen niet wordt herkend en de HFR precies de helft is van de werkelijke HFR;
- verdubbeling van de BHFR bij uitwendige registratie. Dit kan onder andere optreden wanneer de HFR plotseling vertraagt. De bewegingen van de hartkleppen worden afzonderlijk herkend, waardoor er een verdubbeling van het signaal ontstaat;
- registratie van maternale cortonen bij uitwendige registratie. Door het foutief plaatsen van de dopplersensor, het verschuiven van de dopplersensor of door beweeglijkheid van de foetus kan het gebeuren dat de maternale cortonen worden geregistreerd. Controle van de maternale HFR en vergelijking hiervan met de geregistreerde cortonen kan dit bevestigen of ontkrachten.

Figuur 15.11 Registratie van moederlijke vaatpulsaties als gevolg van het verlies van het foetale hartritmesignaal (halverwege de figuur).

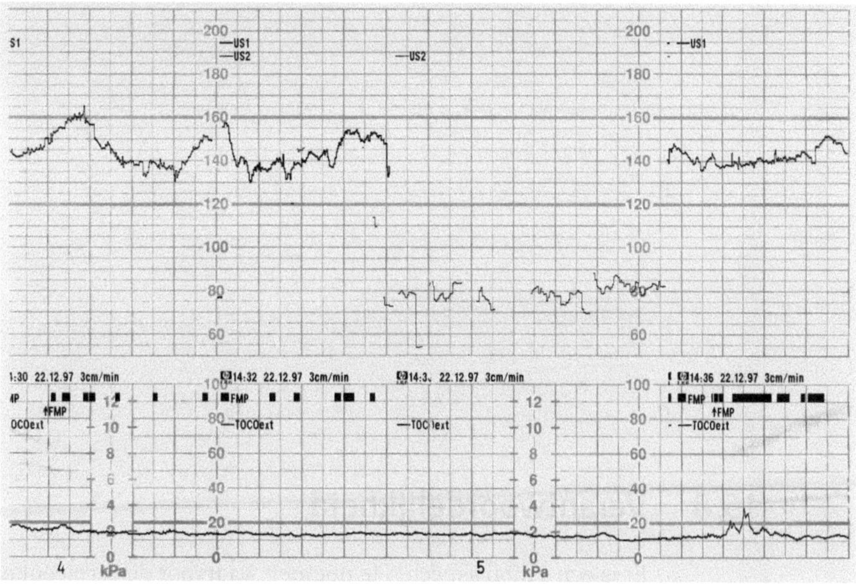

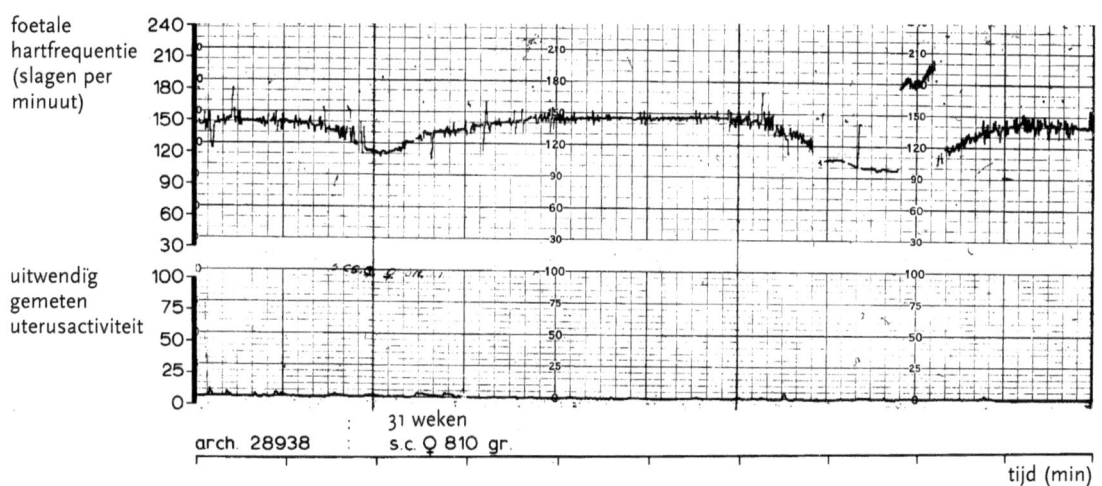

Figuur 15.12 Voorbeeld van jitter en verdubbeling van de foetale hartfrequentie tijdens een deceleratie.

Figuur 15.13 Voorbeelden van CTG's.
A. Registratie van gemelli. B. Duidelijke monotonie in het CTG, zeer flauwe deceleraties: 'vogelpatroon'. C. CTG met sinusoïdaal patroon als gevolg van een laag Hb door AO-antagonisme.

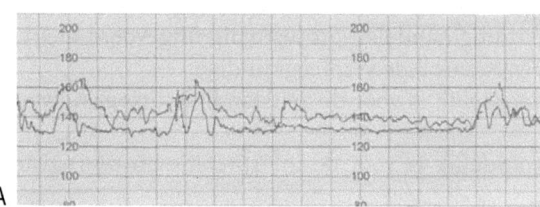

Figuur 15.13 Vervolg.

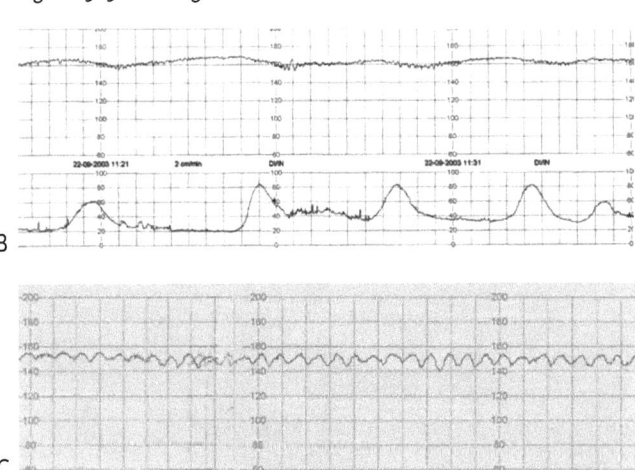

15.8 Verantwoordelijkheid

Er is een aantal aspecten te noemen waarvoor de verpleegkundige verantwoordelijkheid draagt. Deze verantwoordelijkheid strekt zich uit van de fysieke aanwezigheid van registratieapparatuur tot de beoordeling en interpretatie van het CTG. De verpleegkundige speelt een essentiële rol in de voorwaardenscheppende en uitvoerende procedures. De invulling van deze verantwoordelijkheden zal per instelling wisselend kunnen zijn, maar moet wel inzichtelijk zijn voor alle bij het CTG betrokken beroepsbeoefenaren.

Observatie door middel van het CTG behoort tot het verpleegkundig (bevoegd) domein. Het CTG wordt gezien als een hulpmiddel om informatie te verzamelen over de foetale situatie, vergelijkbaar met het meten van de bloeddruk en de temperatuur waarmee de verpleegkundige ook informatie verzamelt over de situatie van de zorgvrager. Het CTG is niet opgenomen als voorbehouden handeling en kan dus zelfstandig worden uitgevoerd als de verpleegkundige daartoe bekwaam is.

Verpleegkundigen kunnen volgens de wet BIG tuchtrechtelijk worden aangesproken op hun handelen. Binnen artikel 33 van deze wet staat het verpleegkundig handelen benoemd als:
- handelingen op het gebied van observatie, begeleiding, verpleging en verzorging;
- verrichten van handelingen in aansluiting op diagnose en therapie, voortkomend vanuit een opdracht van een beroepsbeoefenaar op het gebied van de individuele gezondheidszorg.

Het beroepsdeelprofiel van de verpleegkundige (Leistra, et al. 1999) benoemt dat dit verpleegkundig handelen procesmatig uitgevoerd dient te worden (verpleegkundig proces) waarbij de verpleegkundige:
- verantwoordelijk is voor de zelfstandige uitvoering van het verpleegkundig proces;
- verantwoordelijk is voor de interpretatie en de registratie van de effecten hiervan.

Het beroepsdeelprofiel voor de O&G-verpleegkundige, zoals gepubliceerd door de BOG (2005), specificeert de verantwoordelijkheid wat betreft het CTG als volgt:

> *'De autonomie van de O&G-verpleegkundige komt met name tot uiting in de zelfstandige planning en uitvoering van handelingen voortvloeiend uit het te verwachten medisch beleid op basis van het stellen van medische prediagnoses. Dit doet zij onder andere na zelfstandige beoordeling* en interpretatie** van de parameters voortkomend vanuit de bewaking van vitale functies van de zorgvrager en de foetale bewaking. Door het acute en onverwachte karakter van de zorgvraag komt zij in situaties waarin voorafgaand overleg met de medisch specialist niet mogelijk is. De medisch specialist wordt binnen zeer korte tijd op de hoogte gesteld van de situatie, waarbij de verpleegkundige de situatie en de keuze voor het gedane handelen voorlegt en verifieert. De O&G-verpleegkundige draagt een eigen verantwoordelijkheid voor het beoordelen en interpreteren van parameters en de hieruit voortvloeiende verpleegkundige handelingen. Zij kan door het tuchtrecht hierop worden aangesproken. Het vaststellen en aanpassen van het medisch beleid behoort niet tot haar deskundigheid. Zij stelt zich naar de medisch specialisten op als een waardevolle, kritische informant en klankbord. Deze opstelling levert een essentiële bijdrage voor de medisch specialisten in het vaststellen en aanpassen van het medisch beleid.'*

Binnen de kerntaak 'verzamelen en interpreteren van gegevens' wordt het CTG benoemd als een verpleegkundige handeling van observatie die zij dient te beheersen.
In 2007 is door de V&VN afdeling Voortplanting, Obstetrie en Gynaecologie (VOG) de handleiding CTG-beoordeling door verpleegkundigen gepubliceerd. Deze handleiding zal een bijdrage leveren aan de uniformiteit van de rol en verantwoordelijkheid van de O&G-verpleegkundige en de uitvoer van de handelingen en de beoordeling van het CTG.
Naast verantwoordelijkheid wat betreft het beoordelen en interpreteren van het CTG draagt zij ook verantwoordelijkheid voor:
- de aanwezigheid van het CTG-apparaat en de registratiemogelijkheden (voorwaardenscheppende procedure);
- melding van afwezigheid van apparatuur, onderdelen of defecten (meldingsprocedure);
- aanwezigheid van registratiepapier, gel, schedelelektrode, intra-uteriene drukmeter (aanvul- en bestelprocedure);
- informatievoorziening aan zorgvrager met betrekking tot het CTG (GVO-procedure);
- correct aanbrengen van het CTG (technische procedure);

* *Beoordeling*: het doen van gerichte methodische observatie aan de hand van vooropgestelde beoordelingscriteria waarna een waardeoordeel c/q conclusie wordt gegeven over de geobserveerde gegevens in relatie tot de beoordelingscriteria. De beoordeling incorporeert vaak tevens de interpretatie van de observatie.
** *Interpretatie*: het plaatsen van de beoordeling binnen de context van de zorgsituatie om vervolgens de ernst van de situatie te kunnen bepalen en een afweging te maken voor het verpleegkundig handelen (actie).

- optimaliseren van de CTG-registratie (technische procedure);
- controle CTG-registratie (bewakende procedure);
- tijdig onderschatten van afwijkingen op CTG-registratie en het waarschuwen van de arts (signalerende en alarmerende procedure).

De informatievoorziening aan de zwangere vormt een zeer belangrijk onderdeel bij het verrichten van monitoring door middel van het CTG. De verpleegkundige zal, gezien haar functie, hierin een proactieve houding aannemen. De informatievoorziening zal vanzelfsprekend zorgvragergericht worden gegeven, omdat de reden voor monitoring afhangt van de individuele situatie.

Het horen van het foetale hart en het zien van de registratiegegevens kunnen de zwangere onzeker maken als zij 'het hoe en waarom' van deze observatievorm vooraf niet kent. Om de zorgvrager(s) meer bekend te maken met het CTG-apparaat, zal de verpleegkundige globaal inzicht geven in de werking van het CTG-apparaat, de wijze van observeren en de referentiewaarden van de registratie.

Verder zal zij ook duidelijkheid verschaffen over de informatie die deze vorm van observatie zal opleveren, de mogelijke gevolgen van de uitkomst voor het medische beleid, en ook over de eventuele gevolgen voor de bewegingsvrijheid. De afstemming met andere disciplines wat betreft de informatievoorziening is vanzelfsprekend.

De te verstrekken informatie betreft onder andere:
- het tijdens de opnamefase voorlichting geven over de observatie met behulp van het CTG-apparaat;
- het benoemen van de reden en het nut van CTG-observatie (de foetale indicatie, de conditie van de foetus op dat moment, de voorspellende waarde et cetera);
- het – voorafgaand aan de observatie – uitleg geven over de werking van het CTG (cortonen- en weeënregistratie, uitleg LED's en andere lampjes);
- uitspreken van de procedure van het aanleggen, bij uitwendige en inwendige registratie ('banden', gel, registratiekoppen, schedelelektrode en drukkatheter);
- de houding tijdens de registratie; rechtopzittend of half rechtop, niet plat op rug (als er sprake moet zijn van liggen dan bij voorkeur op de linkerzij, dit in verband met het vermijden van vena-cavacompressie).

De tijdsduur van de registratie is minimaal 30 tot maximaal 45 minuten.
In de situatie ante partum is de minimale tijdsduur 30 minuten bij het draaien van het 'dagelijks' CTG. Deze tijdsduur kan afwijken als de registratie niet optimaal is, door bijvoorbeeld technische of foetale oorzaak.
In de situatie intra partum is de tijdsduur afhankelijk van reden van registratie. De minimale duur van de registratie is ook hier 30 minuten.
Bij het geven van informatie hoort ook het vermelden van de 'grove referentiewaarden': deze waarden geven informatie over onder andere de aanwezigheid, frequentie en regelmaat van contracties. De informatie over de contracties bij uitwendige registratie zegt niets over wel of niet in partu zijn of de kwaliteit van de weeën.

Bij het constateren van geen of slechte registratie luiden de instructies voor de verpleegkundige naar de zorgvrager/zwangere:
- de zwangere informeren met betrekking tot werking en het gebruik van het 'verpleegkundig-oproepsysteem';
- vermelden van de centrale monitoring op VK (indien aanwezig);
- het benoemen van de frequentie van de observatie en de mogelijkheden voor tussentijdse observatie;
- aan de zwangere uitleg geven wat er op het CTG te zien is en wat de referentiewaarden zijn ten aanzien van de registratie;
- korte indruk geven met betrekking tot de procedure en de mogelijke consequenties van de beoordeling van het CTG.

De volgende aspecten gelden bij de beoordeling van het CTG:
- voorlopige beoordeling door de verpleegkundige;
- definitieve beoordeling door de arts;
- tijdstip mededeling van de beoordeling;
- mogelijke consequenties beoordeling, bijvoorbeeld herhaling, continue registratie, aanvullend onderzoek, ontslag;
- de zorgvrager op de hoogte stellen van de definitieve uitslag.

Als er een indicatie is voor het herhalen van het CTG wordt dit in principe door de arts meegedeeld: het betreft hier immers een aanpassing in het medische beleid. Het tijdstip waarop de herhaling zal gebeuren wordt door de verpleegkundige en de arts in overleg vastgesteld. De verpleegkundige kan zelf – na overleg met de arts hierover – de relevante informatie aan de zwangere overbrengen.

15.9 Procedure

In dit onderdeel wordt het aansluiten en afkoppelen van het CTG besproken; ook de werkwijze bij twijfelachtig of niet functioneren van het CTG -apparaat. Tevens komt de informatievoorziening naar de zorgvrager/zwangere aan de orde.
Wat betreft het aanleggen van het CTG gelden de volgende aandachtspunten:
- plaatsbepaling van de rug van de foetus door middel van uitwendig lichamelijk onderzoek;
- voorafgaand aan het aansluiten van het CTG kan controle van de foetale cortonen met de doptone of de monaurale stethoscoop ondersteuning bieden bij plaatsbepaling voor cortonenregistratie, zeker bij een gemellizwangerschap of een stuitligging;
- bij voorkeur bevestiging van positieve cortonen vóór het aanleggen van het CTG-apparaat;
- bij moeilijk te vinden (twijfelachtige) cortonen moet de verpleegkundige zorgen voor vermindering of vermijding van onrust en angst bij de zwangere, door bijvoorbeeld het voorkomen van langdurig onrustig zoeken of van het maken van onrustige geluiden.

Bij registratie van een meerling kan worden overwogen om de afzonderlijke foetale cortonenregistraties te 'splitsen'. Op deze manier wordt een beter zicht verkregen op de afzonderlijke cortonen van elke baby, zeker in situaties waarin de meerling een vrijwel identiek cortonenpatroon laat horen. Bij deze aangepaste

instelling wordt een verschil gemaakt van twintig slagen per minuut door de tweede cortonenregistratie (amplitude) met dat aantal te verhogen.
Inwendige registratie (intra-uteriene registratie, IUR) bestaat uit het aanbrengen van:
- een schedelelektrode ten behoeve van foetale cortonen en/of foetale ecg;
- een drukkatheter ten behoeve van de intra-uteriene drukmeting tijdens contracties; over de meerwaarde van standaard gebruik van intra-uteriene drukmeting bestaat discussie.

Beide moeten steriel worden aangebracht om de kans op intra-uteriene infectie zo klein mogelijk te houden.
De redenen voor IUR kunnen zijn:
- het kunnen berekenen van montevideo-eenheden (ME) met behulp van de intra-uteriene drukkatheter. Aan de hand van deze eenheid wordt de mate van myometriumactiviteit van de uterus afgelezen tijdens de baring. Deze uitkomst kan een hulpmiddel zijn bij het bepalen of bijstellen van het beleid betreffende medicamenteuze stimulatie van weeën;
- betere en meer storingsvrije registratie van foetale cortonen met behulp van een schedelelektrode;
- registratie van gemelli-zwangerschap durante partu, waarbij één kind uitwendig wordt geregistreerd en één kind inwendig met behulp van een schedelelektrode;
- registratie van het foetale ecg complex met behulp van de schedelelektrode.

IUR kan pas worden aangebracht als er sprake is van gebroken vliezen en van ontsluiting.
Voor het aanleggen van een CTG geldt de volgende procedure:
- materialen verzamelen en klaarleggen;
- CTG-snoeren aansluiten voor het gebruik van uitwendige CTG-registratie;
- zwangere inlichten;
- zwangere zo nodig vooraf laten urineren, in verband met de duur van de registratie;
- CTG in principe halfzittend aanleggen, tenzij er reden is voor zijligging; nooit platliggend registreren in verband met mogelijke afsluiting vena cava;
- rug van het kind lokaliseren door middel van uitwendig onderzoek;
- de juiste plaats van de cortonen zo nodig bevestigen door te luisteren met doptone of monaurale stethoscoop;
- cardiosensor op de buik van de zwangere bevestigen ter hoogte van de foetale hartactie (eerst geleidingsgel aanbrengen);
- polscontrole bij de zwangere uitvoeren om het meten van de maternale hartfrequentie uit te sluiten.

Bij registratie van een gemelli is de procedure als volgt:
- cortonenregistratie splitsen (zie handleiding CTG-apparaat);
- op CTG vermelden welke registratie bij welk kind hoort;
- tocotransducer (tocodynamometer) bevestigen, enkele centimeters onder de fundus van de uterus;
- tocotransducer instellen wanneer de buik, dat wil zeggen uterus, ontspannen is (+20);
- registratie op CTG controleren (cortonen, uterusregistratie) en CTG-beoordelingssticker aanbrengen (vermelding gegevens zorgvrager, tijd, datum);

- een eerste observatie van vijf minuten, vervolgens na vijftien en na dertig minuten. Op indicatie frequenter observeren (bij afwijkingen van de registratie);
- bij continue CTG-monitoring intra partum is de observatiefrequentie minimaal elke vijf à tien minuten (eventueel gebruikmakend van een observatiemonitor);
- de minimale registratieduur is dertig minuten.

Bij assisteren bij inbrengen van de intra-uteriene registratie (IUR) is de procedure als volgt:
- materialen verzamelen en klaarleggen;
- CTG-snoeren aansluiten voor het gebruik van IUR;
- zwangere inlichten;
- zwangere zo nodig vooraf laten urineren, in verband met de duur van de registratie;
- afstemming met de arts over welke IUR-componenten worden aangebracht en in welke volgorde. Het heeft vaak de voorkeur te beginnen met het inbrengen van de intra-uteriene drukkatheter omdat deze moeilijker is in te brengen, waarbij door het manipuleren de reeds aangebrachte schedelelektrode zou kunnen losraken. Als er te weinig ontsluiting is voor een drukkatheter kan de schedelelektrode vaak al worden aangebracht;
- overhandig de componenten dusdanig aan de arts dat steriliteit gewaarborgd blijft;
- sluit de schedelelektrode aan op het koppelstuk van het CTG-apparaat;
- polscontrole bij de zwangere om het meten van de maternale hartfrequentie uit te sluiten;
- ijk het registratiedeel voor drukmeting op het CTG-apparaat, en zet de drukmetingstand op het CTG-apparaat vóór het aankoppelen aan de drukkatheter op nul;
- bevestig de drukkatheter aan het koppelstuk van het CTG-apparaat;
- controleer registratie op het CTG (cortonen, uterusregistratie) en breng de CTG-beoordelingssticker aan (vermelding gegevens zorgvrager, tijd, datum);
- een eerste observatie van vijf minuten, vervolgens na vijftien en na dertig minuten. Op indicatie frequenter observeren (bij afwijkingen van de registratie);
- bij continue CTG-monitoring intra partum is de observatiefrequentie minimaal elke vijf à tien minuten (eventueel gebruikmakend van een observatiemonitor);
- de minimale registratieduur is dertig minuten.

Bij de controle van een CTG-apparaat dat twijfelachtig of niet functioneert, ligt het accent op de patiëntenvoorlichting en het systematisch nalopen van het CTG-apparaat. Op een afdeling verloskunde met centrale monitoring is het gewenst dat de CTG-registratie regelmatig op de verloskamer wordt beoordeeld, omdat de centrale monitor een vertekend beeld kan geven.
In het geval van een twijfelachtig of niet-functionerend CTG-apparaat moet de verpleegkundige de zwangere informeren over de (mogelijke) oorzaak:
- technische oorzaak;
- de beweeglijkheid van het kind;
- uteruscontractie;

- de zit- of lighouding van zwangere;
- de snoeren zijn foutief aangelegd;
- het wegvallen van de cortonen betekent niet dat het hart van het kind stopt met kloppen.

Controle op het CTG-apparaat als er geen registratie is:
- controle aan-uitknop;
- controle juiste plug in de juiste aansluiting;
- controle cardiosensor en toco op de juiste plaats;
- controle papier;
- controle registratiepen;
- controle kabels;
- controle registratieknop;
- controle verbinding IU-drukmeter;
- controle verbinding aansluiting schedelelektrode;
- controle splitsing cortonen bij gemelli.

Voor de procedure met betrekking tot het afkoppelen van het CTG kunnen binnen de specifieke setting afspraken worden gemaakt. Het is met name belangrijk dat er duidelijkheid is over de reden of motivatie van afkoppelen en over de procedure van beoordeling en interpretatie van de resultaten.

Het intermitterende CTG kan worden afgekoppeld als de verpleegkundige ervan overtuigd is dat de registratie optimaal is en dat deze alle observatiegegevens bevat die nodig zijn om het CTG naar behoren te kunnen beoordelen en te interpreteren. De verpleegkundige moet voordat zij het CTG afkoppelt een voorlopige, 'snelle' beoordeling geven van de kwaliteit van de registratie en of er een indicatie is om het CTG langer te laten registreren (onder andere twijfel over kwaliteit, tekenen van afwijkingen en een negatief verloop). Als het CTG als goed wordt beoordeeld door de verpleegkundige zal dit op het CTG en in de rapportage worden vermeld. De definitieve beoordeling en interpretatie door de arts kan in overleg of op basis van een richtlijn op een later moment plaatsvinden.

Bij twijfel moet de verpleegkundige de registratie vervolgen en de reden hiervan rapporteren. Zo nodig wordt een collega geraadpleegd voor een second opinion of kan de arts worden geraadpleegd. De verantwoordelijkheid voor de procedurekeuze ligt bij de verpleegkundige.

Een afwijking in het CTG kan zowel bij de zorgvrager als bij de hulpverlener onrust veroorzaken. Voor de zwangere kan dit een bedreigende situatie betekenen – waarvan zij zich al dan niet bewust is. Voor de verpleegkundige kan de zorgsituatie in complexiteit toenemen doordat directe interventie op zijn plaats is en de zwangere gerustgesteld en geïnformeerd moet worden over de gang van zaken – zoals de reden voor een bepaalde handeling die verricht moet worden of voor het alarmeren van derden.

De non-verbale houding van de verpleegkundige is belangrijk omdat de zwangere (en de aanwezige partner) de verpleegkundige observeert tijdens haar werkzaamheden. Eerst en vooral moet de verpleegkundige voorkomen dat de situatie uit de hand loopt.

De procedure van handelen bij het signaleren van een twijfelachtig of slecht CTG is als volgt:
- *geen paniek!* Rust zorgt ervoor dat de zwangere OOK rustig blijft;
- controle van de apparatuur;
- controle van de houding van de zwangere;

- geruststellen van de zwangere (en partner);
- zorgen voor een langere (goede) registratie;
- second opinion collega;
- afwachten 'snel' herstel en tegelijk zo snel mogelijk dienstdoende arts of tweedelijnsverloskundige waarschuwen;
- zorgvrager niet alleen laten; zo nodig gebruikmaken van de assistentieknop voor oproep collega;
- zo nodig mailen van CTG-uitslag op verzoek arts/gynaecoloog;
- bij herstel van het CTG en een afspraak voor herhalen/continueren, dit aan de zwangere laten meedelen door de arts; als dit door omstandigheden niet lukt, wordt overlegd welke informatie door de verpleegkundige wordt gegeven met betrekking tot reden/oorzaak afwijkende registratie.

De mate waarin de verpleegkundige (zo nodig na overleg met de arts) de zorgvrager van extra informatie voorziet, zal voor een belangrijk deel afhangen van de deskundigheid en ervaring van de individuele verpleegkundige. Belangrijk is dat de verpleegkundige de eigen professionele grenzen kent voor wat betreft deze specifieke informatievoorziening. De verpleegkundige zal inzicht moeten hebben in medische en verpleegkundige procedures en op de hoogte moeten zijn van medische beleidsvorming en specifiek medisch beleid in soortgelijke situaties. In veel situaties zal zij de eerste informatie moeten geven over de situatie en de consequenties van deze situatie. Hierbij zullen de verwachtingen van de zorgvrager naar de verpleegkundige hooggespannen zijn.

Het is niet mogelijk om hier een concrete procedure te benoemen, daarom is ervoor gekozen voorbeelden te geven van aspecten die belangrijk zijn voor de verpleegkundige informatievoorziening aan de zorgvrager naar aanleiding van een twijfelachtig CTG:
- het is belangrijk om rust uit te stralen;
- leg uit dat er iets te zien is op het CTG wat bij een goede registratie normaal niet te zien is en dat het om die reden belangrijk is dat de arts/verloskundige komt kijken; deze kan zeggen of het een toevalligheid betreft of dat het een serieuze afwijking is die van invloed kan zijn op het verdere beleid;
- het is belangrijk om aan te geven aan de zorgvrager geen oordeel over het CTG te mogen geven; de eindverantwoordelijkheid van de definitieve beoordeling en het bepalen van medisch beleid ligt bij de arts.

De verpleegkundige verwerkt in het verpleegkundig dossier de opdracht vanuit de medische status of vanuit een richtlijn betreffende de CTG-monitoring. In het verpleegkundig dossier zal zij een planning voor de monitoring maken die overeenkomt met de prioriteit die deze heeft binnen het medisch en verpleegkundig beleid.

Verder is het belangrijk om naar aanleiding van het medisch beleid informatie te geven over de gevolgen voor de verpleegkundige taken, de planning en de effecten voor de zorgvrager.

In de verpleegkundige rapportage zullen de volgende onderdelen worden vermeld:
- de verpleegproblemen voortvloeiend uit de CTG-registratie en de actie die op basis hiervan wordt ondernomen;
- de afspraken over de beoordeling (tijdstip, het hanteren van afwijkende waarden binnen de beoordeling) van het CTG;
- de uitslag van de beoordeling en interpretatie van het CTG door zowel arts als verpleegkundige, ook de namen van de beoordelaars;

- het vermelden van een aantal vaste gegevens op het CTG; deze kunnen op stickers worden voorgedrukt.

De gegevens op de CTG-stickers zijn:
- naam en geboortedatum van de zorgvrager;
- naam van de afdeling;
- beoordelingscriteria;
- namen beoordelaars (verpleegkundige en arts);
- beoordeling (goed, afwijkend) en eventuele motivatie;
- de actie die wordt ondernomen op basis van de beoordeling.

Literatuur

Geijn HP van. Medicolegale aspecten: Het CTG. Paper gepresenteerd op Infertiliteit, gynaecologie en obstetric anno 2001 Rotterdam, de Doelen 28, 29 en 30 mei 2001. http://europe.obgyn.net/nederland/doelen/2001/
Göbel R. De O&G-verpleegkundige & het CTG. BOG-info 2002;7(22):6.
Göbel R. Reader CTG beoordeling en interpretatie door O&G-verpleegkundige. 5e dr. Vrouw&Zorg, 2006.
Heineman MJ, Evers JLH, Massuger LFAG, et al., redactie. Obstetrie en gynaecologie: De voortplanting van de mens. 6e dr. Maarssen: Elsevier gezondheidszorg, 2004. Paragraaf 6.6.3, Cardiotocografie.
Landelijke handleiding CTG-beoordeling. Utrecht: V&VN afdeling VOG, 2007. http://www.bogv.nl/CTGHandleiding/tabid/1206/Default.aspx
Nijhuis JG, Essed GGM, Geijn HP van, Visser GHA, redactie. Foetale bewaking. Maarssen: Elsevier/Bunge, 1998.
Rooch Sundström AK, Rosén D, Rosén KG. Foetale bewaking met STAN®. Göteborg: Neoventa, 2000.

Bijlage 1 Afkortingen

Aaa	achterhoofdsligging met het achterhoofd achter
Aav	achterhoofdsligging met het achterhoofd voor, de meest voorkomende ligging van de pasgeborene
ABC(DE)	airway, breathing, circulation, disability and neurological status, exposure
ACTH	adrenocorticotroop hormoon, hypofysevoorkwab-hormoon
AVPU	alert, voice, pain, unresponsive
BHF	basishartfrequentie
BTC	basale temperatuurcurve
CAT	chlamydia antistoffentiter
CBAVD	congenitale bilaterale agenesie
CO	cardiac output
CTG	cardiotocogram, een registratie van de foetale hartslag en de uteriene contracties
CVD	centraalveneuze druk
CZO	college ziekenhuisopleidingen
fecg	foetaal elektrocardiogram
FSH	follikelstimulerend hormoon
GCS	Glasgow Coma Scale
GGD	gemeentelijke gezondheidsdienst
Hb	hemoglobine
hCG	humaan choriongonadotrofine, een zwangerschapshormoon
HELLP-syndroom	hemolyse, elevated liverenzyms, low platelets, een complicatie bij zwangerschapshypertensie
HF	hartfrequentie
hiv	humaan immunodeficiëntievirus
hmv	hartminuutvolume
hPL	humaan placentalactogeen, een zwangerschapshormoon
HPP	haemorrhagia post partum
HSG	hysterosalpingografie
ISSHP	international society for the study of hypertension in pregnancy
IUR	intra-uteriene registratie
IWB	intradermaal waterblok
JGZ	jeugdgezondheidszorg
LH	luteïniserend hormoon
MAP	mean arterial pressure
MBO	microbloedonderzoek

ME	montevideo-eenheden
MESA	microchirurgische epididymaire spermatozoa-extractie
PAP	pulmonary arterial pressure
PCT	post-coïtumtest
PCWP	pulmonary capillary wedge pressure
PESA	percutane epididymale sperma-aspiratie
PET	positronemissietomografie
POVASI	portio, ontsluiting, vliezen, aard en stand van het voorliggende deel, indaling
POVIAS	portio, ontsluiting, vliezen, indaling, aard en stand van het voorliggende deel
PVR	pulmonary vascular resistance
RIVM	Rijksinstutuut voor Volksgezondheid en Milieu
soa	seksueel overdraagbare aandoening
SVR	systemische vaatweerstand
TENS	transcutane electrische neurostimulatie, pijnstillingsmethode
TESE	testicular spermatozoa extraction
TPR	total peripheral resistance
TRH	thyrotrophin-releasing hormone
V&VN VOG	Verpleegkundigen en Verzorgenden Nederland afdeling Voortplantingsgeneeskunde, Obstetrie en Gynaecologie
VO	volledige ontsluiting
VT	vaginaal toucher, inwendig onderzoek
WHO	World Health Organization

Bijlage 2   Verklarende woordenlijst

alveoli (long)	longblaasjes
alveoli (borst)	melkproducerende cellen
ambivalentie:	met gelijktijdig positieve en negatieve betekenis
amnion	binnenste vruchtvlies
areola	tepelhof
arteriae umbilicales	navelstrengslagaders
blastocyste	het embryonale stadium waarbij een holte is gevormd, omgeven door een enkele cellaag
cervix uteri	baarmoederhals
chorion	buitenste vruchtvlies
chorionvilli	vlokken van het buitenste vruchtvlies, die de placenta vormen
climacterium	de periode rond de menopauze
clitoris	kittelaar
clonische contractie	afwisselend contraheren en loslaten (tegengestelde: tonisch)
conceptie	bevruchting
corpora cavernosa	zwellichamen in de penis
corpus albicans	witte lichaam, het litteken na het verdwijnen van het gele lichaam
corpus luteum	gele lichaam, na de eisprong ontstaat dit in de Graafse follikel
corpus spongiosum	zwellichaam in de penis
couvadesyndroom	fysieke klachten bij de man, samenhangend met de zwangerschap van zijn vrouw
decidua	het onder invloed van zwangerschapshormonen gegroeide baarmoederslijmvlies
diafragma	middenrif
doptone	apparaat om de foetale hartslag hoorbaar te maken met dopplerechografie
dysmaturiteit	onderontwikkeling, wanverhouding tussen zwangerschapsduur en geboortegewicht
ectoderm	buitenste laag van het kiemvlies van het embryo
ejaculaat	het mengsel van zaadcellen en vocht dat bij de zaadlozing naar buiten komt
endoderm	binnenste laag van het kiemvlies van het embryo
endometritis	ontsteking van het endometrium (baarmoederslijmvlies)
endometrium	baarmoederslijmvlies

epididymis	bijbal
existentie	(nadenken over) het eigen zijn; de plek in het leven en in het bestaan
feromonen	niet ruikbare geurstoffen, die meestal een functie hebben bij verschillende aspecten van de voortplanting
fimbriae	de franjeachtige uitsteeksels van de eileider aan de kant van de eierstokken
fluxus post partum	vloeien na de bevalling, meestal gebruikt bij meer dan 1000 ml bloedverlies
fundus uteri	bovenkant van de baarmoeder
gemelli	tweeling
genitalia externa	uitwendige geslachtsorganen
genitalia interna	inwendige geslachtsorganen
haemorrhagia post partum	bloeding na de bevalling, meestal gebruikt bij meer dan 1000 ml bloedverlies
hemorroïden	aambeien
hypercongestie	volgelopen vaatbed; een méér dan gemiddelde doorbloeding
introïtus	vagina-opening
labia majora	grote schaamlippen
labia minora	kleine schaamlippen
lacunae	holten
lochia	de normale afscheiding na de bevalling, kraamzuivering
lubricatie	glad worden, vochtig worden
macrosomie	te groot kind
meiose	reductiedeling, waarbij het aantal chromosomen wordt gehalveerd en ei- of zaadcellen worden gevormd
menarche	de eerste menstruatie
menopauze	het stoppen van de menstruatie
mesoderm	middelste laag van het kiemvlies van het embryo
mesonephros	embryologisch uitscheidingsorgaan
mitose	normale celdeling waarbij het aantal chromosomen gelijk blijft
mons pubis	venus- of schaamheuvel
morfogenese	het ontstaan van de anatomie
morula	de groep cellen na de eerste celdelingen van de bevruchte eicel
myometrium	de spierlaag van de baarmoeder
oöcyten	eicellen
organogenese	het ontwikkelen van de organen
ostium externum	buitenste baarmoedermond

ostium internum	binnenste baarmoedermond
ovaria	eierstokken
Pinard	houten 'toeter' om de foetale hartslag te beluisteren
polyhydramnion	te veel vruchtwater
postmenopauze	de periode na de laatste menstruatie
prematuriteit	geboorte voor 37 voltooide zwangerschapsweken
preputium	voorhuid
puerperium	kraambed, de periode tot tien dagen na de bevalling
retentio placentae	vastzittende placenta
semen	zaad
Shirodkar	methode om bandje rond de cervix te plaatsen bij onvoldoende spanning van de cervix (waardoor de zwangerchap verloren kan gaan)
spermatozoën	zaadcellen
sperma-expositie	blootstelling aan sperma (vaginaal, oraal of anaal)
spermicide	zaaddodend
testis	zaadbal
tonische contractie	continue contractie (tegengestelde: clonisch)
transition to parenthood	de overgang van een tweerelatie zonder kind naar een drierelatie mét kind, oftewel van aanstaande ouders naar ouders
transsudatie	doorsijpelen van vocht (door de vaatwand naar het lumen)
trofoblast	het buitenste laagje cellen van het jonge embryo dat contact heeft met de baarmoederwand
tubae uterinae	eileiders
tubuli seminiferi	testiskanaaltjes
urethra	plasbuis
uterus	baarmoeder
uterustonicum	medicijn dat de baarmoeder laat samentrekken
vagina	schede
vas deferens	zaadleider
vena umbilicalis	navelstrengader
vesiculae seminalis	zaadblaasjes
zygote	de bevruchte eicel, waaruit een embryo kan groeien

Illustratieverantwoording

Bron	Figuurnummer
Donkelaar HJ ten. Klinische anatomie en embryologie. 3e dr. Maarssen: Elsevier gezondheidszorg, 2007.	1.19, 1.20, 1.21, 1.22, 1.23, 1.24, 1.25, 1.26, 1.27, 1.28, 1.29, 1.30, 1.31, 1.32, 1.33, 1.34, 1.35, 1.36, 1.37, 1.38, 1.39, 1.40, 1.41, 1.42, 1.43, 1.44, 1.45, 1.46
Haan N de, Spelt M, Göbel R, redactie. Leerboek obstetrie & gynaecologie voortplantingsverpleegkunde. Maarssen: Elsevier gezondheidszorg, 2006.	1.14, 1.15, 1.16, 1.17, 1.18
Heineman MJ, Evers JLH, Massuger LFAG e.a., redactie. Obstetrie en gynaecologie: De voortplanting van de mens. 6e dr. Maarssen: Elsevier gezondheidszorg, 2004.	1.4, 1.5, 1.6, 1.7, 1.8, 1.12, 1.13, 4.1, 4.2, 6.1, 6.3, 6.4, 7.1, 7.2, 7.3, 7.7, 8.2
Johanson RB, Cox C, O'Donnell E, e.a., Managing obstetric emergencies and trauma: The MOET-course manual. London: RCOG press, 2003.	13.5, 13.6
Kirchmann LL. Anatomie en fysiologie van de mens, 15e dr. Maarssen: Elsevier Gezondheidszorg; 2003.	1.1, 1.2, 1.3
Nijhuis JG, Essed GGM, Geijn HP van, Visser GHA, redactie. Foetale bewaking. Maarssen: Elsevier/Bunge, 1998.	15.11, 15.12
Reede A de. Begeleiding bij borstvoeding. 4e dr. Wijk bij Duurstede: Vereniging Borstvoeding Natuurlijk/Stichting Zorg voor Borstvoeding, 2003.	9.6
Reuwer P, Bruinse H. Preventive Support of Labour, Alphen a/d Rijn:, Van Zuiden Communications B.V., 2002	6.2
Dr. R. Schats, gynaecoloog, hoofd IVF-centrum, VUmc, Amsterdam.	1.9, 1.10, 1.11
Vereniging Borstvoeding Natuurlijk/Stichting Zorg voor Borstvoeding, http://www.borstvoeding.com	9.8
Vrouw&Zorg, http://www.vrouwenzorg.nl/	5.2, 15.3, 15.4, 15.5, 15.6, 15.7, 15.8, 15.9, 15.10, 15.13
Zwieten A. van bNO, Wijk bij Duurstede.	9.6b

Bron	Figuurnummer
Vrij via internet	
Bolinhanyc	7.5
Cornell University (Wikipedia)	15.2
Dacarrot	7.9
Eti	9.3, 9.4
EuginiaYJulian	9.7
www.flickr.com (photosharing)	9.2
Gabi Menashe	4.6
http://www.medela.nl/BENELUX/nl/breastfeeding/img/bre_breast_detail_en_l.jpg	9.1
Jenn's journal, http://jennsjournal.net	4.4
Kraam + gezin, Matt&Janet	8.1
n.n.	4.3, 12.1, 12.2, 13.1, 13.2, 13.3, 13.4, 13.7, 15.1
Pijn+Entonox 1 Yogi BY	7.6
Salemfadhley	7.10
Sam'nBam	9.5
Stock.xchng, http://www.sxc.hu	7.4, 7.8
VGWC	5.1

Register

A
aangeboren afwijkingen 140
aanleggen 140, 151
ABC(DE)-schema 189
abruptio placentae 224
acceleratie 226, 227, 236
achtermelk 149
ademarbeid 193
adembewegingen 191
ademfrequentie 192
ademgeluiden 191
ademgeruis 193
ademhaling 89, 192
  normale 192
ademhalingsbewegingen 85
ademhalingspatroon 193
ademhalingsproblemen 194
ademhalingstechnieken, bij bevalling 108
ademstilstand 193
ademweg 190
  obstructie 191
  vrijmaken 191
adrenarche 66
afkolven 156, 157
afnavelen 119, 139
afterload 201
alveoli 85, 147
amnionholte 82
anamnese
  bij baring 124
  bij opname zwangere 106
anemie 196
anesthesie
  epidurale 132
  inhalatie- 133
  lokale 134
anteflexie 21
anteversie 21
anticiperen 100
apgarscore 118
asfyxie 225
assessment of fetal wellbeing and viability 190
AVPU-score 219

B
baarkruk 136
baarmoeder 20
baarmoederholte 20
baby 140
babyblues 167
bacteriële infecties, tijdens zwangerschap 102
bakerhouding 154
balzak 32
baring 113, 117
  fysiologie 111
  normale 134
  verpleegkundige zorg 123
baringskanaal 23
  benige 23
  weke 24
baringspijn 128
baringsproces 108
basishartfrequentie (BHF) 223, 226, 236
beademing, in zwangerschap 212
begeleiding, bij opname zwangere 106
bekken
  mannelijke 60
  vrouwelijke 23, 50, 52
bekkenbodem 142, 145
bekkenbodemoefeningen 182
bekkenholte 23, 113
bekkeningang 23, 113
bekkenuitgang 23, 113
bevalling, voorbereiding 107
beweging, tijdens zwangerschap 104
bewustzijn, beoordeling 217
bijbal 32, 34
bipariëtaal 138
blastocyste 81
bloeddruk 204
  meten bij zwangere 209, 210
bloeddrukmanchet 211
bloedgaswaarden 205
bloeding 205
bloedverlies
  excessief 200
  groot 206
bloedvolume 88

borst 90
  anatomie 147
borstontwikkeling 25, 63
borstvoeding 144, 149, 180
  problemen bij 159
  tien vuistregels 150
borstvoedingsbeleid, WHO-gedragscode 150
borstvoedingsoverdracht 98
bradycardie 226
bradypneu 192
braxton-hickscontractie 87, 114
buikwand 145

C
capillaire vaatbed 201
cardiac output (CO) 201, 204
Cardiff resuscitation wedge 212
cardiogene shock 207
cardiotocografie 221
cardiotocogram (CTG) 123, 221, 225
  aansluiten 243
  afkoppelen 246
  beoordeling 236, 240
  informatievoorziening 242, 247
  interpretatie 236, 240
  verantwoordelijkheid 240
casustraining 190
cavitas uteri 20
centraalveneuze druk (CVD) 204, 205
cervico-uterien orgasme 69, 70
cervix 20
  ruptuur 121
cervixslijm 30
chlamydia-infectie 102
chorionvlokken 83
circulatie 193
  foetale 61
  fysiologie 200
  na bevalling 145
  perifere 201
  volwassen 62
circulatieproblemen 199
circulatoire shock 199, 205
climacterium 63, 64
clitoris 18
  ruptuur 120
clitorovulvair orgasme 69, 70
cloaca 83
college ziekenhuisopleidingen (CZO) 100
compensatiemechanismen, van ademhaling 194

conceptie 79
consultatiebureau 98, 165
contractie 114
contractiepatroon 233
contractiliteit 109, 201
controlled cord traction 200
coïtusfrequentie 173
corona radiata 81
corpora cavernosa 31
corpus luteum 30
corpus penis 31
corpus spongiosum 31
corpus uteri 20
cortisol 28
couvadesyndroom 175
cowperklieren 31
cyanose, centrale 194
cyclus, normale 28
cyclusherstel 145
cytotoxische hypoxie 196
cytotrofoblast 82

D
darmbeen 23
deceleratie 226, 228, 236
deceleratiefase 117
decidua basalis 84
decidua capsularis 84
decompensatio cordis 207
defibrilleren 212
definitive care 190
diastole 203, 209
diepe slaap 228
diffusiehypoxie 196
distributieve shock 209
dooierzak 82
doptone 123
douchen, moeder 142
Down, syndroom van 80
drinktechniek 152
droomslaap 228
ductus arteriosus Botalli 85
ductus deferens 35
ductus ejaculatorius 35
dyspareunie 170

E
ecg, foetale 222, 235
ectoderm 82
eerstelijnsgezondheidszorg 95
eierstokken 22

eileider 22
eischil 32
eisprong 30
ejaculaat 33
embryoblast 81
endocriene klieren 26
endoderm 82
endometrium, regeneratie van 144
energiebehoefte in de zwangerschap 102
entonox 133
epididymis 32, 34
epidurale anesthesie 132
episiotomie 140
erythema palmare 91
erythema plantare 91
erytrocyten 88

F
farmacologische pijnbestrijding 131
feromonen 180
fischermethode 234
flesvoeding 161, 162
    klaarmaken 161
foetaal elektrocardiogram (fecg) 222, 235
foetaal hartritme 222, 223
foetale bewaking 221
foetale hartfrequentie 222
foetale hypoxie 230, 231
foetale periode, rijping 84
foetale respons 223
foetomaternale transfusie 84
foliumzuur 100
follikel 30
follikelstimulerend hormoon (FSH) 28
frontale as 111, 112
fundus uteri 20, 143

G
G-plekorgasme 70
gang van Müller 47, 48, 83
gang van Wolff 47, 83
gele lichaam 30
Gemeentelijke Gezondheidsdienst (GGD) 96
genitalia externa 17
genitalia interna 18
geslachtscellen, primordiale 36
geslachtschromosomen 79
geslachtshormonen 36
geslachtsorganen
    inwendige 51, 54
        mannelijke 31

    uitwendige 49, 51
        vrouwelijke 17
geslachtsrijping 17
gewichtstoename in de zwangerschap 103
gieren 191
glans penis 32
Glasgow Coma Scale (GCS) 217
glomerulaire filtratie 90
gonaden 83
gonorroe 102
gorgelen 191
Graafse follikel 23
groeicurve 163

H
haemorrhagia post partum (HPP) 199
halsvenen, gestuwde 208
handgreep van Küstner 119
handgrepen van Leopold 124
haploïd 81
haptonomie 129
hartafwijkingen, embryonale periode 82
hartfrequentie (HF) 201
hartmassage, in zwangerschap 212
hartminuutvolume (hmv) 88, 201, 204
hartritme, foetale 222, 223
hechten, rupturen 140
Hegar, zwangerschapsteken van 87
heiligbeen 23
hematocriet 88
    post partum 146
hemoglobine (Hb) 88, 193, 196
    post partum 146
hepatitis B 102
herpes simplex 102
hiv 102
Hodge, vlakken van 126
hormonen 28, 86, 148
houding
    tijdens bevalling 130
    tijdens zwangerschap 104
huiselijk geweld 179
humane choriongonadotrofine (HCG) 86
hydrotherapie 131
hygiëne; tijdens zwangerschap 102
hypercarbie 194, 195, 196
hypercongestie 171
hyperstimulatie, uterus 232
hyperventilatie 89
hypocarbie 194, 197
hypofyse 29

hypothalamus 29
hypovolemische shock 205
hypoxemie 195, 225
hypoxie 194, 195, 225
  anemische 196
  cytotoxische 196
  diffusie- 196
  foetale 230, 231

I
implantatie 79
implantatiebloeding 81
incontinentie 90
infecties, tijdens zwangerschap 101
informatieverstrekking
  tijdens bevalling 107
  tijdens zwangerschap 99
inhalatieanesthesie 133
in partu 114, 124
insnijden 118
insuline 88
International Society for the Study of
  Hypertension in Pregnancy (ISSHP) 209
intervilleuze ruimten 84
intra-uteriene registratie (IUR) 244, 245
intradermaal waterblok (IWB) 131
involutie van de uterus 143
inwendige geslachtsorganen 51, 54
inwendige spildraai 111
ischemie 196

J
jeugd 63
jeugdgezondheidszorg (JGZ) 165
JGZ-verpleegkundige 165
jogging fetus 226

K
Küstner, handgreep van 119
kiembladen 82
kindermishandeling 179
klaarkomen 180
klinische zorg
  tijdens bevalling 106
  tijdens zwangerschap 99
kolftechniek 156
kolven 155, 157
koolhydraatstofwisseling 88
koolzuur 196
korotkovtoon 210
koude, tijdens baring 131

kraamcentrum 97
kraamperiode 143
kraamtranen 168
kraamverzorgende 165
kraamzorg 97, 165
kunstvoeding, klaarmaken 161

L
labia, rupturen 120
labia majora pudendi 17
labia minora pudendi 18
labium-minusthermoregistratie 72
lachgas 133
lactatie 147, 148, 180
lactatiekundige 98
lactatieperiode 181
latente fase 117
lengte, baby 140
lengteas 111, 113
Leopold, handgrepen van 124
levensfasen van de vrouw 63
LH-piek 30
libido 65
libidofase 72
lichaamsgewicht 90
life event 106
ligamentum latum uteri 21
ligamentum teres uteri 21
linea alba 92
linea nigra 92
listeriose 101
lochia 1424
lokale anesthesie 134
longembolie 193, 208
longoedeem 194, 207
longperfusiescan 208
longvatweerstand 204
longventilatie 89
lubricatie 171
luteïniserend hormoon (LH) 28

M
Müller, gang van 47, 48, 83
Madonnahouding 153
mammae 58, 90
mannelijke geslachtsorganen 31
mannengedrag 174
mannenrol 174
mantelzorgers 167
massage 130
mastitis 160

masturbatie 176, 182
mayotube 191
mean arterial pressure (MAP) 201, 203, 204
meconium 84
medicijngebruik, tijdens zwangerschap 100
meiose 79
melasma gravidarum 91
melkkanaaltje, verstopt 160
menarche 25, 63
menopauze 64
menstruele cyclus 26
mesoderm 82
metarteriolen 202
microbloedonderzoek (MBO) 221
middenrif 89
midpregnancy dip 89
mineraalsuppletie 100, 103
mitose 81
moeder 142
moeder-en-kindzorg 165
moedermelk 180
  behandelen 159
  bewaren 155, 159
  houdbaarheid 159
  voordelen 150
monotonie 226
mons pubis 17
montevideo-eenheden (ME) 232
morfogenese 79, 82
morula 81
myocardinfarct 207
myografie 72
myometrium 84

N
navelklem 139
navelstrengbloed 119, 139
navelstrengcompressie 229
  mechanisme 230
navelstrengomstrengeling 136
naweeën 144
neurale buis 82
neurale groeve 82
neurologisch functioneren 217
nieren, embryonale periode 82
non-disjunctie 80
normale baring 134
normale cyclus 28
nutriënten 103

O
obstetrische gevaren van seks 176
obstructieve shock 208
oestradiol 28
ontlastingspatroon, tijdens zwangerschap 104
ontsluiting 114
ontsluitingsfase 117
onvruchtbaarheid *zie* infertiliteit
opwinding 65, 67, 180
organogenese 79, 82
orgasme 65, 69, 171
  cervico-uteriene 69, 70
  clitorovulvaire 69, 70
  G-plek- 70
orofaryngeale tube 191
os coccygis 23
os ilium 23
os ischii 23
os pubis 23
os sacrum 23
ostium uteri 20
ostium vaginae 20
ovarium 22
overdracht 97
  borstvoedings- 98
overgang 66, 75
overgangsfase 117
overloopblaas 142
oxytocine 149
oxytocineneusspray 156
oöcyt 22, 79
oögenese 22
oögonia 22

P
partiële abruptio placentae 232
partnergeweld 179
partogram 117
partusset 134
pelvis 23
penis 31
penisschacht 31
percutane saturatiemeter 193
perifere saturatie 193
perimortem sectio caesarea 214
perineum, ruptuur 120, 140
persdrang, reflectoire 118, 135
persen 135
PET-scan 72
pethidine 132
pijlnaad 111

pijnbestrijding, farmacologische 131
pijnzin 67
placenta 83, 139, 224
placentaire fase 119
placentaire reserve 228
plasmavolume 88
plateaufase 68
poliklinische zorg
  multidisciplinair 96
  tijdens zwangerschap 99
poollichaampje 80
portio vaginalis cervicis 20
postmenopauze 64
postplacentaire fase 120
POVASI 125
POVIAS 125
precapillaire sfincter 202
preload 201
preputium 32
preventie, tijdens zwangerschap 95
primary survey 190
primordiale geslachtscellen 36
progesteron 28
prolactine 149
proliferatiefase 145
promontorium 23
pronephros 83
pseudo-erectie 71
psychische aspecten, na bevalling 167
puberteit 63, 66
pubisbeharing 25, 63
puerperium 143
pulmonary arterial pressure (PAP) 204
pulmonary capillary wedge pressure (PCWP) 204
pulmonary vascular resistance (PVR) 204
pulse-oximeter 194

R
reanimatie, van zwangere 211, 212
reanimatieteam 190
reductiedeling 79
reflectoire persdrang 118, 135
reflex-bradycardie 138
regiefunctie 100
regulatiemechanismen, menstruele cyclus 28
relatieaspecten, tijdens zwangerschap 172
relatieconflicten 184
relatieprobleem 179
remifentanil 132
reproductieve levensfase 64

resolutie 71
respiratoire insufficiëntie 193
resusnegatief 119
resuscitation 190
retroflexie 21
retroversie 21
Rijksinstituut voor Volksgezondheid en Milieu (RIVM) 100
Rijksvaccinatieprogramma 166
rubella 102
rugbyhouding 154
rugligging, bij borstvoeding 154
ruptuur 120
  derdegraads 140
  eerstegraads 140
  perineum 120, 140
  tweedegraads 140

S
sagittale as 111, 112
salpinx 22
samen bevallen 129
saturatie, perifere 193
schaambeen 23
schaamheuvel 17
schaamlippen 17
schede 20
schedelomtrek, baby 140
schimmelinfecties, tijdens zwangerschap 102
scrotum 32
secondary survey 190
secretiefase 145
secundaire geslachtskenmerken 24
seks, obstetrische gevaren 176
seks en bevalling 177
seksualiteit 169
  tijdens zwangerschap 105
seksueel gedrag 170, 173
seksueel overdraagbare aandoening (soa) 102
seksuele frequentie 181
seksuele interactieproces 65
seksuele respons 65
  endocrinologisch 75
seksuele responscyclus 66
seks vóór de zwangerschap 170
septische shock 209
septum penis 31
sertolicellen 36
shock 199, 205
  cardiogene 207
  circulatoire 199, 205

distributieve 209
  hypovolemische 205
  obstructieve 208
  septische 209
shouldering 231, 238
simulatietraining 190
slaap, diepe 228
slagvolume 201
slijmprop 20
snurken 191
sperma-expositie 170
spermatogenese 34, 36
spermatogonia 36
spider naevus 92
spildraai 111
  inwendige 111
  uitwendige 113
ST-analyse 235
ST-segment 235
staartbeen 23
stoelgang 142
stofwisseling 88
stollingsfactoren 88
striae 91
stridor 191
stuwing 160
subtotaalruptuur 140
surfactant 85
symfyse 23
sympathy pains 175
syncytiotrofoblast 82, 86
systemische vaatweerstand (SVR) 203
systole 203, 209

T
tachycardie 226
tachypneu 192
Tanner, ontwikkelingsstadia 26
tekenen 115
tepelerectie 67
tepelhof 152
tepelkloven 160
testis 32, 35
thoraxexcursie 191, 193
tien vuistregels, borstvoeding 150
toeschietreflex 149, 156
totaalruptuur 140
total peripheral resistance (TPR) 203, 204
toxoplasmose 101
transcutaneous electrical nerve stimulation (TENS) 131

transitional hold 154
transition to parenthood 183
trisomie-21 80
trombosegevaar, in kraambed 142
tuba 22
tubae uterinae 22
tuber ischiadicum 23
tubuli seminiferi 35
tweedelijnsverloskunde 95

U
uitdrijvende Kracht 118
uitdrijvingsfase 118
uitscheiding 90, 104
uitwendige geslachtsorganen 49, 51
uitwendige spildraai 113
uitwendig onderzoek, bij baring 124
uitzuigen 138
UNICEF 150
urineren, moeder 142
urinewegen, embryonale periode 82
urineweginfectie 90, 101
uterus 20, 87
  involutie van 143
uterusactiviteit 222, 226, 231, 236
uteruscontractie 228
uterushypertonie 232
uterustonica 120

V
V&VN VOG, beroepsdeelprofiel 100
vaatweerstand 201
vaccineren 166
vagina 20
vaginaal toucher (VT) 125
vaginaplethysmografie 72
vaginawand 145
  ruptuur 121
valsalvamanoeuvre 136
varentest 116
variabiliteit van de baseline 226, 236
variatiebreedte 226, 236
vasoconstrictie 195
vasodilatatie 195
vena-cava-inferiorsyndroom 210
vena umbilicalis 85
venen 202
veneuze depot 202
veneuze return 203, 204
ventilatiescan 208

venulen 202
verpleegkundige anamnese, verloskundige 106
verpleegkundige handelingen, tijdens zwangerschap 99
verpleegkundige zorg
  in de kraamperiode 143
  tijdens bevalling 107, 123
  tijdens zwangerschap 95, 99
versnellingsfase 117
verstopte melkkanaaltjes 160
verstrijking 114
vestibulum vaginae 18
vierminutenregel, voor reanimatie van zwangere 214
villi 83
virale infecties, tijdens zwangerschap 102
vitamine D 162
vitamine K 141, 162
vitaminesuppletie 100, 103
vlakken van Hodge 126
vocht, tijdens zwangerschap 102
voeding, tijdens zwangerschap 102
voedingshoudingen 153
voedingstechniek 151
voedselbereiding, tijdens zwangerschap 103
volledige ontsluiting (VO) 135
volwassenheid 63
voorhuid 32
voorlichting, tijdens zwangerschap 95, 100
vrouwelijke geslachtsorganen 17
vruchtbaarheidsproblemen, bij man 32
vruchtbare levensfase 63
vruchtwaterembolie 208
vruchtwaterverlies 116
vulva 17

W
warmte, tijdens baring 131
warmteverlies, bij baby 118
waterpokken 102
weeënpatroon 232
WHO-gedragscode, borstvoedingsbeleid 150
wiggedruk in longcapillairen 204
Wolff, gang van 47, 83

Y
yoga 129

Z
zaadballen 32
zaadbuis 35
zaadcel, morfologie 32
zaadcelproductie 34
zaadleider 35
zijligging, bij borstvoeding 155
zitbeen 23
zitbeenknobbel 23
zona pellucida 32
zuigbewegingen 152
zuurgraad 195
zuurstof 194
zuurstofextractie, grotere 195
zuurstofvoorziening, aan foetus 224
zwangerschap
  fysiologische veranderingen 86
  preventie 95
  verpleegkundige zorg 95, 99
  voorlichting 95, 100
zwangerschapsdiabetes 88
zwangerschapsduur 79
zwangerschapsgym 128
zwangerschapsmasker 91
zwangerschapsongemakken 92
zwangerschapsteken van Hegar 87
zwangerschapstest 85
zwellichaam 31
zygote 81

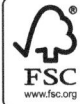

If you have any concerns about our products,
you can contact us on
ProductSafety@springernature.com

In case Publisher is established outside the EU,
the EU authorized representative is:
**Springer Nature Customer Service Center GmbH
Europaplatz 3, 69115 Heidelberg, Germany**

Printed by Libri Plureos GmbH
in Hamburg, Germany